五官科疾病诊治

杜珍 等◎主编

吉林科学技术出版社

图书在版编目（CIP）数据

五官科疾病诊治 / 杜珍等主编. -- 长春 ：吉林科学技术出版社，2023.3
ISBN 978-7-5744-0283-6

Ⅰ．①五… Ⅱ．①杜… Ⅲ．①五官科学－疾病－诊疗
Ⅳ．①R76

中国国家版本馆CIP数据核字（2023）第 065308 号

五官科疾病诊治

主　　编　杜　珍等
出 版 人　宛　霞
责任编辑　张　楠
封面设计　皓麒图书
制　　版　皓麒图书
幅面尺寸　185mm×260mm
开　　本　16
字　　数　310千字
印　　张　13
印　　数　1–1500 册
版　　次　2023年3月第1版
印　　次　2023年10月第1次印刷

出　　版　吉林科学技术出版社
发　　行　吉林科学技术出版社
地　　址　长春市福祉大路5788号
邮　　编　130118
发行部电话/传真　0431-81629529 81629530 81629531
　　　　　　　　　　81629532 81629533 81629534
储运部电话　0431-86059116
编辑部电话　0431-81629518
印　　刷　廊坊市印艺阁数字科技有限公司

书　　号　ISBN 978-7-5744-0283-6
定　　价　90.00元

编 委 会

主　编　杜　珍（临沂市人民医院）

　　　　郭　锐（冠县康明眼科医院）

　　　　王　辉（滕州市工人医院）

　　　　李　娜（山东滕州市东沙河社区卫生服务中心）

　　　　辛玉梅（昌乐县红河镇卫生院）

目　　录

第一章 眼科疾病

第一节 感染性结膜炎

一、细菌性结膜炎

(一)急性细菌性结膜炎

【概述】

本病为门诊以眼红为主诉的最常见原因之一,最常见的细菌为表皮葡萄球菌、金黄色葡萄球菌,其次为溶血性链球菌、肺炎链球菌、流感嗜血杆菌等,可自愈。

【症状】

眼红、异物感、分泌物。

【体征】

黄白色脓性分泌物、结膜乳头及水肿,通常不侵犯角膜。

【辅助诊断】

实验室诊断:结膜涂片做革兰染色,结膜囊细菌培养及药物敏感试验可帮助诊断及指导治疗。

【鉴别诊断】

急性病毒性结膜炎:分泌物为水样,结膜滤泡,多有耳前淋巴结肿大。

【治疗】

1.症状 重者,可冷敷,分泌物多者,用生理盐水或3%硼酸水冲洗结膜囊。

2.局部抗生素滴眼液的应用 可选用0.3%~0.5%左氧氟沙星、0.3%加替沙星、0.3%妥布霉素、0.25%氯霉素等每日4次,晚上涂氧氟沙星、妥布霉素、红霉素或四环素等眼膏。

3.严禁包扎患眼。

（二）急性超急性细菌性结膜炎

【概述】

本病起病急,通常在接触后 12～24 小时发病,成人为性传播感染,多为淋病奈瑟球菌感染,本病传染性极强,对组织破坏性大。

【症状】

同急性细菌性结膜炎,但分泌物更多,如角膜受累,可有视力下降。

【体征】

大量脓性分泌物,眼睑水肿,球结膜充血,局部淋巴结肿大,有时可见膜样物,可侵犯角膜,有角膜穿孔的危险。

【辅助诊断】

实验室诊断:结膜涂片做革兰染色,结膜囊细菌培养及药物敏感实验可帮助诊断及指导治疗。

【治疗】

如涂片为革兰阴性球菌或高度怀疑淋病奈瑟球菌感染,应立即进行治疗。

1.局部治疗　大量生理盐水或 1∶10000 高锰酸钾溶液彻底冲洗结膜囊,每日 4 次,直至分泌物消退。眼局部滴用 5000～10000U/mL 青霉素眼药水,合并红霉素等抗菌眼药膏。

2.全身治疗　小于 18 岁儿童,头孢曲松 125mg 肌注,单次剂量;成人头孢曲松 1g 肌注,单次剂量,连续 5 天,有青霉素过敏者可用壮观霉素(淋必治)或喹诺酮类药物。如怀疑合并衣原体感染,可用阿奇霉素 1g 口服,单剂量一次应用或多西环素 100mg,每日 2 次,7 天。性传染者,应对其性伙伴进行相应治疗。

（三）慢性细菌性结膜炎

【概述】

多为毒力弱的细菌感染,或由急性结膜炎演变而来。由于局部长期使用抗菌药,致病菌检出率较低,且有耐药菌和药物毒性眼表病变出现,常伴有睑缘炎、慢性泪囊炎、泪小管炎等,金黄色葡萄球菌和莫拉杆菌是最常见的病原体。此外,环境因素,个人生活因素如空气污染、过度饮酒、吸烟、睡眠不足、屈光不正等都可引起慢性结膜炎症。

【症状】

异物感、烧灼感、视疲劳、眼痒等。

【体征】

1.睑结膜轻度充血,表面肥厚粗糙,乳头增生,分泌物少,为黏液性。

2.莫拉杆菌所致的结膜炎可引起眦部睑结膜炎,伴外眦角皮肤结痂、溃疡形成及睑结膜乳头和滤泡增生。

3.金黄色葡萄球菌感染引起全睑结膜炎合并溃疡性睑缘炎或角膜周边点状浸润。

【鉴别诊断】

1.干眼。

2.过敏性结膜炎。

【治疗】

1.改善环境和生活习惯。

2.局部抗菌药滴眼。

3.润滑剂的应用。

二、病毒性结膜炎

(一)流行性角结膜炎

【概述】

为接触性传染病,传染性强,由腺病毒8、19、29和37型腺病毒(人腺病毒D亚组)引起。潜伏期为5～7天。

【症状】

眼红、疼痛、畏光伴水样分泌物。

【体征】

1.三大体征耳前淋巴结肿大,结膜大量滤泡(下睑结膜最为显著),起病2周左右角膜上皮下浸润。

2.其他体征结膜中重度充血,眼睑水肿,假膜形成,可伴点状结膜下出血,儿童患者常伴全身症状。

【辅助诊断】

实验室诊断:病毒培养、PCR、血清学检查可协助病原学诊断。

【鉴别诊断】

1.急性细菌性结膜炎。

2.流行性出血性结膜炎。

【治疗】

无特效治疗,但人工泪液、冷敷可缓解症状。急性期可用抗病毒药0.1%ACV、0.15%GCV等,每天4～6次;合并细菌感染,加抗菌药滴眼。重症者可加用局部低浓度糖皮质激素滴眼,如氟米龙或氯替泼诺,每日3次,逐渐减量,并密切观察其副作用。

(二)流行性出血性结膜炎

【概述】

本病是一种暴发流行的自限性眼部传染病,病原为肠道病毒70、柯萨奇病毒A24变种。

【症状】

眼痛、畏光、异物感、流泪。

【体征】

眼睑水肿、水样分泌物、结膜滤泡形成、结膜下片状出血,耳前淋巴结肿大,多伴浅层点状角膜上皮炎,较少出现角膜上皮下浸润混浊。重者可有假膜形成、前葡萄膜炎、发热、肌肉痛等,个别病例出现下肢运动障碍。

【辅助诊断】

实验室诊断:结膜囊分泌物病毒分离鉴定。

【鉴别诊断】

1.流行性角结膜炎。

2.急性细菌性结膜炎。

【治疗】

同流行性角结膜炎。

(三)咽结膜热

【概述】

本病由腺病毒 3、4 和 7 型引起,经呼吸道分泌物传染,以儿童和青少年多见,常于夏、冬季节在幼儿园、学校中流行,有自限性。

【症状】

流泪、眼红、咽痛,眼部症状发生前可有乏力、发热等上呼吸道感染症状。

【体征】

单眼或双眼的急性滤泡性结膜炎,耳前淋巴结肿大;角膜炎轻,上皮下浸润发生少、多为一过性。

【辅助诊断】

实验室诊断:结膜囊分泌物病毒分离鉴定。

【鉴别诊断】

1.流行性角结膜炎。

2.急性细菌性结膜炎。

【治疗】

同流行性角结膜炎。

三、衣原体性结膜炎

(一)包涵体性结膜炎

【概述】

本病在热带常见,西方工业化国家性生活频繁的成年人发病率为 $1.7\% \sim 24\%$。由 D~K 型沙眼衣原体引起,通过性接触或产道传播,也可通过被患者分泌物污染的手或衣物等传播到结膜,被衣原体污染的游泳池水可间接传播该病。

【症状】

中度眼红,轻度黏性分泌物。

【体征】

上下睑结膜及穹隆滤泡,以下睑更明显,结膜乳头增生,耳前淋巴结肿大,伴点状角膜上皮病变。

【辅助诊断】

实验室诊断:结膜涂片或培养有助于诊断。

【鉴别诊断】

病毒性结膜炎。

【治疗】

成人全身治疗可口服阿奇霉素1g,单次剂量或多西环素100mg,每天2次,共7天。局部滴0.1%利福平滴眼液,晚上涂红霉素或四环素眼膏4～6周。

(二)沙眼

【概述】

沙眼是发展中国家主要的致盲性眼病之一,全世界有3亿～6亿人感染,由沙眼衣原体A～C型引起。沙眼为双眼发病,通过直接接触或污染物间接传播,节肢昆虫也是传播媒介。易感危险因素包括不良的卫生条件、营养不良、酷热或沙尘气候。热带、亚热带区或干旱季节容易传播。

【症状】

急性期症状为畏光、流泪、异物感,较多黏液或黏液脓性分泌物。慢性期症状为眼痒、异物感、干燥和烧灼感。

【体征】

1.急性期　表现为眼睑红肿,结膜充血,乳头增生,上下穹隆部结膜入量滤泡,有耳前淋巴结肿大。

2.慢性期　结膜轻度充血,乳头及滤泡增生以上睑结膜及上穹隆显著,上睑睑板下沟处的Arlt线,角膜缘Herbet小凹,角膜血管翳。

3.并发症　包括倒睫、睑内翻、慢性泪囊炎、角膜溃疡、睑球粘连、上睑下垂和干眼。

【沙眼分期】

1.1979年中华医学会眼科学会将沙眼分为三期　Ⅰ期(进行活动期)上睑结膜乳头与滤泡并存,上穹隆结膜模糊不清,有角膜血管翳;Ⅱ期(退行期)上睑结膜自瘢痕开始出现至大部分变为瘢痕,仅留少许活动病变;Ⅲ期(完全瘢痕期)上睑结膜活动性病变完全消失,代之以瘢痕,无传染性。

2.MacCallan分期　Ⅰ期(浸润初期)。上睑结膜出现未成熟滤泡,穹隆部结膜血管模糊,睑结膜表面粗糙,短小角膜血管翳;Ⅱ期:沙眼活动期;Ⅱa期:滤泡增生,角膜混浊、上皮下浸润和明显的上方浅层角膜血管翳;Ⅱb期:乳头增生,滤泡模糊,可以见到滤泡坏死、上方表浅角膜血管翳和上皮下浸润,瘢痕不明显;Ⅲ期:瘢痕形成,同我国Ⅱ期;Ⅳ期:非活动性沙眼,同我国Ⅲ期。

3.世界卫生组织(WHO)沙眼诊断标准　至少符合下述标准中的 2 条:

(1)上睑结膜 5 个以上滤泡。

(2)典型的睑结膜瘢痕。

(3)角膜缘滤泡或 Herbet 小凹。

(4)上角膜缘血管翳。

【辅助诊断】

酶联免疫测定、聚合酶链反应检测。

【鉴别诊断】

1.包涵体性结膜炎。

2.滤泡性结膜炎。

3.慢性结膜炎。

【治疗】

1.药物治疗　常用滴眼液有 0.1%利福平、0.25%氯霉素、0.3%~0.5%左氧氟沙星等点眼,每日 4 次,晚上涂 0.5%红霉素或四环素眼膏,疗程 2~3 个月。急性期或严重的沙眼应全身应用抗菌药治疗,一般疗程为 3~4 周。可口服强力霉素 100mg,2 次/天;或红霉素 1g/d 分四次口服;也可单剂量口服阿奇霉素 20mg/kg。

2.手术治疗　主要治疗相关并发症。

四、新生儿性结膜炎

新生儿性结膜炎的发病率约为 10%,常见病原体为衣原体、淋病奈瑟菌,细菌和疱疹病毒性结膜炎较少见。

(一)新生儿淋球菌性结膜炎

【概述】

本病起病急,多见于新生儿,经产道感染,一般在出生后第 1~7 天发病,如果局部用了抗菌药可延迟发病。

【症状】

轻者仅表现为结膜刺激,重者迅速进展为重症化脓性结膜炎,严重者可威胁患儿生命。

【体征】

睑球结膜充血水肿,大量脓性分泌物,角膜发暗无光泽,周边部浸润,中央部溃疡。

【辅助诊断】

实验室诊断:同成人淋球菌性结膜炎。

【治疗】

1.局部治疗　同成人淋球菌性结膜炎。

2.全身治疗　新生儿头孢曲松 25~50mg/kg 静脉注射或肌注,单次剂量,不超过 125mg。

（二）新生儿包涵体性结膜炎

【概述】

本病潜伏期 5~10 天,发病率约为新生儿性眼炎的 1/5,为良性、自限性眼病。

【症状】

双眼发病,急性或亚急性表现。

【体征】

眼睑肿胀,黏液脓性分泌物,睑球结膜充血、水肿、浸润增厚,乳头增生有假膜,无滤泡。重症者可与淋球菌性结膜炎相似。角膜可有轻度上皮炎或近周边部的上皮下浸润,无角膜溃疡。耳前淋巴结肿大,可伴呼吸道感染、肺炎、中耳炎等。

【辅助诊断】

实验室诊断:结膜刮片有包涵体。

【鉴别诊断】

新生儿细菌性结膜炎。

【治疗】

1.全身治疗　因超过 50% 的包涵体性结膜炎的婴儿可能在其他部位同时存在感染,如鼻腔、泌尿道或肺部,所以应口服红霉素 50mg/(kg·d),分 4 次,共 10~14 天。

2.局部　0.1% 利福平或 0.3% 妥布霉素或 0.3% 左氧氟沙星滴眼液,每小时 1 次,睡前涂抗生素眼膏。

第二节　白内障

一、年龄相关性白内障

【概述】

年龄相关性白内障又称老年性白内障,是中老年发生的晶状体混浊,随着年龄增加患病率明显增高。它分为皮质性、核性和后囊下 3 类。病因较为复杂,可能是环境、营养、代谢和遗传等多种因素对晶状体长期综合作用的结果。一般认为氧化作用导致白内障的最早期变化。紫外线照射过多、饮酒过多、吸烟多、妇女生育多、心血管疾病、高血压、精神病、机体外伤等与白内障的形成有关。

【临床表现】

1.双眼患病,但发病有先后,严重程度也不一致。

2.主要症状为随眼球转动的眼前阴影、渐进性无痛性视力减退、单眼复视或多视、虹视、畏光和眩光。

3.皮质性白内障按其发展过程分为4期。

(1)初发期:晶状体皮质内出现空泡、水裂、板层分离和轮辐状混浊,如瞳孔区的晶状体未累及,一般不影响视力。

(2)膨胀期:又称未熟期,晶状体混浊继续加重,急剧肿胀,体积变大。

(3)成熟期:晶状体恢复到原来体积,前房深度恢复正常。晶状体逐渐全部混浊,虹膜投影消失。患眼视力降至眼前手动或光感。眼底不能窥入。

(4)过熟期:如果成熟期持续时间过长,经数年后晶状体内水分继续丢失,晶状体体积缩小,囊膜皱缩和有不规则的白色斑点及胆固醇结晶,前房加深,虹膜震颤。晶状体纤维分解液化,呈乳白色,棕黄色晶状体核沉于囊袋下方,可随体位变化而移动,上方前房进一步加深。晶状体悬韧带发生退行性改变,容易发生晶状体脱位。

4.核性白内障

(1)发病年龄较早,进展缓慢。

(2)混浊开始于胎儿核或成人核,逐渐发展到成人核完全混浊。

(3)初期晶状体核呈黄色混浊。

(4)可发生近视。

5.后囊膜下白内障

(1)晶状体后囊膜下浅层皮质出现棕黄色混浊,为许多致密小点组成,其中有小空泡和结晶样颗粒,外观似锅巴状。

(2)混浊位于视轴,早期出现明显视力障碍。

(3)进展缓慢。后期合并晶状体皮质和核混浊,最后发展为成熟期白内障。

【诊断】

应在散大瞳孔后以检眼镜或裂隙灯显微镜检查晶状体。根据晶状体混浊的形态和视力情况可明确诊断。

【鉴别诊断】

1.核硬化 是生理现象,由于晶状体终身生长,晶状体核密度逐渐增加,颜色变深,透明度降低造成,但对视力无明显影响。散瞳后用彻照法检查,核性白内障在周边部环状红色反光中,中央有一盘状暗影,而核硬化无此现象。

2.皮质性、核性和后囊下白内障的鉴别 根据混浊部位不同可做出鉴别诊断。

【治疗】

1.目前尚无疗效肯定的药物用于治疗白内障。

2.因白内障影响工作和日常生活时,可考虑手术治疗。通常采用白内障囊外摘除术(包括白内障超声乳化吸除术)联合人工晶状体植入术。在某些情况下也可行白内障囊内摘除术,术后给予眼镜、角膜接触镜矫正视力。

【临床路径】

1.询问病史　有无眼前阴影、渐进性无痛性视力减退、单眼复视或多视、虹视、畏光和眩光等症状。

2.体格检查　散瞳后以裂隙灯或检眼镜检查晶状体。

3.辅助检查　白内障手术前应进行全身检查,如血压、血糖、心电图、X线胸片、肝功能、血尿常规、凝血功能等,和眼部检查,如视功能、角膜、晶状体、眼压、角膜曲率半径和眼轴长度等。

4.处理　目前尚无疗效肯定的药物。因白内障影响工作和日常生活时应考虑手术治疗。

5.预防　目前尚无肯定有效的方法预防白内障的发生。

二、先天性白内障

【概述】

本病为出生时或出生后第一年内发生的晶状体混浊,是儿童常见眼病,可为家族性发病或为散发;可伴发其他眼部异常或遗传性、系统性疾病。其发生与遗传因素有关,常为常染色体显性遗传;也与环境因素有关,母亲孕期内,特别前3个月宫内病毒性感染、应用一些药物,或暴露于X线,孕期内患有代谢性疾病,如糖尿病、甲状腺功能不足、营养和维生素极度缺乏等,可使晶状体发生混浊。也有一些病例的原因不明。

【临床表现】

1.单眼或双眼发生。

2.多数为静止性的。少数出生后继续发展。也有直至儿童期才影响视力。

3.根据晶状体混浊部位、形态和程度进行分类。比较常见的有:

(1)前极白内障:晶状体前囊膜中央局限性混浊,多为圆形,大小不等。可伸入晶状体皮质内,或表面突出于前房内。多为双侧。对视力影响不大。

(2)后极白内障:晶状体后囊膜中央局限混浊,边缘不齐,可呈盘状、核状或花蕾状。多为双眼发生。少数为进行性的。对视力有一定影响。

(3)冠状白内障:晶状体皮质深层周边部有圆形、椭圆形、短棒状、哑铃状混浊,呈花冠状排列。晶状体中央部及极周边部透明。为双眼发生,静止性。很少影响视力。

(4)点状白内障:晶状体皮质有白色、蓝色或淡色细小点状混浊。发生在出生后或青少年期。双眼发生。静止不发展。一般不影响视力。

(5)绕核性白内障:数层混浊位于透明晶状体核周围的层间。各层之间仍有透明皮质间隔。最外层常有V形混浊骑跨在混浊带的前后。常为双眼发生,静止性。视力可明显减退。

(6)核性白内障:晶状体胚胎核和胎儿核均受累,呈致密的白色混浊,但皮质完全透明。多为双眼发病。瞳孔缩小时视力障碍明显,瞳孔散大时视力显著增加。

(7)全白内障:晶状体全部或近于全部混浊,有时囊膜增厚、钙化,皮质浓缩。可在出生时已经发生,或出生后逐渐发展,至1岁内全部混浊。多为双眼发生。视力障碍明显。

(8)膜性白内障:前后囊膜接触机化,两层囊膜间可夹有残留的晶状体纤维或上皮细胞,呈厚薄不匀的混浊。可单眼或双眼发生,视力损害严重。

(9)其他少见的先天性白内障还有缝性白内障、纺锤形白内障和珊瑚状白内障。

4.一些患者合并其他眼病或异常,如斜视、眼球震颤、先天性小眼球、视网膜和脉络膜病变、瞳孔扩大肌发育不良以及晶状体脱位、晶状体缺损、先天性无虹膜、先天性虹膜和(或)脉络膜缺损、瞳孔残膜、大角膜、圆锥角膜、永存玻璃体动脉等。

【诊断】

1.主要根据晶状体混浊形态和部位来诊断。

2.为明确诊断,应针对不同情况选择一些实验室检查。

【鉴别诊断】

白瞳症:先天性白内障的瞳孔区有白色反射,是白瞳症中最常见的一种。其他眼病也可引起白瞳症,但临床表现、治疗和预后不同,应注意鉴别。

【治疗】

1.治疗目标:恢复视力,减少弱视和盲目的发生。

2.对视力影响不大者,一般不需治疗,宜定期随诊观察。

3.明显影响视力者,应尽早选择晶状体切除术、晶状体吸出术、白内障囊外摘除术进行手术治疗。

4.因风疹病毒引起的先天性白内障不宜过早手术,以免手术时可使这些潜伏在晶状体内的病毒释放而引起虹膜睫状体炎,有可能因炎症而引起眼球萎缩。

5.无晶状体眼需进行屈光矫正和视力训练,常用的方法有:眼镜矫正、角膜接触镜、人工晶状体植入。人工晶状体的植入一般最早在2岁时进行。

【临床路径】

1.询问病史　注意有无家族史,母亲孕期有无病毒感染、特殊服药史等。

2.体格检查　散瞳后以裂隙灯检查晶状体。

3.辅助检查　先天性白内障合并其他系统畸形时,应进行染色体核型分析和分带检查。糖尿病、新生儿低血糖症者应进行血糖、尿糖和酮体检查。合并肾病者应检查尿常规和尿氨基酸。怀疑合并代谢病者应进行血氨基酸水平测定。此外,还可选做尿苯丙酮酸测定、同型胱氨酸尿的定性检查、半乳糖尿的筛选。

4.处理　根据视力受累程度而定。对视力影响不大者,可随诊观察。如明显影响视力,应尽早行白内障手术。术后注意屈光矫正的视力训练,以防发生弱视。

5.预防　母亲孕期内预防病毒感染,慎服药物,加强营养。

三、外伤性白内障

【概述】

本病为眼球钝挫伤、穿通伤和爆炸伤等引起晶状体混浊。多见于儿童或年轻人,常单眼发生。

【临床表现】

1.钝挫伤所致白内障根据挫伤轻重不同,可有晶状体前表面 Vossius 环混浊,相应的囊膜下混浊、放射状混浊、板层白内障、局限混浊或完全混浊。还可伴有前房积血、前房角后退、晶状体脱位、继发性青光眼等。

2.穿通伤所致白内障根据眼球穿通伤引起晶状体囊膜破裂伤口的大小,可形成局限混浊或晶状体全部混浊。

3.爆炸伤所致白内障爆炸时气浪可引起类似钝挫伤所致的晶状体损伤。爆炸物本身或掀起的杂物也可造成类似于穿通伤所致的白内障。

4.电击伤所致白内障可引起晶状体前囊及前囊下皮质混浊。多数病例静止不发展,也可逐渐发展为全白内障。

5.视力障碍与伤害程度和部位有关。瞳孔区晶状体受伤后视力很快减退。当晶状体囊膜广泛受伤时,除视力障碍外,还伴有眼前节明显炎症或继发性青光眼。

【诊断】

根据受伤史和晶状体混浊的形态和程度可做出诊断。

【鉴别诊断】

晶状体脱位:外伤除引起白内障外,还可使晶状体位置发生改变,在诊断时应注意鉴别。

【治疗】

1.影响视力不大的晶状体局限混浊,可随诊观察。

2.当晶状体皮质突入前房,可用糖皮质激素、非甾体抗炎药及降眼压药物治疗,待前节炎症反应消退后手术摘除白内障。

3.经治疗后炎症反应不减轻,或眼压升高不能控制,或晶状体皮质与角膜内皮层接触时,应及时摘除白内障。

4.当晶状体全混浊,但光觉和色觉仍正常时,应进行白内障摘除术。

5.由于外伤性白内障多为单眼,白内障摘除术后应尽可能同时植入人工晶状体。

【临床路径】

1.询问病史　应注意外伤种类、轻重。

2.体格检查　散瞳后以裂隙灯检查晶状体。

3.辅助检查　必要时进行眼部超声扫描,以了解外伤严重程度。

4.处理　对视力影响不大的局限混浊,可随诊观察。否则应进行白内障摘除术。

5.预防　外伤。

四、代谢性白内障

(一)糖尿病性白内障

【概述】

白内障是糖尿病的并发症之一,可分为真性糖尿病性白内障和糖尿病患者的年龄相关性白内障。糖尿病时血糖增高,进入晶状体内葡萄糖增多,已糖激酶作用饱和,葡萄糖转化为 6-磷酸葡萄糖受阻。此时醛糖还原酶的作用活化,葡萄糖转化为山梨醇。山梨醇不能透过晶状体囊膜,在晶状体内大量积聚,使晶状体内渗透压增加而吸收水分,纤维肿胀变性而导致混浊。

【临床表现】

1.糖尿病患者的年龄相关性白内障较多见,与年龄相关性白内障相似,但发生较早,进展较快,容易成熟。

2.真性糖尿病性白内障

(1)多发生于 30 岁以下病情严重的幼年型糖尿病患者中。

(2)常为双眼发病,进展迅速,晶状体可能在数天、数周或数月内全混浊。

(3)开始时在前后囊下的皮质区出现无数分散的、灰色或蓝色雪花样或点状混浊。可伴有屈光变化。

【诊断】

根据糖尿病的病史和白内障的形态可做出诊断。

【鉴别诊断】

其他类型的白内障:根据有无糖尿病史和白内障的形态可以鉴别。

【治疗】

当白内障明显影响视力,妨碍患者的工作和生活时,可在血糖控制下进行白内障摘除术。

【临床路径】

1.询问病史　有无糖尿病史和视物模糊史。

2.体格检查　散瞳后以裂隙灯检查晶状体。

3.辅助检查　检查血糖和尿糖。

4.处理　当白内障影响视力以至于妨碍患者工作和生活时,可手术摘除白内障。

5.预防　在糖尿病性白内障早期应积极治疗糖尿病,晶状体混浊可能会部分消退,视力有一定程度的改善。

(二)半乳糖性白内障

【概述】

本病为常染色体隐性遗传。患儿缺乏半乳糖-1-磷酸尿苷转移酶和半乳糖激酶,使半乳糖不能转化为葡萄糖而在体内积聚。组织内的半乳糖被醛糖还原酶还原为半乳糖醇。醇的渗透性很强,在晶状体内的半乳糖醇吸水后,晶状体囊膜破裂,引起晶状体混浊。

【临床表现】

可在生后数日或数周内发生。多为板层白内障。

【诊断】

对于先天性白内障患儿应先筛查尿中半乳糖。如测定红细胞半乳糖-1-磷酸尿苷转移酶的活性可明确诊断半乳糖-1-磷酸尿苷转移酶是否缺乏,应用放射化学法可测定半乳糖激酶的活性,有助于诊断。

【鉴别诊断】

其他类型的先天性白内障:根据晶状体的混浊形态和程度,及尿中半乳糖检查结果,可以鉴别。

【治疗】

给予无乳糖和半乳糖饮食,可控制病情的发展或逆转白内障。

【临床路径】

1.询问病史　白内障发生时间。

2.体格检查　散瞳后以裂隙灯检查晶状体。

3.辅助检查　对于先天性白内障患儿应筛查尿中半乳糖、测定红细胞半乳糖-1-磷酸尿苷转移酶的活性、应用放射化学法可测定半乳糖激酶的活性。

4.处理　给予无乳糖和半乳糖饮食。

5.预防　无有效措施预防。

(三)手足搐搦性白内障

【概述】

本病又称低钙性白内障,由于血清钙过低引起。低钙患者常有手足搐搦,故称为手足搐搦性白内障。多由于先天性甲状旁腺功能不足,或甲状腺切除时误切了甲状旁腺,或因营养障碍,使血清钙过低。低钙增加了晶状体囊膜的渗透性,晶状体内电解质平衡失调,影响了晶状体代谢。

【临床表现】

1.患者有手足搐搦、骨质软化。

2.双眼晶状体前后皮质内有辐射状或条纹状混浊,与囊膜间有透明带隔开。囊膜下可见红、绿或蓝色结晶微粒。混浊可逐渐发展至皮质深层。

3.如果间歇发作低血钙,晶状体可有板层混浊,发展为全白内障。

【诊断】

有甲状腺手术史或营养障碍史,血钙过低,血磷升高,以及全身和眼部的临床表现可有助于诊断。

【鉴别诊断】

其他类型的白内障:根据晶状体的混浊形态和程度,及血钙过低的病史,可以鉴别。

【治疗】

1.给予足量的维生素 D、钙剂,纠正低血钙,有利于控制白内障发展。

2.当白内障明显影响视力时可进行白内障摘除术。术前应纠正低血钙。术中容易出血,应当予以注意。

【临床路径】

1.询问病史　有无甲状腺手术史或营养障碍史,有无手足搐搦史。

2.体格检查　散瞳后以裂隙灯检查晶状体。

3.辅助检查　检查血钙、血磷。

4.处理　给予足量的维生素 D、钙剂,有利于控制白内障发展。当白内障明显影响视力时应手术摘除白内障。

5.预防　有甲状腺手术时防止误切甲状旁腺。注意补充营养。

五、并发性白内障

【概述】

本病是指由于眼部疾病引起晶状体混浊。眼前后节的许多疾病可引起眼内环境改变,使晶状体营养或代谢发生障碍,而导致其混浊。常见于葡萄膜炎、视网膜色素变性、视网膜脱离、青光眼、眼内肿瘤、高度近视及低眼压等。

【临床表现】

1.患者有原发病的表现。

2.常为单眼发生。

3.由眼前节疾病引起的并发性白内障多由前皮质开始。

4.由眼后节疾病引起的并发性白内障先于晶状体后极部囊膜及囊膜下皮质出现颗粒状灰黄色混浊,形成较多空泡,逐渐向晶状体核中心部及周边部扩展,呈放射状,形成玫瑰花样混浊。继之向前皮质蔓延,逐渐使晶状体全混浊。以后水分吸收,囊膜增厚,晶状体皱缩,并有钙化等变化。

5.由青光眼引起者多由前皮质和核开始。

6.高度近视所致者多为核性白内障。

【诊断】

根据晶状体混浊的形态、位置和原发病,可以诊断。

【鉴别诊断】

其他类型白内障:根据有无原发病,以及晶状体混浊的形态、部位和程度,可以鉴别。

【治疗】

1.治疗原发病。

2.并发性白内障已影响工作和生活时,如果患眼光定位准确,红绿色觉正常,可进行手术摘除白内障。

3.各种炎症引起的并发性白内障对手术的反应不同,有的可引起严重的并发症,应根据原发病的种类,在眼部炎症很好控制以后,再考虑手术。

4.对白内障摘除后是否植入人工晶状体应慎重考虑。

【临床路径】

1.询问病史　有无引起白内障的原发病。

2.体格检查　散瞳后以裂隙灯检查晶状体。

3.辅助检查　选择适当的辅助检查确定原发病,如怀疑视网膜脱离和眼内肿瘤时应进行眼部超声扫描。

4.处理　术后局部或全身应用皮质类固醇的剂量比一般白内障术后大,使用的时间长。

5.预防　治疗各种原发病。

六、药物性白内障

【概述】

长期应用或接触对晶状体有毒性作用的药物或化学药品可导致晶状体混浊,称为药物性白内障。容易引起晶状体混浊的药物有糖皮质激素、氯丙嗪、缩瞳剂等,化学药品有三硝基甲苯、二硝基酚、萘和汞等。

【临床表现】

1.患者有与上述药物或化学药品的接触史。

2.糖皮质激素所致的白内障:用药剂量大和时间久,发生白内障的可能性大。开始时后囊膜下出现散在的点状和浅棕色的细条混浊,并有彩色小点,逐渐向皮质发展。后囊膜下形成淡棕色的盘状混浊,其间有彩色小点和空泡,最后皮质大部分混浊。

3.缩瞳剂所致的白内障:晶状体混浊位于前囊膜下,呈玫瑰花或苔藓状,有彩色反光。一般不影响视力。有些病例发现过晚,混浊可扩散到后囊膜下和核,停药后混浊不易消失,但可停止发展。

4.氯丙嗪所致的白内障:长期大量服用氯丙嗪后对晶状体和角膜产生毒性作用。开始时晶状体表面有细点状混浊,瞳孔区色素沉着。以后细点混浊增多,前囊下出现排列成星状的大色素点,中央部较密集,并向外放射。重者中央部呈盘状或花瓣状混浊,并向皮质深部扩展。当前囊下出现星状大色素点时,角膜内皮和后弹力层有白色、黄色或褐色的色素沉着。

5.三硝基甲苯所致的白内障:长期与三硝基甲苯接触有发生白内障的危险。首先晶状体周边部出现密集的小点混浊,以后逐渐进展为由尖端向着中央的楔形混浊连接成环形的混浊。环与晶状体赤道部有一窄的透明区。继之中央部出现小的环形混浊,大小与瞳孔相当。重者混浊致密,呈花瓣状或盘状,或发展为全白内障。

【诊断】

根据接触药物和化学药品史,及晶状体混浊的形态、位置等,可以做出诊断。

【鉴别诊断】

其他类型的白内障:根据药物和化学药品接触史,和晶状体混浊的形态、位置等,可以鉴别诊断。

【治疗】

1.停用药物,中止与化学药品的接触。

2.当白内障严重到影响患者工作和生活时,手术摘除白内障和植入人工晶状体。

【临床路径】

1.询问病史　有无药物或化学药品接触史。

2.体格检查　散瞳后以裂隙灯检查晶状体。

3.辅助检查　不需特殊的辅助检查。

4.处理　停止接触药物和化学药品。当白内障影响患者工作和生活时,摘除白内障。

5.预防　应注意合理用药。如长期接触一些可能致白内障的药物和化学药品时,应定期检查晶状体。少数病例在停用糖皮质激素和缩瞳剂后,晶状体的改变可逆转。

七、放射性白内障

【概述】

因放射线,如红外线、电离辐射、微波所致的晶状体混浊称为放射性白内障。

【临床表现】

1.红外线所致白内障　多发生于玻璃厂和炼钢厂的工人中。初期后皮质有空泡、点状和线状混浊,类似蜘蛛网状,有金黄色结晶样光泽。以后逐渐发展为盘状混浊。最后发展为全白内障。有时前囊膜下也有轻微混浊。

2.电离辐射所致白内障　中子、X线、γ线及高能量的β线照射晶状体后会导致白内障,发生白内障的潜伏期与放射剂量大小和年龄直接有关。剂量大、年龄小者潜伏期短。初期晶状体后囊膜下有空泡和灰白色颗粒状混浊,逐渐发展为环状混浊。前囊膜下皮质有点状、线状和羽毛状混浊,从前极向外放射。后期可有盘状及楔形混浊,最后形成全白内障。

3.微波所致白内障　微波来源于太阳射线、宇宙射线和电视、雷达、微波炉等。大剂量的微波可产生类似于红外线的热作用。晶状体对微波敏感,因微波的剂量不同可产生晶状体不同的损害,类似于红外线所致的白内障。晶状体出现皮质点状混浊,后囊膜下混浊和前皮质羽状混浊。

【诊断】

根据长期接触放射线的病史,及晶状体混浊形态、位置等,可做出诊断。

【鉴别诊断】

其他类型的白内障:根据放射线接触史,和晶状体混浊的形态、位置等,可以鉴别诊断。

【治疗】

当白内障影响患者工作和生活时,可手术摘除白内障和植入人工晶状体。

【临床路径】

1.询问病史 有无放射线接触史。

2.体格检查 散瞳后以裂隙灯检查晶状体。

3.辅助检查 不需特殊的辅助检查。

4.处理 停止接触放射线。当白内障影响患者工作和生活时,摘除白内障。

5.预防 接触放射线时应佩戴防护眼镜。

八、后发性白内障

【概述】

后发性白内障是指白内障囊外摘除术后或外伤性白内障部分皮质吸收后所形成的晶状体后囊膜混浊。成人白内障囊外摘除术后发生率高达 30%~50%,儿童则为 100%。

【临床表现】

1.视物变形和视力下降。

2.晶状体后囊膜出现厚薄不均的白色机化组织和 Elschnig 珠样小体。常伴有虹膜后粘连。

3.影响视力的程度与晶状体后囊膜混浊程度和厚度有关。

【诊断】

有白内障囊外摘除术或晶状体外伤史,及晶状体后囊膜混浊,可以确诊。

【鉴别诊断】

膜性白内障:为先天性白内障的一种类型,前后囊膜接触机化,两层囊膜间可夹有残留的晶状体纤维或上皮细胞,呈厚薄不匀的混浊。可单眼或双眼发生,视力损害严重。无白内障囊外摘除史。

【治疗】

1.后发性白内障影响视力时应以 Nd:YAG 激光将瞳孔区的晶状体后囊膜切开。

2.如无条件施行激光治疗时,可进行手术将瞳孔区的晶状体后囊膜刺开或剪开。

3.术后眼部滴用糖皮质激素或非甾体滴眼液,预防炎症反应。并注意观察眼压的变化。

【临床路径】

1.询问病史　有无白内障囊外摘除史。

2.体格检查　散瞳后以裂隙灯检查瞳孔区。

3.辅助检查　不需特殊的辅助检查。

4.处理　以 Nd:YAG 激光或手术切开晶状体后囊膜。

5.预防　白内障囊外摘除时应仔细清除晶状体皮质。

第二章 耳部疾病

第一节 外耳疾病

一、化脓性耳廓软骨膜炎

化脓性耳廓软骨膜炎是耳廓软骨膜的急性化脓性炎症,软骨因血供障碍而逐渐坏死。多由于耳廓创伤、手术、针刺等使致病菌侵入致成。可引起较重的疼痛并可导致软骨坏死及耳廓畸形,致病菌多为铜绿假单胞菌及金葡菌。软骨膜发炎时,造成充血水肿、渗出增加,致软骨膜下积脓,将软骨与软骨膜分离,因而软骨失去血供,且由于脓液压迫,最终导致软骨坏死液化,使耳廓失去正常软骨支架。愈后发生纤维化,瘢痕挛缩,卷曲变形,成为菜花耳,严重影响外形。

【诊断】

(一)临床表现

1.常源于皮肤

(1)创伤:如耳廓挫伤、切割伤、撕裂伤、耳廓穿刺、耳针、冻伤、烧伤、昆虫叮咬等。

(2)感染:如耳廓皮炎、湿疹、外耳道炎蔓延累及软骨膜及软骨所致。

(3)耳乳突手术:做耳内耳后切口、假性囊肿或血肿、穿刺抽液时消毒不严格、耳廓整形术后继发感染。

2.致病菌 铜绿假单胞菌、金黄色葡萄球菌为主要致病菌。

3.症状 呈进行性持续性耳痛,剧烈者导致烦躁不安、失眠,可伴体温升高、食欲减退。

(二)辅助检查

1.对早期患者检查以穿刺液培养＋药敏试验、心电图、粪常规、尿常规、血液常规检查为主。

2.对重症或症状控制不理想者,可加检查血培养＋药敏试验、葡萄糖测定。

(三)诊断要点

1.耳廓有创伤,手术、耳针等继发感染史。

2.耳廓发热、剧痛,体温上升,血中性粒细胞增多。

3.耳廓红肿,触痛明显。脓肿形成有波动感,脓肿破溃则形成脓瘘管。

4.耳淋巴结肿大压痛。

5.脓液培养致病菌多为铜绿假单胞菌或金黄色葡萄球菌。

6.如感染不能控制,软骨坏死,耳廓皱缩变形(菜花耳)。

7.检查

(1)初期,耳廓弥漫充血肿胀、触痛明显,继而呈进行性持续性耳痛,变形、弹性消失,常延及耳后皮肤,除耳垂外,整个耳廓均可波及。

(2)软骨抗感染能力差,化脓后,脓液积于软骨膜和软骨之间,软骨因缺血而逐渐坏死,形成脓肿,触之波动感。脓肿破溃后,疼痛减轻,可形成溢脓瘘管,迁延不愈。

(3)耳前、耳后、腮腺等处淋巴结肿大,压痛。

(4)脓培养,常见铜绿假单胞菌,次为金黄色葡萄球菌。

(5)血常规,粒细胞增多。

(四)鉴别诊断

本病应与耳廓蜂窝织炎鉴别。

【治疗】

1.早期以全身抗感染治疗为主。由于常为铜绿假单胞菌感染,应选用高效广谱抗生素,如阿莫西林、三代头孢等。局部应用热敷、理疗、鱼石脂软膏外敷促进炎症吸收。

2.脓肿形成时应早期切开引流,较局限者可行脓肿局部切开引流,排出脓液,用刮匙将脓腔搔刮,彻底清除坏死组织,置橡皮条引流,术后每日换药至完全愈合。

3.感染严重,脓肿范围广泛波及大部耳廓者,应行彻底清创,以防止软骨坏死继续扩大,增加畸形严重性。手术应采用全麻或强化＋局麻。沿对耳轮内侧的舟状窝做弧形切口,达软骨膜下,彻底引流脓液,掀起皮肤软骨膜瓣,彻底刮除全部感染肉芽及坏死软骨直至见到正常软骨。然后以盐水冲洗,再以 2% 碘酒棉片涂布及贴附脓腔内面,用 70% 乙醇脱碘后,再以链霉素或庆大霉素液冲洗术腔。然后将皮肤软骨膜瓣复位。不置引流,切口不缝合,用 70% 乙醇棉球按耳部形状仔细充填压迫,使成耳廓铸模状,填满耳甲腔、三角凹、舟状凹及全部耳廓,以尽量保持耳廓外形,然后覆盖纱布包扎。术后患者疼痛常明显缓解,1 周后再换药,如术后疼痛减轻不明显,应及时打开敷料检查,必要时再行清创引流。术中可用多黏菌素 B 或广谱抗生素液冲洗术腔。

4.愈后如畸形严重,以后再行成型术。

二、耳廓假性囊肿

耳廓假性囊肿又名耳廓浆液性软骨膜炎、耳廓非化脓性软骨膜炎、耳廓软骨间积液等,是指耳廓外侧面的囊肿样隆起,内含浆液样渗出物,发病年龄以 30～50 岁青壮年居多,男性多于女性,多发生于一侧耳部。

【诊断】

(一)临床表现

1.耳廓腹侧面呈半球形隆起,界限清楚,皮肤色泽正常,硬或有波动感,无压痛。

2.穿刺可抽出淡黄色或血水样液体,抽后不久又复发。

(二)辅助检查

此病一般在门诊治疗。若住院者检查以穿刺液培养＋药敏试验、尿常规、便常规、胆红素总量(STB)、直接胆红素(SDB)、间接胆红素(SIB)、总蛋白(TP)、白蛋白(Alb)、球蛋白(G)、血液常规检查为主。

(三)诊断要点

1.多见于成年男性,常为单侧。

2.无明显诱因,自发生长。也见于耳廓受机械刺激,影响局部循环者。

3.为偶尔发现耳廓局限性无痛性隆起,逐渐增大,可有胀、痒、灼感。

4.检查可见半球形囊性隆起,常在单侧耳廓前部,尤其是前上部,以三角窝耳甲腔或舟状窝多见;触之无压痛,皮肤色泽正常,有弹性或波动感,周围境界清楚;穿刺可抽出淡黄色浆液性液体。其中,蛋白质丰富,细菌培养示无细菌生长。抽尽后如不处理,很快又会积液。

5.病理检查,从皮肤到囊壁的组织层次为:皮肤、皮下组织、软骨膜及软骨层,积液在软骨间。囊壁衬里即软骨层内侧面覆纤维素层,无上皮细胞结构,可与真囊肿鉴别。

(四)鉴别诊断

1.耳廓化脓性炎症 症状重,有渐进性持续性耳痛,可伴全身症状;检查见耳廓红肿、增厚,触痛明显。

2.真性囊肿 囊壁衬里有上皮覆盖。

3.血肿 暗室中透射检查,肿胀处不透光。

【治疗】

1.理疗 用于少量积液,以阻止渗出,促进吸收。

2.穿刺 无菌操作下进行。穿刺后可以注入2%碘酊少许,加压包扎或石膏固定。

3.切开 严格无菌操作下,用CO_2激光或手术刀切除全层囊壁,开一小窗,搔刮囊壁,通常引流,加压包扎,以促进囊壁塌陷,紧贴粘连,直至愈合。

三、外耳道异物

外耳道异物多见于儿童,手持小玩物塞入耳内,如珠子、花籽、豆类等;成人也可发生,如挖耳或清理外耳道时将火柴杆、棉花等遗留于外耳道内;也可因意外情况,如创伤、爆炸异物进入耳内,或嬉戏等将异物塞入耳内。

【诊断】

（一）临床表现

1.小而光滑无刺激异物可久留于外耳道而无症状。

2.异物较大可阻塞外耳道，产生听力障碍、不适。

3.锐利异物可刺激产生疼痛，甚至损伤外耳道及鼓膜。

4.活的昆虫在外耳道内躁动，可产生明显耳痛，耳内响动难以忍受。

（二）辅助检查

一般患者可在门诊处理，无需特殊检查。若小孩不能合作或异物紧卡于外耳道峡部或异物已进入鼓室者可查血、尿常规检查，耳镜检查，一般摄片检查。

（三）诊断要点

1.据异物大小、种类、形状可引起不同临床症状。

2.检查外耳道可清晰看到异物，由于患者就诊时已自行掏挖，致异物常嵌顿于外耳道峡部，但如为长期存留被忽略的异物，可被耵聍包裹，或继发感染引起外耳道肿胀狭窄，影响异物观察。

（四）鉴别诊断

本病随异物性质而异，可久存外耳道而无症状。亦可继发外耳道炎、中耳炎应注意鉴别。

【治疗】

据异物大小、性质和位置决定取出方法，确诊异物后原则为尽量取出，伴急性炎症者宜控制炎症后再取。

1.昆虫类异物　可先滴入香油、3％氯霉素甘油等，使其死亡或用2％丁卡因、70％乙醇、对皮肤无毒性的杀虫剂等滴入，使其麻醉或瘫痪后再冲洗或镊取。对飞虫可试以亮光诱导其出耳。

2.圆球形异物　可用环形刮匙或异物钩等小心沿外耳道壁，经异物周围间隙伸达异物后方，转动器械，钩住异物后将其拉出，忌用镊子或钳子夹取，以防推入深部，嵌在峡部或损伤鼓膜。

3.已泡胀的异物　可先用95％乙醇滴入，使其脱水缩小，再取出。

4.细小异物　可用冲洗法冲出。

5.不合作小儿　可在短暂全麻下取出。

6.异物过大或已进入骨部深处，难以从外耳道取出者　可耳内或耳后切口取出。

四、耵聍栓塞

耵聍是外耳道软骨部皮肤耵聍腺分泌的淡黄色黏稠液体，耵聍状如黏液者，俗称"油耳"。耵聍具有保护外耳道皮肤和黏附异物的作用。正常外耳道皮肤表面富有薄层耵聍，暴露于空气中干燥形成薄片，借咀嚼张口等运动脱落排出。如耵聍逐渐凝聚成团，阻塞外耳道，即称耵耵栓塞。

【诊断】

(一)临床表现

视耵聍块的大小及停留部位而定。①较小的耵聍多无症状,有时仅有局部瘙痒感;②完全阻塞外耳道时,可有耳闷、耳鸣,重者出现听力障碍甚至眩晕,若外耳道后壁迷走神经耳支受刺激,可引起反射性咳嗽;③遇水后耵聍膨胀,可使症状加重,引起耳痛、听力下降;④感染后引起耳道炎,耳道胀痛感加重。外耳道内被黄色或棕黑色团块阻塞,有时质硬如石。不能活动,甚至嵌顿很紧;伴炎症或流脓时,耵聍为酱渣样。

(二)辅助检查

听力检查为传音性聋。

(三)诊断要点

1.有外耳道炎、化脓性中耳炎、外耳道狭窄、迂曲等病史,有不良挖耳习惯。

2.有耳闷、耳鸣、听力障碍、耳痛、听力下降等症状。

(四)鉴别诊断

需与外耳道胆脂瘤相鉴别。外耳道胆脂瘤多有外耳道炎症病史,团块内含有白色皮屑,与外耳道粘连较紧,可有外耳道骨壁破坏。

【治疗】

1.器械取出较小耵聍　可用耵聍钩或哈特曼钳取出;较大耵聍可用耵聍钩沿其周围缝隙,宜在外耳道底部缝隙顺外耳道壁轻轻插入,当耵聍钩尖进入一定深度时,即旋转90°,使之钩住耵聍,慢慢将其一次或分次取出;较硬的耵聍,常用耵聍软化剂、3%碳酸氢钠溶液、2%酚甘油等将其软化后再取出。

2.外耳道冲洗法　耵聍坚硬难以用器械取出者,可先用3%~5%碳酸氢钠溶液滴耳,每日3~4次,3日后用耵聍冲洗器将软化的耵聍1次或分次冲出。

(1)冲洗方法:患者取侧坐位,头偏向健侧。紧贴患者耳垂下方的皮肤放一弯盘,以接冲洗时流出的水液,操作者以左手将患侧耳廓向后上(小儿向后下)牵引,右手持吸满温热生理盐水,接有塑料管的20mL注射器或橡皮球于外耳道,向外耳道后上壁方向冲洗,冲洗液进入深部并借回流力量将耵聍或异物冲出。

(2)注意:①有化脓性中耳炎者禁用;②冲洗液应接近体温,过热或过冷都可引起迷路刺激症状;③冲洗方向必须斜向外耳道后上壁,若直对鼓膜,可引起鼓膜损伤,直对耵聍或异物,则可将冲至外耳道深部,更不利于取出。

3.抽吸法　对于水渍感染(尤为中耳炎者)或应用药物软化后的耵聍均可采用此法。外耳道狭窄者尤为适宜。吸耳器压力不宜过大,抽吸应在明视下进行。

4.合并感染者　应先控制感染。

五、外耳道炎

(一)局限性外耳道炎

外耳道疖又称局限性外耳道炎,是外耳道皮肤毛囊或皮脂腺的葡萄球菌感染。常发生于夏秋季,病变在外耳道软骨部。发病诱因与挖耳创伤、中耳脓液刺激、糖尿病机体抵抗力低下等因素有关。

【诊断】

1.临床表现

(1)早期:剧烈跳动性耳痛,张口、咀嚼、打呵欠时加重,可放射至同侧头部;常伴全身不适,体温微升;重者耳道阻塞可导致听力下降。

(2)疖肿破溃后:外耳道流出少许脓血,耳痛减轻,体温下降。

(3)疖肿部位:位于外耳道前、下壁者,除下颌运动疼痛加剧外,耳屏前、下可出现红肿,易误为腮腺炎;疖肿位于外耳道后壁者,可出现耳后皮肤红肿,耳后沟消失,耳廓前移,易误为乳突炎。此时耳前、后及下淋巴结常肿大、压痛。

(4)婴儿表现:不明原因的烦躁、哭闹,可伴体温升高;频繁挠耳,或不愿卧于患侧,偶碰患耳即哭闹不止。有些婴幼儿可以频繁复发。

2.辅助检查

(1)对一般患者:检查以耳镜检查、血液常规、尿常规、粪常规、胆红素总量(STB)、直接胆红素(SDB)、间接胆红素(SIB)、总蛋白(TP)、白蛋白(Alb)、球蛋白(G)、丙氨酸氨基转移酶(ALT,GPT)、天冬氨酸氨基转移酶(AST,GOT)为主。

(2)对慢性或反复发作者:应做 CT 检查、葡萄糖测定、穿刺液培养＋药敏试验。

3.诊断要点

(1)外耳道皮肤受水浸渍,中耳脓液刺激,挖耳损伤继发感染。外耳道湿疹、糖尿病亦可为诱因。

(2)耳痛呈跳动性,张口咀嚼时加重,可放射到颞部。常伴头痛、发热和全身不适。

(3)耳道皮肤呈弥漫性充血、糜烂、结脓痂。疖肿局限于外耳道外 1/3,呈丘状隆起,成熟时顶部有脓点。

(4)耳屏压痛,耳廓牵拉痛,或乳突皮肤红肿压痛,耳周淋巴结可肿大压痛。

4.鉴别诊断　疖肿部位位于外耳道前、下壁者,除下颌运动疼痛加剧外,耳屏前、下可出现红肿,易误诊为腮腺炎;疖肿位于外耳道后壁者,可出现耳后皮肤红肿,耳后沟消失,耳廓前移,易误诊为乳突炎。

【治疗】

1.未成熟期　切忌切开,否则可致感染扩散。

(1)及早用抗生素:控制感染必要时服用镇静止痛药;局部热敷或理疗,促使炎症消退,缓解疼痛。

(2)局部用药:用1％酚甘油棉片或10％鱼石脂软膏敷于疖肿处,每日换1~2次,以消炎止痛,或用纯鱼石脂1~2滴涂于炎症部位,早期应用可促炎症吸收,较晚则利于疖肿成熟,防止感染扩散。也可用浸有林可霉素之棉条覆于疖肿表面,每日1~2次,疗效显著。

2.成熟未穿破期 可用50％硝酸银或纯石碳酸烧灼脓头,使其破溃,或局部消毒后直接用小尖刀沿外耳道纵轴方向切开取出脓栓。切时注意:无脓头者不做切开;顺外耳道长轴方向切开,以免日后形成外耳道狭窄;不切及周嗣炎性浸润部分。切开后可置细棉条或橡皮条引流。

3.脓肿破溃期 清除脓液,周围皮肤用70％乙醇清洁后,置棉条或橡皮条引流,以4％硼酸酒精纱条压迫局部,防肉芽增生,促疖肿腔闭合。

(二)弥漫性外耳道炎

为外耳道皮肤及皮下组织感染所致的弥漫性非特异性炎症。发生于2/3骨部时多见,常因皮肤受损、浸渍等引起角质层肿胀,阻塞毛囊,继发细菌生长。致病菌以金黄色葡萄球菌、溶血性链球菌、铜绿假单胞菌、大肠埃希菌、变形杆菌为主,可分为急性和慢性两种。

【诊断】

1.临床表现

(1)急性

1)症状:轻重不一。耳内灼、痒,继而疼痛;先后可有浆液性、浆液脓性或脓性分泌物;肿胀重者堵塞耳道致耳闷、耳鸣或耳聋;可伴全身不适、发热。

2)检查:见外耳道皮肤弥漫性充血、肿胀,可有糜烂,表面覆腐臭而黏稠的分泌物或碎屑,重者全皮溃烂,覆浆液性或脓性分泌物,甚至耳道发生丘疹或死骨,耳廓周围也可水肿;因分泌物刺激,屏间切迹或耳垂可受累;鼓膜可充血、浑浊;耳周淋巴结可肿大、压痛;重者外耳道狭窄或闭塞致传导性聋。

(2)慢性

1)耳部不适、痒,常有少量分泌物,听力稍减退。

2)检查见外耳道及耳廓皮肤弥漫充血或增厚,管腔变窄。可覆有痂皮,痂皮下有少量脓液或碎屑,有时揭去痂皮可致出血。外耳道深处常积存干的脱落碎屑有味臭的灰褐色或绿色分泌物;鼓膜可浑浊、增厚、标志不清,或鼓膜上皮受损,表面少量肉芽形成;听力检查:病程长者,可因软组织增厚,外耳道狭窄致传导性耳聋。

2.辅助检查

(1)对一般患者检查:以耳镜检查、血液常规、尿常规、粪常规、胆红素总量(STB)、直接胆红素(SDB)、间接胆红素(SIB)、总蛋白(TP)、白蛋白(Alb)、球蛋白(G)、丙氨酸氨基转移酶(ALT,GPT)、天冬氨酸氨基转移酶(AST,COT)为主。

(2)对慢性或反复发作者:应做耳鼻咽喉的CT检查、葡萄糖测定、穿刺液培养＋药敏试验。

3.诊断要点

(1)诱发因素:①创伤:水液浸渍或药物刺激。②皮脂移除:皮脂具有保护皮肤不受浸渍,并具有杀菌和抑制真菌生长的作用,若去之过多(如外耳道冲洗挖耳的影响)或分泌过少,均可降低外耳道皮肤的抵抗力。③耵聍缺乏:外耳道的耵聍微量酸性,具有抗感染作用,耵聍缺乏时,外耳道即失去其抗菌的"酸性外表",故易致病。④变态反应:变态反应性湿疹患者易伴发外耳道炎。⑤解剖结构:外耳道深窄,深部碎屑难以排出或清除,易受感染。⑥糖尿病、内分泌紊乱、慢性便秘等全身疾病。

(2)急性:症状轻重不一。耳内灼、痒,继而疼痛;先后可有浆液性、浆液脓性或脓性分泌物;肿胀重者堵塞耳道致耳闷、耳鸣或耳聋;可伴全身不适、发热。可根据体格检查来确诊。

(3)慢性:耳部不适、痒,常有少量分泌物,听力稍减退。可根据体格检查来确诊。

【治疗】

1.治疗原则　去除病因,控制感染,清洁局部,清理脓痂,促使干燥。

2.急性期

(1)全身可根据脓液培养及药敏试验选择抗生素控制感染;疼痛剧烈者可适当服用镇痛药。

(2)局部可用抗生素(由菌种及药敏试验结果而定)的水溶液,或抗生素与肾上腺皮质激素类药物合成的溶液;如为铜绿假单胞菌致病者.可用具有收敛作用的2%醋酸液或13%醋酸铝溶液棉条塞入外耳道内,8或12小时后滴入药液再次使其浸湿,每日更换棉条一次;彻底清除所有炎性产物,有死骨形成者,切开清理。还可行理疗或中药治疗(如黄连、菖蒲、附子等有消炎止痛作用。)

3.慢性期

(1)用高渗盐水冲洗外耳道积存的分泌物及碎屑,拭干后,用含有抗生素及肾上腺皮质激素合剂的棉条紧塞外耳道,用醋酸泼尼松软膏涂布。

(2)积极治疗感染病灶如化脓性中耳炎。

(3)加强全身某些有关疾病的诊治,如贫血、维生素缺乏症、内分泌紊乱、糖尿病等。

4.局部用药　注意事项彻底清除脓液及脱落上皮,尽量减少局部机械摩擦,以免损伤皮肤,外耳道明显肿胀者忌冲洗;用药物性质尽量温和,可先用最低有效浓度,并观察皮肤耐受情况,注意药物引起的变态反应;每日或隔日换药1次。每次换药时需彻底清洁外耳道。

六、疱性鼓膜炎

疱性鼓膜炎又称出血性大疱性鼓膜炎,好发于儿童及青年,多为单侧。其病变特点为外耳道骨部近鼓膜处或鼓膜病变处上皮下有浆液血性或浆液性渗液积存形成局限性大疱,可单发或多发。本病是由于病毒感染所致,常继发于上呼吸道感染或流行性感冒病毒感染。

【诊断】

(一)临床表现

突感剧烈耳痛、耳闷胀感或轻度听力障碍。检查可见鼓膜及邻近外耳道皮肤充血,常于鼓膜后上方出现一个或多个红色或紫色的血疱。血疱破裂时可流出少许血性渗出液,形成薄痂而渐愈。轻者血疱内液体可被吸收而附薄痂。

(二)辅助检查

重症者检查包括耳镜检查、便常规检查、尿常规检查、血液常规检查、分泌物及组织培养＋药敏、穿刺液培养＋药敏试验、耳鼻咽喉的 CT 检查。

(三)诊断要点

1.本病突出特点为耳痛,进展迅速、剧烈。可伴同侧头痛及颊部疼痛,为传导性。

2.耳内闷胀感,并可有耳鸣,但听力改变多不明显。

3.疱破后可有浆液或血性浆液流出。

4.病变多位于外耳道深部近鼓膜处和鼓膜后上部或松弛部,呈单发或多发的暗紫色境界清楚的血疱或淡黄色含浆液的大疱,由于渗液仅存在于上皮层之下,疱壁极薄,故呈半透明状。

5.疱疹破溃积液排出后,耳痛常无相应减轻,检查可见该处呈上皮剥脱状,干燥后可形成血痂。

(四)鉴别诊断

本病一般不侵犯中耳,应注意与急性中耳炎鉴别。

【治疗】

1.针对全身病毒感染,多休息、多饮水,应用抗病毒药物等。

2.预防继发感染,可全身应用抗生素或磺类药物。

3.对症治疗给予镇静药。

4.局部注意清洁,渗液多者可于外耳道口放置一消毒棉球,每日更换数次,一般不需做大疱切开。

七、外耳肿瘤

(一)外耳道外生骨疣

外耳道骨壁的骨质局限性过度增生形成外耳道结节状隆起性骨疣,成年及青壮年多发,男性发病多见,且呈双侧及多发性。

【诊断】

1.临床表现 较小者外生骨疣无任何症状,常在耳科检查或取盯聍时偶然被发现。外生骨疣长大后可使外耳道变窄,盯聍脱落或上皮脱落积留,使外耳道发生阻塞,引起耳闭塞及闷胀,听力减退及耳鸣。较大的个别外生骨疣刺激外耳道皮肤,发生压迫性疼痛。由于挖耳或取除盯聍时容易损伤外生骨疣处皮肤,洗澡、游泳时水进入外耳道内难以排净,因而很容易发生外耳道湿疹及炎症,引起分泌物外溢及剧烈耳痛。

2.辅助检查

(1)耳镜检查:见外耳道骨部鼓膜处有圆形光滑的硬结节或半球形隆起,基底较广占多数,偶可呈蒂状,上覆皮肤正常,如骨疣长期压迫而变菲薄,呈灰白色。骨疣常发生于外耳道骨部前壁及后壁。骨疣可单发也可多发,多发者常为双侧性,可能在对侧外耳道内发现相同结节状隆起物。鼓膜一般无明显改变。外耳道狭窄程度视外生骨疣大小而定,大的外生骨疣仅留一小缝隙而不易看到鼓膜,多未完全闭塞。较大的外生骨疣,外耳道狭窄较明显,在狭窄处以内往往有上皮碎屑积留,不易清除。

(2)听力检查:由于耳道内骨疣堵塞,听力检查多出现导音性听力减退,轻重与外耳道狭窄程度有关。

(3)X线:颅底位可见骨部外耳道狭窄,有与骨质密度相同或近似的圆形影。

3.诊断要点

(1)可能有局部创伤史与炎症及冷水刺激有关。

(2)早期多无症状,较大者可致外耳道狭窄,过大时可致外耳道闭锁并压迫外耳道皮肤引起耳痛、耳鸣、耳闷及听力减退等。

(3)外耳道检查可发现局限性半圆性隆起,肿瘤表面皮肤菲薄,探针触检感质地坚硬。

(4)X线颅底位片或颞骨CT片可见骨性外耳道狭窄,有与骨质密度完全一致或相近似的半圆形影。

4.鉴别诊断　单发性外耳道外生骨疣可能被诊断为囊肿或息肉,后二者触之较软,鉴别不难。伴发于中耳乳突疾病的过度骨质增生常有炎症病史;外耳道骨壁骨折后骨痂形成过多者有创伤史,可与外生骨疣相鉴别。

【治疗】

无症状者不需处理,有症状者应及时手术切除。

(二)外耳道乳头状瘤

外耳道乳头状瘤是发生于外耳道软骨部皮肤的良性肿瘤,是其鳞状细胞或基底细胞长期受刺激增殖的结果。我国南方较多见,好发于男性。

【诊断】

1.临床表现　肿瘤早期多无症状,充满外耳道时阻塞感、痒感或听力减退。常有挖耳出血或挖出“肉块”样物者。伴继发感染时可有耳痛、流脓。检查可见外耳道有大小不等的单发或多发、表面粗糙不平、带蒂或无蒂的棕黄色肿物,触之较硬。有感染者可充血肿胀呈肉芽状。有局部血循环障碍者可呈黑色,能部分自然脱落。增殖迅速者可侵犯中耳和乳突,偶在耳廓后下形成瘘管。本病有恶变倾向,应注意检查耳周围有无肿大淋巴结。

2.辅助检查　可行组织病理学检查。

3.诊断要点

(1)多见于软骨部皮肤表面。

(2)一般认为与局部的慢性刺激及病毒感染有关,挖耳可能是病毒感染的传播途径。

(3)主要症状为耳痒、耳胀、耳内阻塞感、听力障碍及挖耳出血,如继发感染则有耳痛、耳流脓等。

(4)检查可见外耳道内棕黄色乳头状新生物,多无蒂,基底较广,触之较硬。如伴有感染则肿瘤可为暗红色且质软。

（5）组织病理学检查见肿瘤被覆复层鳞状角化上皮，呈乳头状增生，细胞分化好，有角化，基底层可有核分裂象、基底膜完整。肿瘤间质由纤维组织和血管构成。

【治疗】

1.应进行彻底手术处理，可在局麻下用激光切除或刮匙刮除肿瘤组织。因该肿瘤极易复发，故术后要用硝酸银、鸦胆子油、25％八角莲酯酊或干扰素涂抹创面。

2.累及中耳乳突者应行乳突根治术。

3.个别病理为良性而不愿接受手术处理的患者可使用高纯度干扰素局部注射治疗。

4.病理证实伴有癌变者行乳突扩大根治术或颞骨部分切除术，并行术后放疗。

（三）耵聍腺瘤

耵聍腺瘤是指发生在外耳道软骨部的具有腺样结构的肿瘤。肿瘤起源于外耳道软骨部耵聍腺导管上皮和肌上皮，病理组织学可分为耵聍腺瘤、多形性腺瘤、腺样囊性癌和耵聍腺癌等，以恶性肿瘤较常见，约占全部外耳道耵聍腺肿瘤的70％。发生部位以外耳道底壁和前壁居多，外耳道耵聍腺肿瘤生长缓慢，但易扩展，切除后局部复发率高，晚期可发生远处转移。

【诊断】

1.临床表现　患者一般无耳流脓史及其他不适史。病程发展中肿瘤日渐增大时引起耳阻塞感、痒、听力不良及疼痛。伴继发感染，破溃流脓，耳部疼痛加重，并可放射至患侧头部。

2.诊断要点

（1）肿瘤起源于外耳道软骨部，以外耳道底壁和前壁多见。

（2）恶性较常见，占所有耵聍腺瘤的70％。

（3）生长缓慢但易扩散，切除后复发率高，晚期可发生远处转移。

（4）临床特点

1）外耳道肉芽经一般治疗不消退。

2）外耳道壁变窄、凸起并有血性分泌物。

3）外耳道肿物伴局部疼痛或其他耳部症状。

4）确诊依赖于活组织病理检查。

【治疗】

耵聍腺瘤对放射治疗不敏感，以手术根治性切除为主。由于良性耵聍腺瘤易复发及恶变，故无论其良、恶性，均按具有恶性倾向肿瘤或潜在恶性肿瘤的手术原则处理。因此，应按肿瘤部位决定手术彻底切除的范围。

1.肿瘤位于外耳道软骨部与骨部后壁　切除范围应包括大部分耳屏软骨、全部外耳道软组织、外耳道前、后与下壁部分骨质，如肿瘤距鼓膜的距离<1.5cm，应将鼓膜连同肿瘤呈桶状切除。

2.肿瘤位于外耳道软骨部前壁　切除范围应包括全部外耳道软组织、腮腺、耳前淋巴结及邻近肿瘤的外耳道前壁和后壁骨质。

3.肿瘤位于外耳道前壁及软骨部　切除范围应包括全部外耳道软组织、腮腺、髁状突及肿瘤邻近的外耳道骨壁,必要时行乳突根治术。

(四)外耳道胆脂瘤

外耳道胆脂瘤是指骨性外耳道炎伴骨膜炎、骨炎、继发复层扁平上皮角化层蓄积和骨质破坏的一种疾病。它与外耳道阻塞性角化症不同。前者好发于 30 岁以上的成人,其角蛋白碎屑来自囊腔状的病变部位,排列松散,无规则。后者多见于 20 岁左右的青年人,多数病例同时患有支气管扩张或慢性鼻旁窦炎,其角化蛋白碎屑来自骨性外耳道各壁,多因向外移行功能障碍,致使脱落上皮滞留在外耳道内,不断堆积扩大压迫,导致骨性外耳道扩大,上皮栓呈葱头样层状排列。本病病因未明。可能与外耳道皮肤受到各种病变的长期刺激(如耵聍塞、炎症、异物、真菌感染等)而产生慢性充血,致使局部皮肤生发层中的基底细胞生长活跃,角化上皮细胞脱落异常增多,若其排除受阻,便堆积于外耳道内,形成团块。久之其中心腐败、分解、变性,产生胆固醇结晶。

【诊断】

单侧慢性钝性耳痛,耳漏带有特殊臭味,或呈血性耳漏。听力减退。耳镜检查见外耳道内有典型的灰白色角蛋白碎屑,皮肤糜烂,骨质暴露,肉芽形成,鼓膜完整。X 射线检查见外耳道骨壁破坏。

【防治】

1.治疗

(1)无合并感染的胆脂瘤:较易取出,清除方法同耵聍取出术。可用 3％硼酸甘油或 3％～5％碳酸氢钠溶液(合并感染时禁用)滴耳,使其软化后再取。

(2)合并感染的胆脂瘤:应注意控制感染。但单纯的控制感染很难迅速奏效,只有全部或部分清除胆脂瘤后,方能促使炎症吸收。感染严重、取出十分困难可在全麻及手术显微镜下进行,同时全身应用抗生素控制感染。术后应随诊观察,清除残余或再生的胆脂瘤。2％水杨酸乙醇液滴耳或可预防复发。

(3)外耳道胆脂瘤侵入乳突者:应按乳突根治术或改良乳突根治手术治疗。彻底取出胆脂瘤,刮除肉芽,清除死骨,术后应用 2％水杨酸乙醇液滴耳,可深化角质,防止复发。骨性外耳道呈囊腔扩大的患者,腔内容易积存上皮脱屑,应定期复查和清理。

2.预防 注意个人卫生,积极防治各种外耳道疾病,定期看耳科。

第二节 中耳疾病

一、中耳炎

(一)卡他性中耳炎

卡他性中耳炎即为分泌性中耳炎,是指伴有鼓室积液的中耳非化脓性炎症,再分为急性和慢性两种,但此分类并不能恰当地概括此病。至今,由于对本病病因、发病机制及疾病转归尚缺乏定论,命名也较多,根据鼓室积液性质不同,有浆液性中耳炎、分泌性中耳炎、黏液性中耳炎、胶耳或蓝色鼓膜之称;病程延续可进展为胆固醇肉芽肿性中耳炎、鼓室硬化症或粘连性中耳炎等。近20年来本病发病率有增加,小儿及成人均可发病,但小儿占明显优势,多发生于10岁以前。

【诊断】

1.临床表现　急性卡他性中耳炎以听觉障碍为主,无明显周身不适,体温可微有升高,早期小儿上呼吸道感染者可有高热,哭闹不安。

听力减退为急性卡他性中耳炎的主要表现,主要为传音性耳聋,伴自听增强,即听外界声音低,但听自己说话声增大。在吞咽时,患耳内有回声。当头向前倾或偏向健侧时,可暂时好转。少数患者可出现感音性聋,多为轻度。小儿对声音反应迟钝,注意力不集中。也可出现低音耳鸣。在打呵欠、擤鼻时,可出现过水声,耳鸣则片刻好转。病初可有轻微耳痛。多以阻塞感或闷胀感为主,压迫耳屏上述症状可暂时减轻。

2.辅助检查

(1)耳镜检查:早期鼓膜松弛部或紧张部周边有放射状扩张的血管纹,可呈淡红色,多表现较暗淡无光,如云雾状或毛玻璃状或浸油纸状,鼓膜内陷,乳突突出,锤骨柄横位,鼓室内积液时,鼓膜紧张部全部或液面下方呈现黄色或橘黄色.头位运动时可见液面移动,保持与地面平行可见液体中有气泡影,鼓气耳镜检查鼓膜活动受限。

(2)听力学检查:纯音听阈测试为传导性耳聋。但由于中耳积液致传音结构质量增加可表现高频率、骨导听力损失,或呈平坦型听力损失曲线,导仪测试示声顺值降低,鼓室压曲线呈平坦B型或负压低峰的C型曲线(示咽鼓管功能不良)。

(3)辅助检查:对顽固病例考虑为胆固醇肉芽肿性中耳炎时,应行医学影像检查,乳突X线片或CT检查,示乳突气房模糊,呈云雾状或气房小梁间隔吸收。

3.诊断要点

(1)听力减退:多有感冒史,以后发觉听力减退,体位变动可影响听力,如诉压耳屏后听力有短时改善,并可有自身增强现象,小儿则常因被发现其对声音反应迟钝而来就诊。

(2)耳痛:急性卡他性中耳炎起病时可有轻度耳痛,在小儿疼痛较剧烈。

(3)耳内堵塞感:多诉耳内有闭塞闷胀感,如塞棉花状。

(4)耳鸣:多为低音调,可为间歇性或持续性,有患者诉头摇动时耳内有流水感。

(5)无全身症状:多无耳痛,或仅有轻微不适,个别患者可有轻度头痛。

【治疗】

清除中耳积液,改善中耳通气引流功能,以及病因治疗为本病的治疗原则。

1.全身药物治疗　应用抗生素类药物控制感染,并给予肾上腺皮质激素类药物抗免疫反应及抗炎。

2.解除及恢复咽鼓管功能障碍及鼓室负压　应用血管收缩药滴鼻,上呼吸道急性炎症消退后行咽鼓管吹张。

3.清除鼓室积液　经上述治疗鼓室积液尚未消退应行鼓膜穿刺抽液,复发病例及积液黏稠者可于抽液后鼓室内注入醋酸泼尼松、糜蛋白酶或透明质酸酶等,顽固病例或因积液呈胶冻状不能抽出者,可做鼓膜切开吸引黏液后,置入中耳通气管。

4.鼓室探查术或乳突手术　各种非手术治疗无效,或病变演变为胆固醇肉芽肿性中耳乳突炎者,应行手术探查,清除乳突全部病变气房,注意勿干扰听骨链,中耳放置通气管,以利于鼓室通气引流。

5.腺样体切除术

(二)急性化脓性中耳炎

急性化脓性中耳炎是指由于细菌直接侵入中耳引起的中耳黏膜及骨膜的急性感染性炎症改变。病变范围包括咽鼓管、鼓室,并可延及乳突气房,致成急性乳突炎。本病好发于婴幼儿及学龄前儿童。多继发于急性上呼吸道感染,邻近结构鼻、鼻窦、腺样体、扁桃体炎症或急性传染病,如麻疹、猩红热等;婴幼儿抵抗力低,中耳解剖生理特点,以及喂奶姿势不当等,是易患中耳感染的因素及诱因;在不清洁的水中游泳或跳水,不适当的擤鼻、咽鼓管吹张、鼻腔冲洗及鼻咽部填塞时,致病菌可循咽鼓管侵犯中耳,鼓膜创伤致细菌经外耳道进入鼓室;或血行感染亦可引发本病。致病菌常见为乙型溶血性链球菌、肺炎链球菌和葡萄球菌等,由于抗生素广泛应用,溶血性链球菌感染比例下降,而金黄色溶血性葡萄球菌感染率增加,幼儿则以嗜血流感杆菌更为多见,铜绿假单胞菌、变形杆菌也可致之,感染主要通过三种途径。①咽鼓管途径:最常见。②外耳道鼓膜途径:不符合无菌操作的鼓膜穿刺、鼓室置管、鼓膜创伤,致病菌由外耳道直接侵入中耳。③血行感染:极少见。

【诊断】

1.临床表现

根据病理变化进展,本病病程可分为感染期、化脓期、融合期或并发症期和消退期。

(1)感染期:为急性化脓性中耳炎早期,咽鼓管、鼓室和乳突黏膜及骨膜充血肿胀,中耳有浆液纤维素性渗出,致鼓室内液体增加,压力升高,鼓膜膨隆。临床表现开始为耳塞,迅速进展为耳痛,小儿多有发热、烦躁不安、哭闹等,患耳听力减退、耳鸣。检查可见鼓膜边缘、锤骨柄充血及光锥标志消失,随鼓室内压力增加,鼓膜膨隆,听力呈传导性耳聋。

(2)化脓期:病变进展,鼓室内压力继续增加,使鼓膜毛细血管受压,造成局部贫血及小静脉血栓形成,鼓室内黏膜及黏膜下组织坏死,大量积脓,鼓膜终致穿孔,脓液经穿孔排出。临床表现于鼓膜临近穿孔前呈现耳内剧烈跳痛,一旦穿孔耳内出现流脓,疼痛减轻,体温下降,听力可有好转。检查可见外耳道内有多量黏脓性分泌物,鼓膜穿孔常位于紧张部前下方,多为针尖大小,或由于穿孔处黏膜肿胀,而仅表现为一搏动性小亮点、鼓膜仍红肿增厚。X线检查,乳突气房由于黏膜充血、水肿、积脓,呈云雾状模糊,但无骨质破坏现象。

(3)融合期或并发症期:化脓病变由鼓室波及乳突全部气房,由于黏膜肿胀及黏稠分泌物积存,可致鼓窦入口完全阻塞,妨碍乳突充分引流,乳突气房内充满水肿、肉芽性黏膜及脓性分泌物,而致压力增加,使气房骨隔及周围骨板渐被吸收,形成融合性乳突炎,并可向周围扩展引起并发症。临床表现于耳流脓后症状无缓解,或缓解后发热及耳痛又复加重,小儿可伴高热惊厥,或全身中毒症状,精神食欲欠佳等。检查可见耳后鼓窦区乳突皮质有压痛或肿胀,外耳道后上壁塌陷,鼓膜表现与前述相同,或由于外耳道后上壁下榻及松弛部高度红肿膨隆,而影响全部鼓膜观察,耳道内常有多量脓性分泌物,有并发症发生时,可表现有骨膜下脓肿、面瘫、眩晕、脓毒血症及脑膜炎等。X线片或 CT 示乳突气房模糊,气房间隔不清或消失,呈现骨质融合破坏。

(4)消退期:经适当治疗或鼓膜穿孔引流,急性感染病变逐渐消退,分泌物迅速减少,黏膜充血肿胀逐渐消退,鼓膜小穿孔可自行愈合,不遗留瘢痕,或形成萎缩瘢痕,成为鼓膜薄弱处,此期患者体温已趋正常,耳痛渐消失,流脓停止,听力渐恢复。鼓膜检查充血减轻至消失,正常标志恢复,小穿孔愈合后多不遗留听力障碍。

2.辅助检查

(1)卡他期:鼓膜松弛部充血、紧张部周边及锤骨柄可见放射状扩张的血管,此期为时不久,常被忽视,特别是小儿更不易觉察。

(2)化脓期:鼓膜弥漫性充血,伴肿胀,向外膨出,初见于后上部。后渐全部外凸。正常标志难以辨认。血象:白细胞总数增多,中性白细胞比例增加。

(3)穿孔期:鼓膜穿孔前,局部先出现小黄点。穿孔开始一般甚小,不易看清,彻底清洁外耳道后,方可见到鼓膜穿孔处有闪烁搏动的亮点,有脓液自该处涌出。听力检查呈传导性聋。

(4)恢复期:可见鼓膜紧张部小穿孔,外耳道内有脓性分泌物或干燥。

3.诊断要点　主要症状为耳痛、耳漏和听力减退,全身症状轻重不一,婴幼儿不能陈述病情,常表现为发热、哭闹不安、抓耳摇头,甚至出现呕吐、腹泻等胃肠道症状。因此,要详细检查鼓膜,以明确诊断。临床症状及检查所见随病理改变而不同。

4.鉴别诊断

(1)外耳道炎、疖肿:主要表现为耳内疼痛、耳廓牵拉痛、外耳道口及耳道内肿胀,晚期局限成疖肿。

(2)急性鼓膜炎:大多并发于流感及耳带状疱疹,耳痛剧烈,无耳漏,听力下降不明显。检查见鼓膜充血形成大疱。

【治疗】

1.全身治疗　着重于抗感染治疗,一经诊断,立即开始全身应用抗生素或磺胺类药物。若已流脓,应做耳内分泌物细菌培养及药敏试验,用药量及用药时间应充足,流脓停止不能作为停药指征,用药期应在 2 周左右或流脓停止后 5～7 日,其他治疗包括注意适当休息,多饮水,对症给予止痛药及退热药。

2.1％麻黄碱滴鼻或喷雾于鼻咽部,可减轻鼻咽黏膜肿胀,有利于恢复咽鼓管功能。

3.局部药物治疗　如鼓膜已穿孔流脓者,耳内给予 3％过氧化氢溶液、抗生素溶液滴耳,如 0.3％泰利必妥(氧氟沙星)等。并发于上呼吸道感染或有鼻炎鼻窦炎者应同时给予血管收缩药滴鼻,以利咽鼓管引流。

4.鼓膜切开药物治疗 不能有效控制炎症,全身症状及耳痛重,鼓膜膨隆明显者,则应行鼓膜切开,以利排脓。

5.乳突单纯凿开术 自抗生素广泛应用于临床以来,需行乳突手术者已极少见,但并发融合性乳突炎或有并发症发生趋势或已发生者。应尽早行乳突凿开术,清除乳突病变气房,尽量不干扰听骨链,以保存听力。

(三)慢性化脓性中耳炎

慢性化脓性中耳炎是中耳黏膜、骨膜以至骨质的慢性化脓性炎症。长期或反复流脓、鼓膜穿孔及听力减退为本病特点,是耳科的一种常见病。

慢性化脓性中耳炎分为非危险型及危险型两类。非危险型又称单纯型或咽鼓管室型,病变局限于黏膜层;危险型包括骨疡型和胆脂瘤型。骨疡型者病变累及黏膜、骨膜及骨质,引起骨炎、骨髓炎、骨质坏死、肉芽组织形成,并可破坏周围骨质。胆脂瘤型则为中耳腔内形成胆脂瘤团块,其发生可由于外耳道上皮经鼓膜穿孔移行至鼓室,或由于鼓室慢性炎症后鳞状上皮化生,称为继发性获得性胆脂瘤;但也可继发于上鼓室通气不良,致松弛部鼓膜袋状凹陷,形成囊状,继而上皮脱落积存致成,称为原发性获得性胆脂瘤。胆脂瘤形成后逐渐增大,压迫周围骨质,渐被吸收破坏,炎症向周围扩展引起并发症。

【诊断】

1.临床表现

(1)单纯型:最常见,多由于反复发作的上呼吸道感染时,致病菌经咽鼓管侵入鼓室所致,又称咽鼓管室型。炎性病为主要位于鼓室黏膜层,鼓室黏膜充血、增厚,圆形细胞浸润,杯状细胞及腺体分泌活跃。临床特点:耳流脓,多为间歇性,呈黏液性或黏液脓性,一般不臭。量多少不等,上呼吸道感染时,脓量增多。鼓膜穿孔多为紧张部中央性,大小不一,但穿孔周围均有残余鼓膜。鼓室黏膜粉红色或苍白,可轻度增厚。耳聋为传导性,一般不重。乳突X线片常为硬化型,而无骨质缺损破坏。

(2)骨疡型:又称坏死型或肉芽型,多由急性坏死型中耳炎迁延而来。组织破坏较广泛,病变深达骨质,听小骨、鼓窦周围组织可发生坏死;黏膜上皮破坏后,局部有肉芽组织或息肉形成。此型特点:耳流脓多为持续性,脓性间有血丝,常有臭味。鼓膜紧张部大穿孔可累及鼓环或边缘性穿孔。鼓室内有肉芽或息肉,并可经穿孔突于外耳道。传导性聋较重。乳突X线片为硬化型或板障型,伴有骨质缺损破坏。

(3)胆脂瘤型:胆脂瘤非真性肿瘤,而为一位于中耳、乳突腔内的囊性结构。囊的内壁为复层鳞状上皮,囊内充满脱落上皮、角化物质及胆固醇结晶,囊外侧以一层厚薄不一的纤维组织与其邻近的骨壁或组织紧密相连。由于囊内含有胆固醇结晶,故称胆脂瘤。耳长期持续流脓,有特殊恶臭,鼓膜松弛部或紧张部后上方有边缘性穿孔。从穿孔处可见鼓室内有灰白色鳞屑状或豆渣样物质,奇臭。一般有较重传导性聋,如病变波及耳蜗,耳聋呈混合性。乳突X线摄片示上鼓室、鼓窦或乳突有骨质破坏区,边缘多浓密、整齐。

2.辅助检查

(1)耳镜检查:单纯的慢性中耳炎可见鼓膜上有穿孔。大多数为中央型穿孔,即周围尚有残余鼓膜。极少数为边缘型穿孔,即一边没有残余鼓膜。除了观察鼓膜上的穿孔外,一定要注意有无其他的中耳炎后遗症同时存在。凹陷袋、缺气耳、鼓室硬化症、粘连性中耳炎、胆脂瘤都可能产生鼓膜破洞,而以慢性中耳炎的形态共同存在。中耳黏膜也可经鼓膜穿孔观察。另外,残余鼓膜上有无慢性肉芽性鼓膜炎,外耳道是否狭窄或弯曲,也是观察的重点。如果在耳镜检查时,能够注意到上述各点,对于治疗上便有很大的帮助。

(2)听力检查:早期或轻度病例仅有传导性听力障碍,严重或长期病例则有轻度、重度混合型听力障碍,更严重的也可能全聋。

(3)X线检查:由于多数慢性中耳炎为小儿反复中耳炎的后遗症,所以大多乳突气化不良。少数乳突气化良好的,多为鼓膜长期破洞型中耳炎,或创伤及成人才引起的慢性中耳炎。

3.诊断要点

(1)非危险型(单纯型)

1)耳流脓为间断性,其发作与上呼吸道感染或耳内误进水有关。

2)听力减退,程度可有不同。

3)多无耳痛,急性发作时可有胀闷不适,可有耳鸣。

4)检查可见分泌物为黏液脓性,脓量于急性发作期增多,但脓液无臭味。

5)鼓膜穿孔位于紧张部,穿孔大小及形状可不同,如呈中心性小穿孔、肾性穿孔或大穿孔,但鼓膜均有残留边缘,鼓环无破坏,经穿孔可见鼓室黏膜光滑。

6)乳突 X 线片呈硬化型,无骨质破坏。

(2)危险型:包括骨疡型及胆脂瘤型,或两种病变同时存在。

1)耳流脓为持续性。

2)听力减退,原发性获得性胆脂瘤患者多继发于鼓膜内陷,由咽鼓管功能不良造成,或有分泌性中耳炎史,因此病史中听力减退可发生于耳流脓前数年或数十年。

3)一般无耳痛、头痛、眩晕症状。

4)检查耳内分泌物常为脓性,稠厚、有臭味,合并胆脂瘤时,可有胆脂瘤上皮拭出。

5)鼓膜穿孔,骨疡型者多表现鼓膜大穿孔,破坏重,常波及鼓环,鼓岬黏膜红肿、肉芽组织增生,或形成息肉堵塞外耳道;胆脂瘤型者穿孔多位于鼓膜松弛部或后上边缘性穿孔,穿孔内有胆脂瘤上皮积存,上鼓室外侧壁骨板处可有破坏,或骨部耳道后上壁塌陷,或骨壁穿破形成空洞。

6)乳突 X 线片或 CT 扫描,可显示上鼓室鼓窦扩大,或乳突内可见骨质破坏的密度减低区,胆脂瘤型者可见边缘清楚的透光区,并应注意周围骨壁如脑板、乙状窦板及耳道后壁等骨壁完整性。

【治疗】

1.单纯型　治疗原则为预防再发,炎症控制后行鼓室成形术恢复听力。炎症期应取局部分泌物做细菌培养及药物敏感试验,以合理选择用药,急性发作感染重者可配合全身应用抗生素,局部脓性分泌物多时,可用负压吸引、局部滴用抗生素滴耳液,如复方新霉素、泰利必妥、氯霉素甘油等。干耳3个月后可行鼓膜修补术或鼓室成形术。平时则应预防上呼吸道感染,防止耳内进水,并积极治疗鼻及咽部疾患。

2.危险型　应尽早行手术治疗,清除病变组织,预防并发症,根据病变情况选择术式,如采用上鼓室鼓窦凿开术、乳突根治术(完整耳道壁或切除耳道壁)、改良乳突根治术等,并考虑一期或二期行鼓室成形术。

二、急性乳突炎

急性乳突炎是继发于急性化脓性中耳炎的乳突气房急性化脓性炎症,多发生于乳突气化者。

【诊断】

(一)临床表现

患者有耳痛、头痛、体温升高、全身中毒症状、精神食欲缺乏等症状。耳后鼓窦区压痛明显,感染到达皮质可出现乳突部软组织肿胀,皮肤水肿,耳廓向前下外侧移位。耳镜检查可见外耳道骨部后上壁下塌,此为急性乳突炎的重要指征。鼓膜充血、肥厚、后上部膨隆,可见穿孔,多较小,但可由于外耳道后上壁及鼓膜后上部肿胀膨隆而影响鼓膜穿孔观察,耳道内常有多量黏脓或脓性分泌物,且有搏动。

(二)辅助检查

一般可检查血象、乳突相或脓液细菌培养＋药敏,需行乳突凿开术者可选择血培养＋药敏试验、电测听心电图、尿常规检查、穿刺液培养＋药敏试验、一般X线片检查。疑颅内并发症可选择颅脑的CT检查、颅脑的MRI检查。

(三)诊断要点

1.病史及症状

(1)早期为急性化脓性中耳炎症状,经治疗后症状持续不愈,或好转后又加重,应考虑并发急性乳突炎的可能。

(2)耳痛重,常为跳痛,此为乳突内积脓造成气房内压力增加所致,且常伴有头痛,体温升高,小儿常有高热,全身中毒症状,精神食欲缺乏等。

(3)耳流脓量增多,但如引流不畅,也可脓量较少。

2.体征及各项检查

(1)耳后鼓窦区:压痛明显,感染到达皮质可出现乳突部软组织肿胀,皮肤水肿,耳廓向前下外侧移位。

(2)耳镜检查:可见外耳道骨部后上壁下塌,此为急性乳突炎的重要指征。

(3)鼓膜:充血、肥厚、后上部膨隆,可见穿孔,多较小,但可由于外耳道后上壁及鼓膜后上部肿胀膨隆而影响鼓膜穿孔观察,耳道内常有多量黏脓性或脓性分泌物,且有搏动。

(4)听力检查:呈传导性耳聋。

(5)其他检查:可呈现体温高、白细胞总数增加,核左移。

(6)X线片或CT扫描:对急性乳突炎有诊断价值,双侧乳突进行比较,早期患侧乳突气房模糊,透明度减低呈云雾状,至融合期呈现气房间隔消失,并应注意观察周围骨板有无破坏不完整。

【治疗】

1.全身抗感染治疗 急性乳突炎早期治疗的关键是全身应用抗生素,根据病情可选用青霉素、氨苄西林、红霉素或其他广谱抗生素,用药期应至症状消退后1周左右。

2.局部治疗 鼓膜已穿孔流脓者,注意清理外耳道脓液,可每日1次用吸引器轻轻吸引,但注意负压勿过大,以免将水肿黏膜脱出妨碍引流,未穿孔或穿孔过小引流不畅者,应行鼓膜切开引流,然后以抗生素滴耳液滴耳。

3.乳突单纯凿开术 抗生素治疗及鼓膜切开反应不佳,且病情继续进展,全身症状重,并有并发症发生趋势或已发生者,应行手术治疗。采用耳后进路乳突单纯凿开术,目的在于清除全部病变气房,恢复乳突鼓室通气,建立充分引流。术中注意探查鼓窦入口处,应避免造成砧骨移位,并注意探查有无鼓室盖骨板或乙状窦骨板侵蚀破坏,术腔可放硅胶管引流,或充填纱条,切口不予缝合,术后换药,至术腔完全封闭愈合。

三、耳硬化症

耳硬化症又称耳海绵症,是骨迷路原发性病变,为局限性海绵状新骨灶在骨迷路内形成而得名。发病年龄20~40岁多见。偶见于儿童,女多于男,欧美发病率较高。国外统计50%有家族史。

【诊断】

(一)临床表现

1.最初症状为进行性听力下降,多于青春期后发病,女性患者在妊娠或哺乳期听力减退加重,也有在创伤、感情创伤及急性病后听力明显减退。

2.80%的患者有耳鸣,耳鸣与听力减退同时出现,或在其前发生,耳鸣呈间歇性或持续性。

3.少数患者有眩晕发生,多因病变侵及半规管及前庭。

4.有韦氏错听(willis误听)。耳硬化症患者的韦氏错听较其他传导性聋者显著,一旦病变侵及耳蜗,韦氏错听即行消失。

5.体格检查。典型的耳硬化症患者外耳道宽大,耵聍少,鼓膜正常。有时可见阳性的Schwartz征,即在透过鼓膜后部可见红色区域,这是由于鼓岬部有海绵状充血的病灶,其表面黏膜血管增多所致。咽鼓管功能正常。

(二)辅助检查

1.颞骨X线及CT 多为气化良好,内耳显示骨性半规管阴影模糊,耳蜗包囊上的海绵脱钙灶等。

2.纯音测听　为传导性聋,骨导 2000Hz 处出现 Carhart 切迹。低调音叉的 Weber、Rinne 试验对诊断耳硬化症是一个有帮助的筛查。

3.Gelle 试验　阴性。

4.声导抗测听　为完全阻抗的高声欧姆值,可高达 2400～4800 声欧姆。声反射消失,A 型图。

5.ABR 反应阈　增高,各波型正常。

(三)临床诊断

耳硬化症的诊断主要依靠音叉检查,只要无耳溢脓的病史,外耳道、鼓膜基本正常,音叉试验为强阴性即可初步诊断,如患者有类似耳聋家族史更可佐诊。声阻抗试验可以帮助鉴别听骨链畸形的病例。内耳受累的耳硬化症患者,虽然呈混合性听力损害听力曲线,但音叉试验仍为强阴性,因此,音叉气、骨导比较试验在诊断耳硬化症中具有特殊意义。

(四)鉴别诊断

1.分泌性中耳炎　听力为传导性聋,鼓膜内陷,有鼓室积液,或颞骨 CT 表现乳突蜂窝模糊,咽鼓管功能有障碍。

2.先天性听骨畸形或听骨固定　有时需要手术探查证实。

3.Paget 病　主要侵犯颅骨和长骨引起进行性骨变形,如累及颞骨,发生镫骨关节强直则与耳硬化症相似。

【治疗】

耳硬化症目前治疗的唯一方法是外科手术治疗。内科治疗尚属研究阶段,每日服用氟化钠 40～60mg,可能促使不成熟海绵化病灶钙化。效果尚待观察。

四、中耳癌

中耳癌较少见。多为原发,亦可继发于外耳道、鼻咽或腮腺等处的癌瘤。病因不明,因多数有慢性化脓性中耳炎病史,疑与长期刺激有关。病理上以鳞状细胞癌为主,腺瘤与肉瘤极少。

【诊断】

(一)临床表现

1.发生在中耳和乳突区少见的恶性肿瘤,也可继发于外耳道、耳廓或鼻咽癌,病理上以鳞癌最常见。

2.多数患者有慢性化脓性中耳炎病史。

3.好发年龄为 40～60 岁。

4.常见症状由于病程长短、病变部位及扩展方向不一,临床表现有所不同。早期症状多不明显或被慢性化脓性中耳炎症状所掩盖。常表现为耳深部跳痛或刺痛、耳漏、耳鸣、耳聋、眩晕和面瘫等,晚期可有其他脑神经受累表现或远处转移。颞骨的 X 线片或 CT 扫描有助于确定原发部位与破坏范围。

（二）诊断要点

1.外耳道深部或鼓室内有肉芽或息肉样新生物,切除后迅速复发或触之易出血。

2.慢性化脓性中耳炎耳流脓转变为流脓血性或血性分泌物。

3.耳深部持续疼痛,与慢性化脓性中耳炎耳部体征检查不相称。

4.乳突根治术腔长期不愈伴有顽固性肉芽生长。

5.慢性化脓性中耳炎症状突然加重或发生面瘫。

6.活组织病理检查。

【治疗】

1.一旦确诊,争取尽早彻底手术切除并辅以放疗。

2.病变局限于中耳者,可行扩大乳突根治术,如肿瘤较广泛或侵犯邻近组织时,应行颞骨部分切除或全切除。有时还应扩大切除部分腮腺、下颌关节,甚至颅底部分骨质。不宜或不愿手术者可单纯行放疗或化疗。

第三节　内耳疾病

一、耳聋

（一）传导性聋

经空气径路传导的声波,受到外耳道、中耳病变的阻碍,到达内耳的声能减弱,致使不同程度听力减退者称为传导性聋。

【诊断】

1.临床表现　患者有耳痛、耳鸣。耳流脓及听力下降。有剧烈头痛、发热、寒战、耳痛、眩晕、恶心、呕吐等症状。

2.辅助检查

(1)常规听力学检查:如电测听、声阻抗等,常可帮助诊断。

(2)特殊检查:如听性诱发电位、耳窥镜及颞骨影像学检查等。

3.诊断要点　传导性聋病因较明确,诊断不难。

4.鉴别诊断　应与急、慢性化脓性中耳炎、急、慢性分泌性中耳炎、粘连性中耳炎、大疱性鼓膜炎、急性乳突炎及外耳道炎症、疖肿使外耳道狭窄甚至闭塞影响鼓膜运动者相鉴别。注意与外耳道异物、耵聍栓塞、肿瘤、胆脂瘤、镫骨性耳硬化症等相鉴别。

【治疗】

传导性聋病因较明确,诊断不难,可根据病因进行相应治疗。

1.鼓膜修补术与各型鼓室成形术仍是目前治疗传导性聋的主要方法。

2.选配适宜的助听器对于增强传导性聋患者的社交能力亦有帮助。

3.通过手术矫治因镫骨固定而造成的传音障碍,以恢复或改善听力。

(二)先天性耳聋

先天性耳聋是指出生即存在的耳聋,可分为遗传性和非遗传性两大类,可累及一侧耳或两侧耳,所谓先天性耳聋只说明疾病发生的时间,先天聋又可分为传导性、感音神经性和混合性三类。

先天遗传性耳聋是由于染色体或基因携带致聋因子于受精卵中所致,其遗传方式可为显性遗传、隐性遗传或伴性遗传。可表现为外耳、中耳、内耳发育畸形。先天非遗传性(获得性)耳聋为受母体或外界因素影响,在宫内胚胎发育期或围生期致聋者,常见如母妊娠期病毒感染、应用耳毒性药物及发育未成熟儿、宫内或新生儿缺氧,分娩时新生儿头颅创伤等致。据统计先天聋儿占新生儿 $1/(1000\sim2000)$,其中遗传聋发病率占 $1/3\sim1/2$。

由内耳发育畸形致成的先天感音聋有四种基本病理类型。

1.Michel 型　此型最重,内耳完全性发育缺陷,甚至伴听神经缺如,可伴其他畸形,智力低下等,多见于母妊娠期致聋。

2.Mondini 型　耳蜗平坦仅有底回,也可无耳蜗或仅为一未分化囊泡,前庭器和听神经及中耳可有发育障碍,常见于 Klippel 综合征。

3.Scheibe 型　仅圆囊及蜗管发育障碍,骨迷路、椭圆囊及半规管发育正常,为最常见的一型,多为常染色体隐性遗传。

4.Alexander 型　蜗管发育不良,底回螺旋器及邻近螺旋神经节细胞最多受累,致高频听力损失。

【诊断】

1.临床表现　患者常会有耳痛、耳鸣,耳流脓及听力下降。有剧烈头痛、发热、寒战、耳痛、眩晕、恶心、呕吐等症状。

2.辅助检查　CT 扫描可确定有无内耳耳蜗及前庭或内听道畸形。亦可发现外耳道有无骨性闭锁或中耳畸形。

3.诊断要点

(1)详细询问病史,以确定耳聋发生的时间是否为先天性,根据正常婴儿听力言语发育规律提示家长进行回忆,以提供诊断线索,如正常新生儿应对声响引起惊跳反射,4 个月以后应能注意及寻找声源,9～12 月开始咿呀学语等。

(2)获取病因诊断线索,了解是否存在听力高危因素。

1)胎儿期因素:①家族或直系亲属中有耳聋患者,特别是儿童期即发现耳聋者;②父母近亲婚配;③母妊娠期有病毒感染史;④母妊娠期应用耳毒性药物史;⑤母患代谢病或内分泌病。

2)新生儿期因素:①颅面结构异常或畸形;②血胆红素超过 $34\mu mol/L$;③出生体重低于 1500g;④Apgar 评分5分钟低于 5 分;⑤NICU 监护史。

(3)耳科及全身检查确定有无畸形或智力发育障碍。

(4)听力学检查可根据患儿年龄及设备条件选择适当测试方法,如脑干电反应测听或耳声发射。

(5)CT扫描可确定有无内耳耳蜗及前庭或内听道畸形。亦可发现外耳道有无骨性闭锁或中耳畸形。

【治疗】

先天感音神经性聋病变为不可逆性,无有效药物或手术矫治方法,关键在于对耳聋患儿的早期发现、早期诊断和早期听力言语康复训练。

1.先天聋儿应做到早期发现、早期诊断,听力高危儿应于生后3个月内进行听力筛选,可疑阳性者6个月时复查,必要者进一步做详细听力评估。

2.聋儿无论年龄大小一旦被发现确诊,有残余听力者应尽早戴助听器,进行听力言语康复训练,4岁以前是言语发育的重要阶段,因此,婴儿早期开始使用助听器对言语发育非常关键。

3.人工耳蜗植入问题。对无内耳发育障碍、鼓岬电刺激有反应者,可作为人工耳蜗植入的候选者。曾报道接受植入者最小年龄为3岁,但对先天聋仍存在植入技术和术后听力言语康复的限制,未能广泛接受。

4.对遗传性传导性耳聋患儿多可通过手术进行治疗,以提高听力。

(三)中毒性聋

中毒性聋是指应用或接触某些治疗性药物或化学物质后引起的耳蜗及前庭损害;水杨酸类及奎宁的耳毒性,链霉素等一系列氨基糖苷类抗生素应用于临床,使发病率日益增多,以后又发现袢利尿药和抗肿瘤化疗药物如顺铂等均具明显耳毒性。

1.耳毒性抗生素类　最主要为氨基糖苷类抗生素,包括双氢链霉素、链霉素硫酸盐、新霉素、卡那霉素和庆大霉素等。其他抗生素如多黏菌素B、万古霉素、紫霉素、妥布霉素等全身应用也可致不同程度耳毒性,红霉素局部应用于中耳已证实可致内耳损伤。用药剂量和用药时间、联合应用其他耳毒性药物、家族或个体易感性、肾功能不全、婴幼儿与老年及原已存在耳蜗前庭疾患等,均可影响药物中毒发生。动物实验中发现,吲哚美辛(消炎痛)、缩宫素、甲状腺素等可拮抗氨基糖苷类抗生素的耳毒作用。

2.袢利尿药　包括依他尼酸及呋塞米,可致暂时性或永久性听力损害,特别是与氨基糖苷类药物同时使用时。尿毒症患者损害更为严重.袢利尿药可引起两耳对称性、暂时性或永久性感音神经性耳聋。

3.抗癌化疗药　顺铂可致双侧听力损害,耳毒性反应的临界剂量被认为在3～4mg/kg,1次快速给药较之缓慢静脉滴注或分次给药更易致毒性发生,也有报道产生前庭毒性。顺铂与庆大霉素联合用药时可增加其耳毒性。

4.奎宁及水杨酸类药物　奎宁长期大剂量用药可产生耳损害,多为可逆性,孕妇服用可致胎儿发生先天聋。水杨酸类所致内耳损害极少为永久性。常用药物为阿司匹林。

5.局部麻醉药　如丁卡因、利多卡因等,局部麻醉药引起的耳聋可累及各个频率,但听力损害多可恢复。

6.重金属中毒 常见引起听力损害的重金属有铝、镉、汞、砷等,多发生于涉及此类重金属开采或冶炼的工人。

7.吸入有害化学气体 吸入一氧化碳、二氧化碳、甲醇、硝基苯等有害化学气体可导致耳聋、耳鸣或平衡功能障碍。

【诊断】

1.早期症状常为高调耳鸣,由于初期仅为高频听力受累,故常无自觉听力障碍。

2.随病情进展,频率波及范围扩展,耳聋程度加重,出现自觉听力障碍,可发生于用药期,或停药数周至数月,个体易感者可发生于用药早期,偶见有致成全聋者。

3.药物影响前庭器,表现平衡障碍,眩晕,可呈现 Dandy 综合征,又称前庭性视觉识别障碍综合征,患者感觉于行动或头部迅速运动时视物不清,此与前庭眼反射减退有关。

4.听力检查多为双侧对称性感音神经聋,早期主要在 4kHz 以上高频听阈提高,以后渐向低频扩展,呈下降型听力曲线,可有重振。

5.前庭功能可表现单侧或双侧低下或丧失。

【治疗】

1.了解各种药物的耳毒性,防止滥用,严格掌握用药适应证、用量及给药方法。如氨基糖苷类抗生素除个别易感者外,用药不超过 5 日者少有发生耳毒性表现。为避免药物在体内蓄积,两次用药间隔应到达血中最低谷浓度,因此,应避免每日分次用药。

2.用药前了解患者有无家族性易感史,既往应用耳毒性药物史,阳性病史者应尽量避免应用此类药物。

3.对有药物性耳中毒高危因素者,如肾功能不全、老年、婴幼儿或原有位听系统疾患、噪声暴露者应慎用。

4.对接受耳毒性药物治疗者,如有可能应于治疗前或开始前 3 日内行听力及前庭功能检查,并于用药期间定期检查。

5.出现耳鸣、头晕早期症状时,应尽可能及早停药。

6.目前尚无有效治疗,泛酸钙、维生素 A、复合维生素、三磷腺苷 ATP、辅酶 A 及中药川芎嗪、丹参等,或可对缓解药物耳毒性及早期治疗有一定帮助。

7.康复治疗轻中度以上永久性耳聋可佩戴助听器,前庭功能障碍者可行前庭训练。

(四)老年性耳聋

随年龄增长,听觉系统出现生物性老化,因而致成的听力减退称为老年性耳聋。此过程出现在 40 岁以后,但多数在 60 岁以后开始才有症状,组织学改变以耳蜗损害为主,表现为毛细胞、血管纹、支持结构及螺旋神经节细胞的退变,但也可由中耳结构的退行性变和(或)听觉中枢神经的退行性变引起。Schuknecht 将老年聋分四型,即以毛细胞病变为主的感觉型;以神经通路及蜗神经元损害为主的神经型;以血管纹萎缩为主的代谢型和基底膜等支持结构僵硬的机械型。中枢听觉通路、中耳听骨、关节、肌肉、韧带以至内听道骨质也可产生改变影响老年聋的产生。某些因素,如长期噪声暴露、全身因素、个体差异也影响老年性耳聋的发生和发展。

【诊断】

1.临床表现 鼓膜正常,中年以后两耳进行性对称感音性耳聋,伴有高音耳鸣,先由3000Hz开始下降,逐渐波及4000~6000Hz中频,亦可因基底膜破裂而高频音突然丧失。一般谈话中男人声比女人和小儿语言易听懂,纯音测听根据上述四种病理变化,可有平坦、下降等不同感音性耳聋曲线,语言识别率差,有音衰。

2.辅助检查 听功能测试,听力曲线多呈高频下降型,可呈平坦型,并有重振、听觉动态范围缩窄、异常音衰或言语识别率下降表现。

3.诊断要点

(1)年龄是诊断老年性耳聋的重要依据,症状多起始于60岁以后老年期,也可于老年前期开始,多为双侧性,进展缓慢。也可两耳先后听力下降或一侧较重。

(2)由于老年性耳聋开始仅影响高频,且较轻,早期语言交往可无明显障碍,仅对某些低强度高频声识别困难,如偶然发现听不到手表声等,70岁以后听力障碍表现多较明显。

(3)多数患者有耳鸣。

(4)由于听觉动态范围缩窄,表现有对小声听不到,但过强又不能耐受,且虽闻其声,不解其意,在嘈杂环境中更明显。部分患者,言语识别率可较纯音听力下降更为明显,并往往是患者就诊时叙述的主要症状之一。

(5)听功能测试,听力曲线多呈高频下降型,可呈平坦型,并有重振、听觉动态范围缩窄、异常音衰或言语识别率下降表现。

(6)排出其他病因导致的感音神经性耳聋,如噪声性耳聋、药物中毒性耳聋、耳硬化症、梅尼埃病、听神经瘤、高脂血症、糖尿病等。

4.鉴别诊断 应与其他病因导致的感音神经性耳聋,如噪声性聋、药物中毒性耳聋、耳硬化症、梅尼埃病、听神经瘤、高脂血症、糖尿病等疾病相鉴别。

【治疗】

1.由于本病是生物性老化过程,故缺乏有效治疗,应注意预防延缓衰老,避免或减少噪声暴露,注意防治心脑血管疾患、糖尿病等,提高全身健康水平。

2.耳鸣重、病情进展较快者,可配合应用改善内耳微循环、营养神经、促进细胞代谢类药物。

3.根据听力情况选配助听器。

(五)爆震性聋

多为爆炸、火器发射或其他突然强烈巨响引起的内耳急性声损伤。爆炸引起者由于空气猛烈振动,产生冲击波和强噪声,噪声强度常超过140dBHL,同时中耳及内耳均可遭破坏,致螺旋器、鼓膜和听骨损伤。

【诊断】

1.临床表现 早期表现耳痛、持续性耳鸣、听力下降,有时伴有眩晕、恶心、呕吐,重者可产生一过性昏迷,两耳全聋。轻者在 2 周内可以自行恢复,重者则终身耳聋耳鸣。

2.辅助检查　损伤后均表现有耳鸣及严重听力减退,朝向声源侧耳听力损失较重。受伤即刻可伴暂时眩晕,如同时伴头部创伤可产生迷路震荡、外淋巴瘘,出现前庭刺激症状如眼震等。一般不需要特殊检查。

3.诊断要点

(1)损伤后均表现有耳鸣及严重听力减退,几小时内开始减轻,常于几日至数月内逐渐恢复,但多遗有高频听力永久性阈移(PTS),重者可致重度感音神经性耳聋,两耳损伤程度可有区别,朝向声源侧耳听力损失重。

(2)前庭症状,受伤即刻可伴暂时眩晕,如同时伴头部创伤可产生迷路震荡、外淋巴瘘,出现前庭刺激症状如眼震等。

【治疗】

药物治疗包括激素、扩血管药物、改善内耳微循环药物及营养神经药物及促进细胞代谢药物等。如地塞米松、烟酸、低分子右旋糖酐、维生素 B_1、维生素 B_{12}、ATP、辅酶 A 及中药复方丹参等。

(六)音损伤性聋

是指由于长期暴露于稳态噪声环境中所致的慢性进行性内耳声损伤,最易波及部位在耳蜗基底膜距卵圆窗 10～12mm 处,随接触噪声时间加长,基底膜被波及范围逐渐扩大,开始先向高频回扩展,以后低频侧亦可受累,对毛细胞产生机械性损伤,听毛倒伏、融合、脱落,且致内耳代谢障碍,酶活性降低等生化改变,最终导致毛细胞破坏。长期接触噪声终将引起噪声性耳聋,但噪声的强度、接触的时间、噪声的物理特性和个体差异等因素可影响损伤的发生和发展过程。

【诊断】

1.临床表现　早期因只影响 4kHz 附近的听觉敏度,因此常常自己不能察觉听力障碍,而仅表现有耳鸣。病变进展,渐感耳聋明显,多呈双侧对称性,但不会发展为全聋。噪声引起的听敏度下降在离开噪声环境后可逐渐有部分或全部恢复,故称为暂时性阈移(TTS),其恢复时间可自几分钟开始,至数小时、数日,甚至数月,一般不超过 6 个月,最终将遗留能恢复的听阈改变,称为永久性阈移(PTS)。

2.辅助检查　听力曲线呈感音神经性耳聋,早期典型者在 4kHz 处有一凹陷切迹,随病情发展,切迹渐加深加宽。

3.诊断要点

(1)长期接触高强度噪声史,如噪声车间工作、电焊工及现代音乐演奏工作者等。

(2)早期因只影响 4kHz 附近的听觉灵敏度,因此常常自己不能察觉听力障碍,而仅表现有耳鸣。

(3)病变进展,渐感耳聋明显,多呈双侧对称性,但不会发展为全聋。

(4)噪声引起的听觉灵敏度下降在离开噪声环境后可逐渐有部分或全部恢复,故称为暂时性阈移(TTS);其恢复时间可自几分钟开始,至数小时、数日,甚至数月,一般不超过6个月,最终将遗留能恢复的听阈改变,称为永久性阈移(PTS)。

(5)听力曲线呈感音神经性耳聋,早期典型者在4kHz处有一凹陷切迹,随病情发展,切迹渐加深加宽。

【治疗】

1.声源控制改进设备或采取措施,消除声源或降低噪声级。

2.个人防护如戴耳罩、耳塞等,合理安排工作时间及工间休息时间。

3.卫生监护就业前听力筛选、从业人员定期听力检查,早期发现、及时妥善处理。

4.药物则用扩张血管药、营养神经和促进细胞代谢药物。

5.听力损伤重者可选配助听器。

二、耳鸣

耳鸣是在无外源性的声或电刺激情况下耳内主观上出现的一种声音感觉。耳鸣通常伴有烦恼、睡眠困难、注意力不集中,严重者可影响工作、娱乐和社会交往。耳鸣是一种常见症状,而不是一种独立的疾病,可因听觉通路上的任一部分的异常活动引起,而持续存在的、令人非常烦恼的耳鸣常受心理因素的影响。耳鸣的诊断和治疗前提是努力寻找并治疗原发病因及继发症状。由于原发疾病多种多样,因此无统一固定的耳鸣治疗模式。很多情况下找到并对原发疾病进行治疗后,不用特殊治疗,耳鸣也能够得到控制。如果通过对原发疾病的治疗后仍然有耳鸣,或者无法找到原发疾病,则需要对耳鸣进行分析后对症治疗,治疗的目的是要降低耳鸣的响度并达到耳鸣代偿。

【耳鸣的分类】

方法很多,下面主要介绍对耳鸣的诊断以及治疗有帮助的分类原则。

1.根据耳鸣是否能够被外人感知或记录到,可分为主观性与客观性耳鸣。客观性耳鸣有肌源性、血管源性等病因。

2.根据病变部位可分为外耳性、中耳性、耳蜗性、神经性、中枢性以及混合性耳鸣。

3.根据有无继发的神经精神症状可分为代偿性、非代偿性耳鸣。耳鸣轻微,或虽然有较重的耳鸣,但患者已经逐渐适应,称为代偿性耳鸣。如果耳鸣引起注意力以及睡眠障碍,伴有烦躁、抑郁、焦虑等症状,并影响工作以及社交互动则称为非代偿性耳鸣。

【诊断与鉴别诊断】

由于耳鸣常是全身疾病的伴随症状,因此耳鸣的诊断与治疗的根本在于明确病因,治疗原发病。如颈椎病引起的耳鸣,进行了颈椎病的治疗后,有70%的患者耳鸣可以得到缓解。在治疗原发病的基础上根据病史、听力学检查结果和心理学评估对耳鸣进行定因、定位、定性、定量分析。但对于因耳鸣而急诊就医的患者,有必要通过病史询问、专科检查及辅助检查初步排除一些以耳鸣为常见症状的疾病。

1.病史询问　病史采集极为重要,是耳鸣诊断的关键。

(1)耳鸣是否伴有听力下降及眩晕,三者之间的相互联系。

(2)耳鸣出现时间、持续时间、变化的过程、诊断及治疗经过。

(3)耳鸣的特征,包括部位、持续性或间断性、有无波动性等。

(4)耳鸣音调的性质、耳鸣声的具体描述、是否为搏动性,若为搏动性,是否与脉搏、心跳同步,是否与呼吸有关,音调性质有无变化。

(5)耳鸣的严重性、耳鸣的响度以及是否对情绪、生活、工作造成影响。

(6)耳鸣的可能原因、耳鼻咽喉科尤其是耳科过去的病史,头外伤、声创伤、耳毒性药物应用史,心脑血管病史等。女性应了解与月经期关系。

(7)耳鸣的触发或加剧的影响因素,环境、疲劳、头位或体位及心理状态对耳鸣的影响。

(8)耳科疾病及其相关的全身性疾病情况,特别是神经系统疾病的病史询问,以便确定耳鸣是否与神经系统疾病关系。

(9)有无家族史,特别是与耳鸣有关疾病史。

2.临床检查

(1)系统检查:根据急诊需要,进行血压、心肺、神经系统初步检查,排除心血管、神经系统病变可能。

(2)专科检查:尤其重点在耳科检查。包括耳廓、外耳道、乳突、鼓膜等部位的物理检查,以及鼓膜的活动度,鼓气耳镜加压后耳鸣变化情况。另外,应做颈部检查,颞颌关节功能检查。如为搏动性耳鸣,应做头、颈侧及耳的听诊,以了解有无血管搏动声,颈转动及压迫颈动、静脉后对耳鸣的影响。

(3)听力学检查:听力学测试对耳鸣的诊断极为重要,应常规行音叉试验粗测听力。有条件可行纯音听阈测试。声阻抗、耳蜗电图、耳声发射、脑干诱发电位等对于急诊不适用。

(4)影像学检查:必要时可行颞骨及头颅急诊CT,排除颅脑外伤、脑血管性病变。

(5)其他检查:必要时行血常规、肝肾功能、血糖等检食。前庭功能及耳鸣测试对于急诊不适用。

3.鉴别诊断　通过以上临床资料的收集我们能够对耳鸣做出初步的诊断,需要鉴别以下常见的耳鸣病因。

(1)噪声性耳鸣:为较常见病因之一。接触强声(如长时间接触娱乐性噪声如随身听、迪厅的噪声)后,可出现数秒至数天的耳鸣。这种耳鸣的出现与个体易感性有关,同时也可测得暂时性阈移。这种耳鸣的发生与内耳神经元自发活动紊乱有关。

(2)药物性耳鸣:对于近期内或正在服用某些药物的患者,需详细询问药物的种类、剂量,以便排除药物性耳鸣。目前已证实有较多的药物可引起耳鸣,有可能同时还引起听力下降。常见有抗生素类药物(磺胺类、大环内酯类、氨基糖苷类等)、心血管用药(亚硝酸异戊酯、维拉帕米、普萘洛尔等)、皮质类固醇(泼尼松龙)、非甾体类镇痛药(芬必得、布洛芬等)、精神病药(多塞平、帕吉林等)、抗癌药(顺铂、氮芥等)、利尿药(呋塞米、依他尼酸等)等。

（3）血管性耳鸣：常为搏动性耳鸣，间歇性出现。应注意，耳鸣是否与心脏搏动同步；测量血压、双耳、颈部双侧及头部听诊，可听见低调、搏动性声音；压迫每侧颈静脉及乳突区，观察耳鸣是否消失或减轻。最常见的血管性耳鸣病因是同时存在高血压的动脉粥样硬化或血管扭曲引起的动脉性涡流现象所致，抗高血压治疗可使耳鸣减轻或消失。

（4）传导性耳鸣：引起外耳道阻塞的疾病如外耳道异物、耵聍栓塞等均可引起耳鸣。鼓膜穿孔、急慢性中耳炎、鼓室内肿瘤等也可因为堵耳效应及环境噪声减低出现病理性耳鸣。

（5）感音神经性耳鸣：若耳鸣患者同时伴有听力下降、眩晕等症状，需结合辅助检查排除感音神经性耳鸣。常见疾病有梅尼埃病、突发性聋、老年性聋、听神经瘤、脑血管病变等。

（6）其他一些全身疾病也可引起耳鸣：如高血压、高血脂、糖尿病、颈椎病、甲亢等。

【治疗】

包括病因治疗和对症治疗。病因治疗是指对引起耳鸣的原发疾病（如梅尼埃病、听神经瘤、颈椎病等）进行治疗，如果治疗原发疾病后仍有耳鸣或者无法找到原发病，则需要进行对症治疗。治疗原则要根据耳鸣的分类以及相关的检查结果来确定。

1.根据病程进行治疗

（1）急性耳鸣（病程在 3 个月之内）：可给予扩张血管、改善微循环、营养神经等治疗。同时注意解除心理压力，注意休息。如果缺血时间过长，已经造成不可逆转的病变则改善循环的药物就不能取得好的疗效，这正是临床上常常给予此类药物而疗效欠佳的原因。对于爆震性聋和外伤后引起的耳鸣建议尽早使用皮质类固醇激素，特别是脑外伤，往往伴有迷路振荡和局部脑水肿，使用激素治疗有助于减轻水肿，减少瘢痕形成。

（2）亚急性耳鸣（病程在 4 个月至 1 年）：除了继续采用同急性耳鸣的治疗外，还可以根据检查结果使用药物治疗。

（3）慢性耳鸣（病程大于 1 年）：最好采用习服治疗，同时配合药物以及心理治疗。

2.根据代偿情况进行治疗

（1）代偿性耳鸣：指耳鸣较轻，患者能够耐受，未出现注意力分散、记忆力下降、睡眠障碍、头痛、过度兴奋、抑郁等精神神经症状者，可以对患者进行解释说明，不用进行特殊治疗。大多数耳鸣的特点是在安静的情况下，特别是夜间耳鸣加重。必要时可适当制作背景噪声如轻音乐等。

（2）失代偿性耳鸣：指耳鸣较重，患者无法忍受，出现上述一系列神经精神症状者，除了神经精神症状的对症处理外。要积极治疗耳鸣，降低耳鸣的响度。

3.根据临床检查结果进行治疗　低频型耳鸣伴有听力下降或听觉敏感，耳声发射检查异常，掩蔽试验有效。对此型耳鸣应采用掩蔽治疗，同时给予扩张血管改善微循环的药物。利多卡因试验阳性者，应采用血管扩张药、卡马西平、苯妥英钠、维生素 B_1 及腺苷 B_{12} 等营养神经的药物治疗。对掩蔽试验及利多卡因试验均无效的耳鸣患者，常有神经衰弱病史或焦虑症，应首先对神经衰弱或焦虑症进行治疗，药物治疗应选择谷维素、氯硝西泮、阿普唑仑、愈风宁心片、安神补心丸等。

4.顽固性耳鸣的治疗方法

(1)助听器:有听力下降者可以通过佩戴助听器进行治疗。在听力得到改善的同时,放大的环境噪声有助于抑制耳鸣。

(2)掩蔽治疗:外周性耳鸣的掩蔽治疗效果好。但是对于神经性耳鸣要进行掩蔽治疗必须使用与耳鸣同频的纯音,音量还必须超过耳鸣20dB,患者很难耐受。因此现在已经很少采用纯音进行掩蔽治疗,因此患者很难接受,而且响度太大易造成噪音损伤,多使用宽带或窄带噪声治疗,原理同习服治疗。

(3)习服治疗:习服治疗的原理是部分耳鸣的原发部位在听觉中枢;而且慢性耳鸣有中枢化的趋势。因此治疗方法就是让中枢系统对耳鸣的敏感度下降乃至消失,即努力重建听觉系统的过滤功能,中止对耳鸣的听觉感受。习服治疗包括耳鸣不全掩蔽、松弛疗法、转移注意力以及医师(心理)咨询。国外采用类似于耳背式助听器的一种噪声仪发送各种频率的声音,也可以采用特制的光盘、收音机、磁带等进行训练以达到对耳鸣的适应习惯。习服治疗需要一定的强度和足够长的治疗时间。每天进行治疗要保证4~6小时,持续1~2年。同时注意音量不要太大,只要刚好达到听阈即可。

(4)放松疗法:恼人的耳鸣会引起紧张反应如神经质、过度兴奋、睡眠障碍等,可以通过针对性的放松疗法以及躯体治疗进行抑制。放松疗法如针灸、按摩、生物反馈等物理疗法可分散患者的注意力。如果患者学会使用躯体治疗和放松疗法,就能够控制睡眠障碍及注意力过于集中的障碍。

(5)心理治疗:耳鸣可以引起恐惧、抑郁、社交苦难及工作困难等心理障碍,根据这些障碍的程度不同进行相应的心理咨询及心理治疗。需要耳科医生与心理医生密切配合。

(6)电刺激和离子介入:在外耳道内灌注利多卡因溶液:在外耳道放正电极,对侧小臂上放一个参照电极(负极)。离子介入与电刺激疗法可以用于伴有严重听力下降而不能进行习服治疗的耳鸣。对于听力丧失、进行了电子耳蜗植入的患者发生的耳鸣,可以用电刺激进行有效的治疗,但它至今未成为一种常规的治疗方法。其适应证比较窄,只适用于极重度耳聋及全聋的患者。

5.手术治疗 原来对重度耳鸣使用的破坏性手术(破坏内耳,切除听神经)现在已经逐渐放弃,因为这些手术的短期疗效较好,但复发率高。原因是耳鸣有部位移走、逐渐中枢化的趋势,这点与隐痛非常相似。国外现在主要是针对血管袢压迫听神经引起的耳鸣采用手术治疗,方法是进行血管袢的减压,它是半面痉挛及三叉神经痛时的治疗方法。通过对第Ⅷ颅神经的减压手术来治疗耳鸣远期疗效欠佳,现在仍不能作常规使用。慢性化脓性中耳炎伴有耳鸣的患者手术治疗后约1/3的患者耳鸣减轻,1/3耳鸣不变,另1/3耳鸣加重。因此中耳手术不能明显地解决耳鸣的问题。梅尼埃病行内淋巴囊减压后,约有半数患者耳鸣减轻。

三、梅尼埃病

梅尼埃病是以膜迷路积水为基本病理改变,以发作性眩晕、耳聋、耳鸣和耳胀满感为临床特征的特发性内耳疾病,是由于内淋巴水肿所致的一种内耳疾患。其病因目前尚未完全肯定,多认为与免疫、病毒感染或离子交换障碍有关,近年来多数学者认为由于自身免疫、亚临床型病毒感染引起免疫反应,产生免疫复合物,沉积于血管纹及内淋巴囊等部位,引起离子交换障碍,导致内淋巴积水,也有认为与先天内淋巴囊发育不全有关。多数病例发生永久性耳蜗及前庭损害,发病年龄多在 50 岁以前,以 30～40 岁年龄组最多,男性略多于女性,多数为单侧病变,但可为双耳发病。

【诊断】

(一)诊断要点

1.本病特点为反复发作,典型发作常为先有一侧耳堵塞感和胀满感,继则耳鸣,听力下降,并发生剧烈眩晕,伴恶心、呕吐、不敢睁眼、不能起床,无意识障碍。

2.发作时出现典型旋转性眩晕,睁眼时见周围事物、房屋在移动,闭目时有自体旋转感,眩晕持续 15 分钟至数小时后减轻,以至消失。

3.听力减退于发病期及间歇期常有波动,发作期较重,症状缓解后听力有所恢复,也可恢复正常,但多数恢复不全,一次发作后永久性听力减退明显。

4.迷走神经反射症状,于发作期常伴有恶心、呕吐、出冷汗。

5.发作期伴随眩晕必然呈现明显自发眼震,多呈水平旋转型或水平型,为定向型,早期向患侧,以后转向健侧,最后又朝向患侧。由于患者就诊时眩晕发作的时间不同,故不能根据自发性眼震的方向来判断病耳为何侧,睁眼时加重,闭眼时可见眼球在眼睑下跳动,发作间歇期肉眼观察无明显眼震。但闭眼用眼震电图检查可检出自发眼震。

6.听功能测试,纯音听阈及阈上功能测试符合感音神经性聋,听力曲线早期低频损失重,晚期患者高频听力亦下降,听力曲线多呈平坦型或下降型,甚至全聋,发作期语言识别率下降。尚可有听觉重振和复听现象。耳蜗电图检查表现为 SP-AP 复合波增宽,AP 振幅与刺激声强度的函数曲线有重振特点。SP 振幅异常增大,即 SP/AP 比值≥0.4,其阳性率为 60%～81%。

7.前庭功能检查

(1)发作期测定步态、旋转、睁眼闭眼直立检查、过指试验出现病态。

(2)发作期有自发水平旋转性眼震和位置性眼震。此为重要体征,但无定位意义。

(3)冷热试验患侧功能低下,偶有方向优势,发作间歇期可能正常。

(4)ENG 检查发作期间自发眼震可达数日之久,缓解期自发眼震消失,但闭眼或戴 Frenzel 眼镜仍可测出眼震,ENG 测算慢相速度可呈反应降低。

8.甘油试验空腹 2 小时后 50% 甘油盐水 3mL/kg 顿服,3 小时后症状改善,复测听力听阈降低(500、1000、2000Hz 三频率中 2 频率下降在 10dB 或 1 频率下降在 15dB 以上),或 ECochG 测试 SP/AP 比值降低,对本病诊断有意义。

9.耳蜗型梅尼埃病发作时耳堵、耳鸣和耳聋,但无眩晕症状,以后可表现半眩晕的典型发作;前庭型者与之相反,有反复发作眩晕,但无耳蜗症状,其后部分病例出现耳聋。

10.X 线检查前庭导水管和内淋巴囊区域的 X 线检查结果分为Ⅰ、Ⅱ、Ⅲ型。梅尼埃病患者Ⅲ型最多。表现为前庭导水管周围气化差。导水管短而直,容纳颞骨外部内淋巴囊的小凹较窄。

11.免疫学检查 多种食物、偶尔吸入物或化学性物质作为过敏原对产生内淋巴积水有重要作用。行过敏试验寻找过敏原以期减少发作。

(二)鉴别诊断

1.突发性聋 常为中度、重度或全聋,可伴耳鸣、眩晕、恶心、呕吐,但无反复发作特征,耳聋无波动。初次发作的梅尼埃病应注意鉴别。

2.前庭神经元炎 突发眩晕,伴自发性眼震、恶心、呕吐,但无耳鸣、耳聋,发病前多有上呼吸道感染史,无反复发作特征。

3.良性阵发性位置性眩晕 反复发作性眩晕,伴眼震,无耳鸣、耳聋,眩晕发作往往与头部位置改变有关。

4.药物性前庭耳蜗损害 眩晕、耳鸣、耳聋多缓慢发生,眩晕逐渐减轻或完全消失,耳鸣、耳聋则进行性加重,患者常能提供使用耳毒性药物史。

5.亨特综合征 突然发生眩晕、耳鸣、耳聋,但不会反复发作,耳部症状疱疹和周围性面瘫有助于鉴别。

6.迷路瘘管或迷路炎 眩晕、耳鸣、耳聋可突然发生,耳聋有波动性,但眩晕无反复发作特征,患者有慢性化脓性中耳炎、中耳手术或创伤史。

7.Cogan 综合征 Cogan 综合征除眩晕及双侧耳鸣、耳聋外,非梅毒性角膜实质炎与脉管炎为其特点,糖皮质激素治疗效果显著,可资区别。

8.外淋巴漏 蜗窗或前庭窗自发性或继手术、创伤等之后的继发性外淋巴漏,除波动性听力减退外,可合并眩晕及平衡障碍。可疑者宜行窗膜探查证实并进行修补。

9.颈椎病 头与躯干的相对位置发生改变时出现眩晕,持续时间短,程度轻,可无耳鸣和耳聋,但伴颈部和肩胛部不适,上肢及手指麻木,影像学检查显示颈椎有病变。

【治疗】

1.急性发作期 应卧床休息,选用高蛋白、高维生素、低脂肪、低盐饮食。症状缓解后宜尽早逐渐下床活动。对久病、频繁发作、伴神经衰弱者要多做耐心解释,消除其思想负担。心理精神治疗的作用不容忽视。必要时可输液,给予镇静药。

2.耳封 用英波莱特行耳后封闭,早期治疗可减轻症状,缩短疗程。

3.药物治疗 应用抗眩晕药及镇静药,如氟桂利嗪、敏使朗、萘苯海明、桂利嗪、地西泮等;用扩血管改善微循环药,如罂粟碱、碳酸氢钠或地芬尼多、山莨菪碱(654-2)、地巴唑、烟酸等;中药可用川芎嗪、复方丹参等;亦可采用脱水药,如氢氯噻嗪,氯噻酮口服;以及激素类药物如泼尼松等。

4.手术治疗 多次反复发作,眩晕重、药物治疗无效时可手术治疗,根据情况选择内淋巴囊分流术、球囊切开术或前庭神经切断术等。

5.链霉素治疗 利用链霉素硫酸盐对前庭的选择性毒性治疗梅尼埃病,双侧病变者可全身给药,0.75～1.0g 12 小时肌内注射 1 次,连续 5 日,每周 1 个疗程,共 2～3 周,单侧病变者可经中耳或内耳局部给药,经鼓膜注入或鼓膜切开后,用浸以药液的明胶海绵作为缓释体,置于圆窗龛影,亦有报道经咽鼓管或半规管开窗给药。

四、面神经麻痹

面神经是周围神经中最易发生麻痹者,由于面神经出脑后走行穿经颞骨内,因此,周围性面神经麻痹与耳科有密切关系。

【诊断】

(一)临床表现

1.发病急,少有自觉症状。

2.口角下垂,健侧向上歪斜,不敢紧闭口唇、不能鼓腮、吹气,饮水时漏水。

3.睑裂扩大,上下睑不能闭合,结膜外露,用力紧闭时眼球转向外上方,出现贝尔征。

4.泪溢。

5.前额皱纹消失,不能蹙眉是贝尔面瘫的重要临床特征。

6.听觉检查多见低音性过敏或听觉增强。

(二)辅助检查

1.面神经损害定位检查 根据对面神经分支功能检查,确定神经干损伤部位。

(1)泪腺分泌试验:测试岩大浅神经功能,将 2.0cm×0.5cm 滤纸分别钩挂于双下睑缘,嘱患者闻氨水,比较双侧滤纸浸湿长度,功能正常者 5 分钟后滤纸全湿,双侧差 50% 以上者为阳性。

(2)味觉试验:测试鼓索神经功能,嘱受试者将舌伸出,将糖、盐、醋或苦味液体涂于一侧舌前 2/3 部位,以手示意有无味觉,分别测试双侧进行比较。也可用电味觉计,产生金属味或苦味,取 3 次平均值,正常味觉阈为 50～100mA,患侧高于健侧 50% 为阳性。

(3)唾液腺流量试验:也是测试鼓索神经功能,双颌下腺导管插管后,嘱受试者口含柠檬,分别收集 1 分钟时两侧唾液流量,如 3 次平均值患侧较健侧低 25% 以上时有意义。

(4)镫骨肌反射试验:测试镫骨肌支功能,用声导抗仪测试,镫骨肌支受累时,患耳交叉及同侧镫骨肌反射均不能引出,而健侧二者均正常。

2.面神经电生理试验

(1)神经兴奋性试验(NET):用 1 毫秒负相脉冲方波,每秒 1 次透皮刺激乳突下方面神经干,测定肌肉收缩阈值,正常 3～8mA,平均 6.5mA,双侧阈值接近为生理性阻滞,差别超过 3.5mA 时则表明神经变性。

(2)神经电图(ENoC):应用表面电极,刺激电极与记录电极分别置于耳屏前及茎乳孔处,用 0.2 毫秒负相方波,刺激率每秒 2 次,叠加 10 次,记录反应波型,可测定获得最大振幅刺激强度,双侧电位振幅进行比较,如患侧振幅较健侧低 50%,表示有 50% 神经变性。

(3)肌电图(EMG)：针电极透皮刺激,正常骨骼肌自主运动为双相或三相电位,神经变性或肌肉失去神经支配呈纤颤电位,神经再支配时出现多相电位,肌肉萎缩后完全失去电位活动,可测定早期神经活动恢复。

(4)传导潜伏期试验(CLT)：用每秒1次方波脉冲刺激,脉宽持续时间1毫秒。第二电极放在面部远端肌肉,与神经电图的设置相同。记录冲动到达远端电极的时间为传导潜伏期。正常传导时间从下颌角到面肌远端为4毫秒。同神经兴奋性试验一样,失神经72小时之内不产生传导时间延长,72小时后完全切断的神经显示传导时间延长,直到没有兴奋性。传导时间延长提示部分失神经。

(三)周围性面神经麻痹的定位诊断

1.核损害　单侧运动核病变,致成全面部自主运动及表情运动障碍,镫骨肌反射消失,上泌涎核及孤束核不受侵犯,感觉分泌功能不受影响。

2.面神经颅内段(膝上段)损害　可产生与核病变相似症状,如病变位于内听道,则可同时影响感觉及分泌功能。

3.膝神经节损害　面神经所有功能包括面肌自主及表情肌运动、镫骨肌反射、泪腺和唾液腺分泌和味觉功能均受影响。

4.面神经水平段(镫骨肌支以上)损害　除泪腺分泌不受影响外,其他功能障碍与膝神经节损害相同。

5.面神经垂直段鼓索分支以上损害　除面神经麻痹外,味觉及唾液腺分泌功能减退,但镫骨肌反射及泪腺分泌不受影响。

6.面神经管外茎乳孔以下损害　面神经分支前损害与鼓索神经分支以下段致成的功能障碍相同;分支后损害可仅影响相应分支支配肌肉的功能。

(四)鉴别诊断

1.贝尔麻痹(BELL)　临床表现多有受凉或吹风史,突发单侧面瘫,程度可有不同,双侧受累者罕见。耳周可有疼痛,乳突部可有压痛,并伴患侧舌前2/3味觉减退,镫骨肌反射消失,大部分患者于发病1周内停止发展,7~10日后开始恢复,少数患者恢复较晚,此类患者常不能达到完全功能恢复,且常伴有联动,或面肌抽搐。

2.耳部带状疱疹(Ramsay-Hunt综合征)　本病认为是由于水痘-带状疱疹病毒感染所致的脑神经炎,可侵犯多个神经节,包括面神经膝神经节、三叉神经半月神经节、位听神经螺旋神经节及前庭神经节,神经本身也可受累。临床常表现多神经受累,可先有病毒感染先驱症状,患侧耳痛,耳廓、外耳道及鼓膜表面出现疱疹,面瘫常较重,并可有耳鸣、听力减退及眩晕,听力检查呈感音神经性聋,并可有自发眼震、恶心、呕吐等前庭刺激症状,面神经损害定位检查,多示有泪腺分泌障碍。

3.急慢性中耳炎　急性中耳炎继发面瘫多见于儿童,病变位置常位于卵圆窗上方面神经骨管裂隙处或在匙状突。慢性中耳炎伴胆脂瘤可腐蚀面神经骨管而致面瘫,常见部位为鼓室段和膝状部,也可见于乳突段。面神经损害定位检查,可出现泪液减少或消失的现象(面神经损害在膝状神经节或节上段时)及味觉障碍(病变发生在面神经自膝状神经节至分出鼓索神经之间的一段)。

4.创伤性面神经麻痹

(1)耳部手术损伤:可见于各型中耳乳突手术,由于手术技术及显微外科的进展,发生率已明显下降,关键问题在于手术者必须熟悉面神经在颞骨内的走行径路及外科标志。手术并发面神经麻痹可能因术中直接损伤致成,损伤程度、部位及预后也因之各异,最常见损伤部位在面神经鼓室段,其次为锥段,再次为垂直段。术后延缓发生可能是由于术中面神经暴露,术后充填物压迫过紧或面神经管内出血或水肿所致,多为不完全性,预后好,可自行恢复。

(2)颞骨骨折所致面神经损伤:并发于纵行骨折者发生率为 10%～15%,可为即刻或延迟发生,损伤可发生于迷路段、膝神经节近端、鼓室段或乳突段,常为暂时性不全麻痹,少数可发生神经被切断。横行骨折面瘫发生率为 30%.35%.多为即刻完全性面神经被撕裂或切断,多发生于迷路段或鼓室段。

5.面神经鞘膜瘤　肿瘤可发生于面神经的颅内段、颞骨内段及颅外段,以原发于面神经管内者最多见。其症状也依发生部位而不同,发生于岩部及乳突段管内者,由于瘤体扩大而受压重,故常早期出现面瘫,多为渐进性加重,但可呈突发性或复发性;如肿瘤原发于神经干边缘鞘膜者,由于骨管破坏早,神经免受过度压迫,面瘫反而发生甚晚或不出现,或早期也可表现为面肌抽搐。肿物破坏外耳道后壁或经鼓室破坏鼓膜,可于外耳道内出现息肉或肉芽状肿物,或产生听力障碍,鼓膜未被穿破时,可见鼓膜色红、膨隆,乳突 X 线片、CT 扫描对诊断有重要价值,外耳道内有肿物者可行活检。

【治疗】

面瘫的治疗原则:①去除病因;②对症治疗,改善循环消除面神经水肿;③营养神经。对急性期的面神经炎一旦确诊,应尽早抗病毒,用激素和对症治疗。如果耽误了最佳治疗时机,容易造成面瘫后遗症。

1.急性期　起病在 1～2 周。此期主要是控制炎症性水肿,改善局部血循环,减少神经受压。常用药物为:

(1)使用皮质酮类药物以减轻面神经水肿。从起病日开始泼尼松片口服,每日 3 次,日剂量 45～60mg,3 日后逐步减量,不超过 10 日;也可用地塞米松 10mg 静脉滴注,每日 1 次。

(2)血管扩张药:烟酸片口服,100mg,每日 3 次;或地巴唑片口服,20～30mg,每日 3 次。

(3)阿司匹林片:口服,0.5～1g,每日 2 次。

(4)维生素 B_1 100mg,肌内注射,每日 1 次;维生素 B_{12} 1000μg,肌内注射,每日 1 次。

(5)酌情给予板蓝根、吗啉呱、利巴韦林(病毒唑)等抗病毒药。

2.恢复期　起病后 2 周至 2 年。此期的治疗主要是尽快使神经传导功能恢复和加强肌收缩。除继续给予维生素 B_1、维生素 B_{12} 外,可采取以下措施。

(1)加兰他敏:2.5mg 肌内注射,每日 1 次;或新斯的明片口服,60mg,每日 3 次。

(2)理疗:电刺激、电按摩等。

（3）针刺：地仓、翳风、太阳、风池、合谷、足三里等穴位。

（4）注意保护眼睛：如戴眼镜，无菌液状石蜡滴眼，使用眼药水和抗生素眼药膏等。

（5）有人主张面瘫1个月后仍无恢复迹象者，应考虑施行面神经管减压术，但仅对病损位于面神经管内患者有效。

3.外科治疗　主要针对晚期面瘫。外科治疗可以分为静态治疗和动力性治疗。静态治疗主要是将阔筋膜成条状移植于面部，治疗后静态情况下双侧面部表情对称，但动态下患侧不能随健侧运动。动力性治疗一般分为二期，一期是将从患者小腿取下的神经与健侧面神经吻合，移植神经末端置于患侧，待6个月到1年神经从健侧长入患侧后，实施二期手术，即移植带血管神经的肌肉，选择的肌肉可以为股直肌、股薄肌、背阔肌等，治疗3个月到1年后静态与动态都可达到双侧表情的对称。

五、听神经瘤

听神经瘤是指起源于听神经鞘的肿瘤，是颅内神经瘤最多见的一种，占颅内肿瘤的7%～12%，占桥小脑角肿瘤的80%～95%。临床以桥小脑角综合征和颅内压增高症为主要表现。是良性肿瘤，早诊断早治疗效果好，肿瘤较大合并颅内高压者手术是唯一出路。

【诊断】

（一）临床表现

1.耳鸣或发作性眩晕，一侧听力进行性减退至失聪。

2.进食呛咳、声嘶、咽反射消失或减退，同侧角膜反射减退或消失，面瘫等。

3.走路不稳，眼球水平震颤，肢体运动共济功能失调。

4.头痛、呕吐、视盘水肿。

（二）辅助检查

1.听力学检查

（1）纯音测听：常提示不同程度的感音神经性聋，听力曲线以高频下降型居多，其次为平坦型。语言识别率比纯音测听更差。Bekesy自描测听曲线多为Ⅲ或Ⅳ型。

（2）脑干听性诱发电位：患侧Ⅴ波波峰变小、潜伏期显著延长或消失，两耳Ⅴ波潜伏期差＞0.4毫秒，Ⅰ、Ⅴ波间期较健侧明显延长，如Ⅰ波存在而Ⅴ波消失等。均提示听神经瘤的可能。

（3）耳声发射检查：对于听神经瘤的影像学检查前的筛选及其早期诊断有重要价值。

（4）声导抗检查：镫骨肌反射阈升高或消失，潜伏期长，可见病理性衰减。

2.前庭功能检查　如眼震电图记录到出现向健侧的自发性眼球震颤，多提示肿瘤已开始压迫脑干和小脑；眼球震颤最初以水平型居多，之后可转变为垂直或斜型；如出现视动性麻痹，提示脑干视动传导路径受累。

3.影像学检查　薄层（2mm层距及层厚）、CT（或增强）扫描，可早期发现位于内听道的小肿瘤；MRI为目前公认的早期确诊小听神经瘤敏感而可靠的方法。头颅电脑体层摄影（CT）见桥小脑角区等密度或低密度病源及梗阻性脑积水，增强扫描病源部分强化。头颅磁共振成像(MRI)表现为桥小脑角区 T_1 加权图像呈低信号或等信号，T_2 加权图像呈高信号占位，增强扫描病源有显著强化。

4.脑血管造影　属有创检查，定位定性率不及头部计算机体层扫描或磁共振成像，但能了解肿瘤血供情况及介入栓塞，减少术中出血。

（三）诊断要点

1.单侧患病　居绝大多数，双侧者仅占 4% 左右，且常为先后发生，同时发病者罕见。

2.症状和体征　由无到有，由轻到重，由隐匿转明显。

3.性别和年龄　多见于女性，好发年龄为 30～50 岁。

4.早期症状　肿瘤直径＜2.5cm 时为早期。多表现为缓慢发生的耳鸣、听力减退、眩晕及走路不稳感等耳蜗与前庭功能障碍，也可见突发性聋（占 10%）。上述早期症状可出现其中一个，也可同时发生，出现频率和严重程度因人而异。比较少见的早期症状有耳内痒感或刺痛、外耳道后壁麻木、患侧泪液减少等，系中间神经在内听道受压所致。

5.中、晚期症状　即早期症状，逐渐加重。如肿瘤扩展至桥小脑角，可累及三叉神经，出现患侧面部感觉异常和麻木、角膜反射迟钝或消失等；如肿瘤阻塞脑脊液循环，可引起脑积水和严重颅内高压症；如肿瘤压迫小脑，可出现患侧手足精细运动障碍，行走步态不稳等小脑功能障碍；如肿瘤压迫脑干，可导致肌力减弱、肢体麻木、感觉减退等；肿瘤增大到一定程度，可导致颅内压增高，出现头痛、恶心、呕吐等症状，患者可因突发脑疝而死。

6.典型病例的症状、体征　出现顺序依次为耳蜗与前庭功能异常、小脑源性运动失调、邻近脑神经受累、颅内压增高、脑干受压、小脑危象等。非典型病例的临床症状可为面瘫、耳痛、半面肌痉挛、视觉障碍等。

7.神经系统检查　如出现角膜反射迟钝或消失等三叉神经体征时，提示肿瘤直径＞2.5cm；如出现小脑体征时，说明直径已达 5cm 以上。较大的肿瘤可能刺激面神经引起的面肌痉挛，并可能导致对侧中枢性面瘫。

【治疗】

早期诊断，尽早手术，完全切除肿瘤为本病的治疗原则。目前对听神经瘤的治疗主要有三种方法。

1.手术切除　为目前公认的首选治疗方法。

2.观察　适用于年龄大于 70 岁的小听神经瘤，且有条件接受定期 MRI 检查者，观察的第 1 年需每半年进行 1 次 MRI 检查，以后可改为每年 1 次，若有肿瘤明显增长，则立即行手术治疗。

3.立体定向放射治疗　适用于有外科手术禁忌证并且肿瘤小于 2cm 者。

听神经瘤手术进路：听神经瘤的手术进路主要有经迷路进路或扩大迷路进路、经颅中窝进路、经乙状窦后、内听道进路（或传统的枕下进路）及各种联合进路（迷路-乙状窦后、迷路-小脑幕进路），联合进路由于创伤大，目前已很少应用。各种进路的选择主要根据肿瘤大小、术前听力情况、患者年龄及一般状况等决定。

第三章　鼻部疾病

第一节　鼻的先天性疾病

一、鼻前庭囊肿

鼻前庭囊肿发生于鼻前庭底部皮下,梨状孔前外方,上颌骨牙槽突浅面软组织内。中年女性患病较多,发病年龄多在 30～50 岁。

【诊断】

(一)临床表现

1.症状

(1)大者可有同侧鼻腔呼吸受阻,鼻内或上唇发胀,囊肿较大者可使鼻唇沟消失。

(2)一侧鼻翼附着处或梨状孔前外部隆起,触及弹性而柔软的肿块。

(3)合并感染则囊肿迅速增大,上颌部、额、眶内放射性疼痛,可伴有病侧鼻堵。

2.体格检查　以戴指套一手指放在口前庭,另一指放在鼻前庭,可触知柔软而有弹性、有波动感,可移动的无痛性半球形囊性肿块,如有感染则可有压痛。

(二)辅助检查

1.穿刺　可抽出透明、半透明或浑浊如蜂蜜样液体,大多无胆固醇结晶。

2.X 线片　X 线平片可见梨状孔底部有一浅淡均匀的局限性阴影,无骨质及病变。囊内造影可显示囊肿大小、形状和位置。

(三)诊断要点

1.一侧鼻塞、局部发胀。

2.鼻前庭底部或鼻翼附着处半圆形隆起,触之有弹性及波动。

3.局部穿刺出淡黄色透明液体,感染时变脓性。

4.X 线摄片显示梨状孔底部处均匀圆形阴影。

(四)鉴别诊断

须鉴别鼻部牙源性囊肿,该囊肿多因牙畸形发育或因深龋所致,好发于上颌骨内或上颌窦内或上颌牙牙根部,检查可见面颊部隆起,有缺牙或龋齿,囊液呈姜黄色、酱色、黑或黄褐色,含有胆固醇结晶,X线片可见上颌窦底壁可被推移,骨质被吸收破坏,可囊内含牙。

【治疗】

手术完整切除囊肿。

1.术前 做鼻窦X线摄片,了解囊肿与周围组织的关系,以便确定手术方案。如为牙源性囊肿,宜请口腔科会诊。

2.手术方法

(1)切口:于唇龈部沟上约1cm近鼻前庭处做一横行切口,其长度根据囊肿大小而定。

(2)剥离囊肿:切开黏膜后沿囊壁逐层分离,将其充分暴露后完整取出。

(3)术腔的处理:囊肿摘除后,可切开鼻底黏膜与术腔沟通,以利于引流和伤口愈合。如术腔较大并与上颌窦相通时,可酌情在下鼻道外形成对孔与鼻腔相通。

(4)堵塞止血后,缝合唇龈部伤口。

(5)术后1～2日抽出鼻内堵塞物,5～7日后拆线。

二、前鼻孔闭锁及狭窄

胚胎2～6个月的时期,前鼻孔为上皮栓块闭塞。正常情况下,此种上皮栓块逐渐吸收消失,出现孔道。如上皮栓块未被吸收而形成膜性或骨性间隔,则将形成先天性前鼻孔闭锁及狭窄,此种畸形少见。临床多见因鼻部各种创伤(化学性腐蚀伤、烧、烫伤等)、特殊感染(梅毒、麻风、鼻硬结症和雅司病等)所致后天性前鼻孔闭锁及狭窄。

【诊断】

(一)临床表现

1.鼻阻塞。

2.前鼻孔闭锁,周围有增生的瘢痕组织。

3.新生儿因不会呼吸,可窒息,此外因哺乳困难,可致营养障碍,极易误吸,而致吸入性肺炎。

(二)临床诊断

多有创伤或炎症史,先天性者出生即已发病。结合以上症状和体征不难做出诊断。

(三)鉴别诊断

应与半缺鼻畸形鉴别。前鼻孔闭锁一般不影响鼻窦和鼻泪管的发育。但半缺鼻则否。

【治疗】

1."Z"型手术矫正法 适于鼻前庭已有环状狭窄,余组织正常者。沿环状瘢痕边缘切开一段,在此切口的内端斜切至鼻前庭内,形成一个三角形瓣,在切口的另一端做斜切口,与鼻前庭内切口相反,分离此两个三角瓣后做交错缝合,鼻孔得以开大。

2.单纯切开法 将前鼻孔的闭锁部做"十"字形切开,形成4个皮瓣。切除前鼻孔瘢痕组织。于鼻前庭形成与皮瓣相贴合的创面,至皮瓣无张力后贴合,凡士林纱条包缠硅胶扩张管,置入创面,起压迫皮瓣并扩张前鼻孔作用。瘢痕组织较厚者,则显露鼻前庭内层皮肤时,亦做方向相交叉的切开,交叉缝合皮瓣,覆盖创面后置扩张管,但内层皮肤多难保留完整,需仔细操作。

3.皮片移植法　用适宜尖刀沿原前鼻孔边缘做近似三角形或类圆形切口,完整切除瘢痕组织。尽量扩大前鼻孔并止血,取股内侧断层皮片或替尔皮片,将皮片创面向外,包缠于备好的扩张管上并缝合边缘,一端皮片穿2～3条牵引线,绕过扩张管上端,通过扩张管引出可防皮片卷曲错位。将带有皮片的扩张管置入新的前鼻孔,皮片四周与切口周缘间断缝合,固定扩张管。

4.复合组织移植法　适用于鼻翼、鼻小柱皮肤及软骨缩短而狭窄者。测量狭窄鼻前庭的周长,计算需补充的长度,选择耳廓的取材部位及长度。切开鼻前庭内外壁,将移植物修整缝合,鼻前庭硅胶管扩张,同时可修整鼻小柱。

5.常规用药　术后常规应用抗生素及血管扩张药。定时清洁换药。扩张管定期更换,4个月后停止扩张。

三、后鼻孔闭锁

此病罕见,据 Healy(1978 年)报道,发病率约为 1 ： 8000。病因有先天性和后天性,前者多见。先天性后鼻孔闭锁多为骨性以及混合性闭锁属家族遗传性疾病。后天性常发生在创伤后(化学性腐蚀伤、烧、烫伤等)、结核、梅毒、麻风、鼻硬结症病等疾病晚期,多为膜性闭锁。闭锁可为单侧,可为双侧。可为部分闭锁,也可为完全闭锁。

【诊断】

(一)临床表现

1.症状　主要临床表现为鼻塞和嗅觉障碍。闭锁的程度决定症状的轻重。新生儿不会用口呼吸,因此完全性先天性后鼻孔闭锁可以在出生后出现严重的呼吸困难、发绀,甚至窒息死亡。程度稍轻者在哺乳时出现呼吸困难加重,明显发绀而造成哺乳困难,可致营养障碍,极易误吸,而致吸入性肺炎。每当张口啼哭时症状反而减轻。如果在出生后 4 周内不能习惯用口呼吸,闭锁程度较重的患儿常常夭折。

2.体格检查

(1)用细橡胶导尿管自前鼻孔试通入鼻咽部,若进入口咽部不到 32mm 即遇到阻隔,检查口咽后壁看不到该导尿管,即可诊断后鼻孔闭锁。须注意排除导尿管太软、方向有误,以致该管在鼻腔内蜷曲而达不到后鼻孔。

(2)用卷棉自前鼻孔沿鼻底伸入,可以探测间隔的位置和性质。

(二)辅助检查

1.染色检查　将亚甲蓝或 1‰甲紫液滴入鼻腔,1～2 分钟后观察口咽部是否着色,若无着色可诊断为本病。

2.碘油造影　将碘油慢慢滴入鼻腔,行 X 线造影,可显示有无后鼻孔闭锁及其闭锁深度。

3.鼻内镜检查　较大儿童或成人可行鼻内镜检查。用 0°纤维光导鼻内镜,放入前鼻孔,边吸引分泌物,边观察后鼻孔情况。此法不但可以诊断本病,而且可以排除先天性鼻内型脑膜-脑膨出、鼻息肉、腺样体肥大、鼻咽肿痛、异物、瘢痕性狭窄及鼻中隔偏曲等造成鼻阻塞的原因。

(三)诊断要点

凡新生儿有周围性呼吸困难、发绀和哺乳困难时,可考虑本病。

【治疗】

(一)一般紧急措施

新生儿出生后,若确诊为双侧先天性后鼻孔闭锁,应按急诊处理,保持呼吸通畅,防止窒息,维持营养。可取一橡皮奶头,剪去其顶端,插入口中,并妥善固定于头部,以利经口呼吸,并可通过奶头滴入少量乳汁,待患儿已习惯口呼吸时方可取出口中奶头。最好有专人护理,以防窒息并应注意营养摄入。

(二)手术治疗

用手术方法去除闭锁间隔,有经鼻腔、经腭、经鼻中隔、经上颌窦 4 种途径,应根据患儿年龄、症状程度、间隔性质与厚度以及全身情况而定。为了安全,以先做气管切开术为宜。

1.鼻腔进路　适用于鼻腔够宽,能够看到闭锁间隔者,膜性间隔或骨性间隔较薄者,新生儿或患儿全身情况较差而急需恢复鼻呼吸者。

(1)麻醉:儿童用全身麻醉,成人用局部表面麻醉。

(2)切口:左侧鼻腔间隔做"＜"形切口,右侧鼻腔做"＞"形切口,分离黏膜,露出骨面。

(3)切除间隔:用骨凿、刮匙或电钻头去除骨隔,保留骨隔后面(咽侧)黏膜,以覆盖外侧骨创面。术中需切除鼻中隔后端,以便两侧造孔相贯通。造孔大小以能通过示指为度。然后放入相应大小的橡皮管或塑料管,或以气囊压迫固定,留置时间视间隔性质而定,膜性间隔 2 周即可,骨性间隔则须 4~6 周。为了防止再次狭窄,可于 1 年内定期进行扩张术。此种手术若在纤维光导鼻内镜下进行则更方便。

对新生儿可用小号乳突刮匙沿鼻底刮除,在骨隔处用旋转刮除法去除骨隔至足够大小,后面黏膜仍需保留,可行"十"形切口,用橡皮管自鼻咽逆行拉出,以固定黏膜瓣于骨面上。采用鼻腔进路,在术中需注意避免损伤腭降动脉、颅底及颈椎。

2.经腭进路　优点是手术野暴露良好,可直接看到病变部位,能将间隔彻底切除,并可充分利用黏膜覆盖创面,适用于闭锁间隔较厚者。

(1)体位及麻醉:患儿仰卧,头向后伸,用 0.1% 肾上腺素棉片塞于鼻腔深部闭锁间隔前壁,再于硬软腭交界处注入少量含肾上腺素的 1% 普鲁卡因,以减少术中出血,经气管切开给全身麻醉。

(2)切口:做 Owens 硬腭半圆形切口,切开黏膜,切口两端向后达上颌粗隆。分离黏骨膜瓣至硬腭边缘。

(3)硬腭后缘显露后:用粗丝线穿过已游离的黏骨膜瓣,以便向后牵引。

(4)去除闭锁间隔:分离硬腭后面(鼻底面)的鼻底黏膜,用咬骨钳去除患侧腭骨后缘部分骨壁,即可发现骨隔斜向蝶骨体,分离骨隔后面黏膜,凿除骨隔,然后再于梨骨后缘按鼻中隔黏骨膜下切除的方法去除一部分梨骨,使后鼻孔尽量扩大,保证通畅。骨隔前后和鼻中隔后端黏膜可以用以覆盖骨面。

(5)缝合切口:将硬腭切口的黏骨膜瓣翻回复位,用细丝线严密缝合,其手方接近软腭处,若有撕裂,也应严密妥善缝合,以免术后穿孔。最后经前鼻孔置入橡皮管或塑料管,固定修整后的鼻内黏膜,4周后取出橡皮管,预约定期随访。若有后鼻孔术后粘连,应及时处理,必要时可进行扩张。

3.经鼻中隔进路 此法仅适用于治疗成人后鼻孔闭锁。单侧、双侧、膜性、骨性,皆可使用。

(1)体位和麻醉:同鼻中隔黏骨膜下切除术。

(2)切口:用 Killan 切口,或稍偏后做切口。

(3)剥离黏骨膜:范围要尽量扩大,特别是向上、向下剥离的范围要大,可包括双侧鼻底黏膜,以便向后扩大视野。

(4)切开鼻中隔软骨,剥离对侧鼻中隔黏骨膜,范围要尽量扩大。剥离到后方时,可将鼻中隔软骨和筛骨垂直板去除一部分,发现骨隔时用骨凿去除,直到能看到蝶窦前壁为止。最后经前鼻孔插入橡皮管或塑料管,预防后鼻孔粘连。必要时术后定期扩张。

4.经上颌窦进路 此法仅适用于成人单侧后鼻孔闭锁,是利用 Delima 手术,自上颌窦开放后组筛窦,达到后鼻孔区,进行闭锁间隔切除。

第二节 鼻外伤及鼻出血

一、外鼻外伤与鼻骨骨折

外鼻外伤包括外鼻挫伤、切伤、裂伤、刺伤及盲管伤。鼻部骨骼主要由鼻骨和上颌骨额突所构成,上方与额骨的鼻突相连。鼻中隔由筛骨垂直板、犁骨及鼻中隔软骨等组成。鼻骨是高突于面中部较菲薄的骨块,在外力作用下容易发生鼻骨骨折或错位。骨折的类型和严重程度取决于暴力的性质、方向、强度和作用的部位,可分为闭合性或开放性、单纯性线性骨折或粉碎性骨折或合并其他颌面骨和颅底骨的骨折或伴有鼻中隔骨折、脱位等。

【诊断】

(一)临床表现

鼻面部血管丰富,伤后以局部出血为主要症状,重者可导致创伤性休克。此外还有局部肿胀或裂伤、变形,严重者可有颅底脑膜撕裂,可表现为水样或淡血水样物溢出。

1.局部疼痛、肿胀、鼻出血 鼻骨骨折当时几乎皆有鼻腔黏膜的撕裂及鼻出血。

2.局部畸形 暴力来自一侧时,同侧鼻骨下陷,对侧隆起,形成歪鼻畸形;正面暴力常使两侧鼻骨骨折,出现鼻梁塌陷,形成鞍状畸形。损伤2～4小时后,由于鼻部软组织及眼睑肿胀、淤血,畸形可暂时被掩盖。若伴有鼻中隔脱位或骨折者,可致鼻塞,也可见鼻中隔或鼻腔内软骨暴露现象。

3.触压痛及骨擦音　鼻骨骨折后疼痛不剧,但骨折部位触压痛明显,往往还可触到骨擦音。用两手指同时触诊两侧鼻骨下缘,骨折侧失去正常的坚硬抗力感。若患者在伤后有擤鼻动作,气流可能通过黏膜撕裂口弥散于鼻背及同侧眼睑而致皮下捻发音。

(二)诊断要点

1.有被撞击、拳击或跌倒外伤史。

2.局部疼痛肿胀或裂伤、变形,如塌陷或偏斜;非错位性骨折,鼻梁可无明显变形。伴有鼻骨骨折者有骨摩擦音,若有气肿形成时可有捻发音。

3.若颅底损伤时,可有水样或淡血水样物溢出。

4.X线摄片可显示骨折的部位、性质和骨片的移位情况。

【治疗】

鼻骨骨折应在外伤后2～3小时处理,此时软组织未肿胀,复位准确。如软组织肿胀明显,应暂缓复位,但不应超过伤后2周。有鼻出血时首先控制鼻出血。不同类型的鼻骨骨折应采取不同的处理方法。

1.鼻出血时应立即止血,可用1%麻黄素收缩鼻腔黏膜,清除鼻腔积血,再用1%丁卡因棉片填入鼻腔麻醉10～15分钟。

2.对简单的切、裂、刺伤及盲管伤,行清创缝合;若伤口被污泥污染时,要用生理盐水或大量清水冲洗;对伤口较深者,常规使用破伤风抗毒素。

3.骨折处理:①闭合性无错位性骨折:无须复位,但应注意鼻部的保护,避免触摸、压迫鼻部。②闭合性错位性骨折:复位前先用1%麻黄碱棉片收缩鼻腔黏膜,清理鼻腔淤血块,再用1%丁卡因做鼻黏膜表面麻醉(儿童需全身麻醉)。先测量骨折与前鼻孔间的距离,然后用鼻骨复位钳、鼻中隔剥离器或枪状镊等缠以凡士林纱布或棉片插入病变侧鼻腔内,置于鼻骨的后面,向前上方用力将移位的骨片抬起,此时常可闻及鼻骨复位声。复位时注意进入鼻腔的鼻骨复位器械不能超过两侧内眦的连线,以免损伤筛板。复位后鼻腔内填塞凡士林纱条,24～48小时取出。③开放性骨折:鼻骨骨折整复应尽可能在清创同时一次完成。止血后先行保守性清创,尽可能保留软组织,除去异物,整复骨折部位,缝合皮肤,鼻外用印膜胶或金属薄板做固定夹板,保持4～7天。有脑脊液鼻漏时,一般不宜填塞纱条。如有鼻中隔损伤出现偏曲、脱位时,应做开放复位。④粉碎性骨折:视具体情况做缝合固定、鼻腔内填塞等,一般需固定10～14天。

4.疼痛剧烈者可给予镇痛药、镇静药等对症处理。

二、鼻窦外伤与鼻窦骨折

鼻窦外伤、鼻窦骨折多与鼻外伤同时发生。鼻窦中因上颌窦及额窦位置浅在,这两组鼻窦易发生骨折,且多累及颌面部及鼻部。蝶窦、筛窦位置较深,其骨折多与颅底骨折伴发,严重者可出现休克、大量鼻衄和窒息。所以,在诊治鼻窦骨折的同时必须注意有无上述情况发生,以便及时采取治疗措施。

【诊断】

(一)临床表现

主要表现为疼痛、出血、畸形、功能障碍及感染等方面。

1.局部疼痛、头痛、头晕,或合并休克表现。

2.额面部皮肤裂伤、肿胀、淤血、鼻塞、鼻衄。

3.额部、鼻梁、上颌区、眼眶塌陷,眼球移位、复视、咬合错位,颧弓内陷等。

4.触诊可摸到骨折凹陷、错位,骨摩擦音或捻发音。

5.额窦、筛窦、蝶窦外伤时常伴颅底骨折和脑膜撕裂等颅脑外伤,可出现脑脊液鼻漏、休克或昏迷。蝶窦受累尚可发生尿崩症。

6.创伤继发感染,可引起骨髓炎或鼻窦炎,出现局部红肿、流脓或有死骨形成。

(二)诊断

1.有明确外伤史。

2.具有上述的临床症状和体征。

3.鼻窦及颅骨 X 线正、侧位片或体层摄片显示有骨折情况。

【治疗】

骨折遇有休克、窒息和严重出血情况者,应紧急处理,行抗休克、保持呼吸道通畅、压迫或填塞、结扎止血等。

1.出血 一般出血可用1‰麻黄碱棉片或肾上腺素棉片压迫局部;顽固或大出血可行相应血管结扎或颈外动脉结扎;有条件者可行血管栓塞治疗。

2.清创 愈早愈好。清创原则是尽量保留有生命活力的游离骨片及软组织,去除妨碍引流的病变组织,取出异物(对危险部位异物,如不取亦无大碍或不影响功能者,可以不处理)。

3.整复 一般挫伤不需要特殊治疗,窦内少量出血可借黏膜纤毛运动自行排出。闭合性无错位骨折、不影响功能和外貌者,不予处理;开放性骨折,宜及时施行复位术,术后窦内填塞碘仿纱条固定;有脑膜破裂,颅内出血时,应立即手术;有脑脊液鼻漏者应设法同期修复。

4.抗感染 鼻窦骨折不论有无伤口,都应给予广谱抗生素和破伤风抗毒素。

5.其他 注意体位、保暖,给予吸氧、输液、输血、镇静、镇痛等处理。

三、鼻出血

鼻出血既是鼻腔、鼻窦疾病常见症状之一,也是某些全身性疾病或鼻腔、鼻窦邻近结构病变的症状之一,但以前者为多见。多为单侧出血亦可为双侧,亦可呈持续性出血。出血量多少不一,轻者仅涕中带血或倒吸血涕,重者可大出血甚至休克,反复出血则可导致贫血。多数出血可自止,出血部位多在鼻中隔前下方易出血区,老年人的出血部位多位于鼻腔后部的伍德拉夫鼻-鼻咽部静脉丛、鼻中隔后部的动脉性出血。

【诊断】

（一）临床表现

1.症状

（1）黏膜糜烂或局部血管迂曲、怒张常见于鼻中隔前下部易出血区、下鼻甲前端,出血常不十分猛烈,易于压迫止血或出血可自行停止。有反复出血的特点。常伴有鼻中隔偏曲等局部解剖畸形因素。

（2）各种外伤所致的鼻出血如挖鼻、机械外伤等出血部位多在鼻腔前部。而颅底骨折所致出血部位较深。

（3）鼻腔炎症、异物、肿瘤引起的鼻出血可发生在鼻腔不同部位,出血量差别很大,也有反复出血的特点。

（4）老年人及高血压病相关的鼻腔出血量常较大,出血较猛烈,出血点位置多于鼻腔后部,常有反复出血而止血困难。

（5）全身系统性疾病,如血液系统疾病、肝肾疾病和严重营养缺乏所致或相关的鼻出血常有黏膜广泛或弥漫性出血,并伴有其他部位和器官的出血及功能障碍。亦可合并前述症状出现。

（6）长期慢性出血常致贫血,而短期性大出血可致患者休克,猛烈出血可致患者窒息。

2.体格检查 体格检查注意有无鼻骨骨折、鼻窦骨折等。行鼻腔检查前应清除鼻内的凝血块,并用浸有1‰的肾上腺素棉片置于患侧,数分钟后取出,可使出血减少。以便观察鼻内情况。检查时首先注意鼻中隔前下区,如未见出血点,应再注意检查各鼻甲、鼻道及鼻顶等处。凡鼻腔后部出血流入咽部者需用后鼻孔镜、鼻咽纤维镜或鼻内镜检查。此时需仔细检查鼻腔,注意有无充血、糜烂、溃疡、静脉曲张及血痂附着等,并注意出血是否来源于鼻窦。如出血较少或出血部位隐蔽或出血已自止者,则难以确切发现出血点。

（二）辅助检查

1.专科检查 前鼻镜和间接鼻咽镜检查方便又简单,常可发现明显的出血部位并行相应治疗。电子（纤维）鼻咽镜能发现鼻出血的确切部位及隐藏病变,如鼻腔深部和后鼻孔出血、可疑嗅区出血等。对影像学检查示上颌窦或鼻咽腔有病变者、疑有鼻腔病变而用前鼻镜检查无明显阳性发现者、用间接鼻咽镜检查后鼻孔鼻咽腔失败或窥视不清者尤为适用。另外,在内镜下行相应治疗更精准。

2.血液及骨髓检查 对每个鼻出血患者,尤其是病因不明、反复发作的难治性鼻出血患者,都应进行必要的血液检查,包括血常规、凝血四项、毛细血管脆性试验、血生化检查等,以便作为病因诊断的参考依据,必要时可行骨髓穿刺检查。

3.影像学检查 对严重鼻出血或顽固性鼻出血病人,尤其是鼻后部出血者,为了解有无鼻腔、鼻窦的占位性病变及其病变范围和破坏程度,鼻窦内出血情况、鼻及鼻窦骨折情况等原则上均应选择性行影像学检查,包括 X 线、CT 检查、MRI 检查、血管介入、造影术或数字减影血管造影检查等。其中,血管造影的目的是判断严重的或顽固性鼻出血的供血血管,为血管结扎或栓塞提供依据。因此,血管造影不仅是一种诊断方法,同时也可作为一种治疗手段。

4.活体组织病理检查 当肿瘤、癌前期病变、瘤样病变、严重炎性病变及血管病变等引起鼻出血时,视具体情况或先止血后活检或止血与活检同步进行,可帮助明确病因。

(三)诊断要点

对鼻出血患者,应进行全面、精确检查,这关系到以后的治疗效果。

1.访问病史:鼻出血严重者就诊是往往双侧皆有血迹,通过病史询问了解首先出血的一侧,该侧即为出血鼻腔,对以往主要相关疾病的了解也属必要。

2.迅速找出出血位置:以含有 1‰肾上腺素棉片放于出血鼻腔内,1 分钟后取出,在鼻腔下寻找出血部位。

(1)鼻中隔前下方:该处鼻黏膜内有来自筛前动脉、鼻腭动脉、上唇动脉的分支,在黏膜浅层互相吻合成网状。该处称为 Kiesselbach 区或 Litde 区,是常见的出血部位。

(2)鼻中隔前端底部:若该处有搏动性出血,可用手指压迫该侧上唇。如果出血减少或停止,表示上唇动脉鼻中隔支破裂,治疗时须考虑上唇动脉结扎术。

(3)鼻腔顶部:头面部创伤时应注意鼻腔顶部检查,血液自鼻腔顶部下流,提示筛前动脉破裂。筛前动脉在筛窦气房中走行,筛窦骨折时可发生严重出血。

(4)创伤:如头部创伤数日后发生严重鼻出血,应检查患者视力、眼肌功能,警惕颅中窝骨折、颈内动脉破裂形成的假性动脉瘤。颈内假性动脉瘤的诊断依据:①头部创伤史;②视力减退或失明;③动眼神经麻痹;④经潜伏期后有大量鼻出血;⑤颅内血管杂音;⑥颅内血管造影。

(5)鼻内窦镜检查:如出血发生在鼻中隔偏曲后方、鼻中隔后缘、中鼻甲后方、下鼻甲前后端及鼻底、鼻壁,可借助鼻内镜发现确切的出血部位。

3.如时间允许,应行鼻窦 X 线。

4.严重鼻出血者,应迅速了解其全身状况。

(1)体温、脉搏、心脏、血压和血常规化验。

(2)观察周身皮肤、眼结膜、口腔黏膜等处有无出血或瘀斑,明确有无血液疾病。

(3)对意识不清醒的鼻出血患者,需观察有无频繁的吞咽动作,必须行口咽部检查,以判断鼻出血是否继续进行而经咽部流入胃部。

(四)鉴别诊断

由于鼻出血(尤其是大量出血)时,血液不但从前鼻孔向外流出,而且还可从后鼻孔流向咽部,继而从口腔吐出,或吞咽后再咯出;另外,大量咯血、呕血或口腔出血时,血液也可经鼻腔、前鼻孔排出体外。所以,应注意将鼻出血与上述出血现象加以鉴别。

1.鼻出血 常有机械性外伤(如挖鼻、鼻腔异物、鼻电隔偏曲、鼻外伤、鼻血管破裂等)或手术创伤、鼻腔炎症或肿瘤、全身疾病史(如循环系统、血液系统等)。鼻出血多从前鼻孔溢出无混杂物的鲜红色血液,剧烈时也可从口鼻同时涌出。若前部出血,前鼻镜检查一般就易发现出血点;若后部出血后鼻镜检查可见血液从后鼻孔沿咽壁向下流动。

2.呕血　常有消化系统病史,呕血前有上腹部疼痛、恶心、腹胀等胃病或肝病史。呕血多从消化道呕出,可呈喷射状,剧烈时也可从口鼻同时涌出。从胃或十二指肠呕出多为咖啡色或棕褐色,无泡沫,常混有食物残渣和胃液;从食管呕出的血液则为鲜红或暗红色。急诊胃镜检查、X线钡餐检查等有助确诊。

3.咯血　常有呼吸系统疾病或心脏病史,咯血前有咳嗽、咳痰、发热、胸痛等。咯血血量多少不一,少者为痰中带血,多者可大口咯出鲜血。咯血多为从呼吸道咳出混有气泡或痰液的暗红至鲜红不等的血液,剧烈时也可从口鼻同时涌出。肺部叩诊、听诊、X线检查、支气管镜检查等皆有助诊断。

【治疗】

1.一般治疗

(1)医生遇鼻出血症状时必须镇静,对患者安慰及鼓励,以免因精神紧张致血压升高,加剧出血。必要时可给予镇静药,一般用巴比妥类药物,但对老年人则以苯海拉明或异丙嗪(非那根)为宜,心力衰竭时避免用吗啡以免抑制呼吸。

(2)半卧位休息注意营养,给予高热量易消化的食物。对年老体弱者或出血较多者,应注意有无失血性休克、贫血、心脏损害等情况并及时处理。失血严重的需予以输血输液。有休克者,应首先处理休克,注意保温、侧卧,及时吸氧。

(3)止血药物的适当应用如酚磺乙胺(止血敏)、氨甲苯酸(止血芳酸)、巴曲酶(立止血)、凝血酶原。

(4)给予足量的维生素 C、维生素 K、静脉注射高渗钙剂,以促进凝血。

(5)积极治疗原发疾病,改善全身状况。如积极治疗慢性肝肾疾病、高血压、血液病、各种原因导致的凝血功能障碍。但对高龄高血压患者及有严重动脉硬化的患者,不宜盲目降压,因心脏供血不足时血压过低易致动脉血栓的形成,易致其他脏器的栓塞。

2.局部治疗

(1)指压法:可作为临时急救措施,用手指紧压双侧鼻翼,用口深呼吸,患者应保持直立位,一般为5～10分钟。

(2)局部止血药物:适用于鼻腔前段较轻的出血,以棉片浸以 1%麻黄碱、1‰肾上腺素、巴曲酶(立止血)、凝血酶原等紧塞鼻腔 5 分钟至 2 小时。

(3)烧灼法:适用于反复少量出血且能找到固定出血点者。常用的有传统的化学药物(少许铬酸、30%～50%的硝酸银、30%的三氯醋酸)烧灼法、电灼法;目前较多采用的是激光(YAG激光、CO_2 激光或 KTP/532 激光,后者效果好)、射频、微波止血的方法,优点是温和、损伤小、易掌握,烧灼前应施以表面麻醉。

(4)填塞法:用于出血较多、渗血面大而出血部位不明的。利用填塞物填塞鼻腔,压迫出血部位,使破裂的血管形成血栓而达到止血目的。

①鼻腔可吸收止血物填塞:适用于血液病所致的鼻出血。可吸收材料包括淀粉海绵、氧化

纤维素类、明胶海绵、纤维蛋白绵和可吸收的止血纱布。填塞时可蘸上止血药物,优点是填塞物可被吸收,避免取出填塞物时再出血。

②前鼻孔充填止血法:在鼻出血部位直接用油纱条或碘仿纱条加压相当时间,使破损血管重新闭合。

(5)气囊或水囊压迫止血:用橡皮膜制成的各种形状的止血气囊,置于鼻腔内出血部位,套内充气或充水压迫止血。此法可用于代替后鼻孔填塞术。现有特制的鼻腔和后鼻孔止血气囊。

(6)血管结扎法:对严重创伤,肿瘤侵蚀较大血管或动脉瘤破裂所致的出血使用该法。中鼻甲下缘平面以下出血者可考虑结扎或栓塞上颌动脉或颈外动脉;中鼻甲下缘平面以上的出血者则应结扎筛前动脉;鼻中隔前部出血可结扎上唇动脉。

(7)血管栓塞法:严重的鼻出血可用介入放射法找到出血血管并进行栓塞。

(8)特殊疗法:反复严重的鼻出血可行局部硬化疗法、鼻中隔黏膜下剥离术、鼻中隔黏膜划痕术、鼻中隔黏膜下矫正术、鼻中隔皮片成形术。对鼻腔或鼻窦肿瘤引起的鼻出血,应视具体情况,或先止血,或施用手术加以切除,或采用放疗。

四、脑脊液鼻漏

脑脊液鼻漏是指脑脊液经破裂或缺损的蛛网膜、硬脑膜和颅前、颅中底骨板(使蛛网膜下隙向颅外开放)经鼻腔或鼻旁窦溢出,再经前鼻孔或鼻咽流出的现象。流出脑脊液多自前鼻孔滴出,清澈如水,或经鼻咽咽下,流出量多少不等,患者一般无症状,偶有头痛,主要危险是并发化脓性脑膜炎。

【诊断】

1.病因 ①前颅底外伤或手术造成的骨折或骨质缺失伴该处脑膜撕裂;②先天性畸形如鼻部脑膜脑膨出;③脑脊液耳漏经咽鼓管和鼻咽流入鼻腔;④颅底肿瘤过量放疗后造成的鼻顶或蝶、筛、额窦的骨和脑膜坏死;⑤颅内肿瘤破坏颅底突入鼻腔,伴脑膜破裂;⑥原发性上组鼻旁窦严重骨折并有硬脑膜破裂时(包括鼻内手术操作不当),可引起外伤性脑脊液鼻漏。中耳乳突天盖或咽鼓管骨部骨折导致脑脊液经咽鼓管流到鼻腔,称为脑脊液耳鼻漏。还有脑肿瘤、脑积水等引起的脑膜及骨质的破坏等。脑脊液鼻漏发生率最高者为筛骨筛板骨折者。

2.临床特征

(1)症状:外伤时自鼻孔流出血性液体,干后痕迹中心为红色而周边清澈,或鼻孔流出液体,干后不结痂,提示脑脊液鼻漏的可能。

(2)脑脊液鼻漏:可为间歇性或持续性,量多少不定,当低头用力、打喷嚏或压迫颈静脉时漏出增加。

3.实验室检查

(1)葡萄糖定量检查:若漏出液的葡萄糖含量在 1.7mmol/L(30mg%)以上即为脑脊液。

必须指出,定性分析并不可靠。

(2)X 射线片:可显示骨折部位。放射性核素 ECT 检查时瘘孔定位发现率较高。

【防治】

1.治疗

(1)保守疗法:外伤性脑脊液鼻漏大部分可用保守法治愈。此法包括预防感染,预防颅压增高,创造条件促进瘘孔自然愈合,取头高卧位,静卧 2 周,限制饮水量和食盐摄入量,避免用力咳嗽和擤鼻,预防便秘。可使大部脑脊液鼻漏者治愈。

(2)瘘孔处理:瘘孔位于筛骨筛板前部者,于黏膜表面麻醉下,用 20% 硝酸银液涂于瘘孔周围的黏膜上,促进愈合。

(3)手术治疗:适用于经过 2 周保守治疗仍漏者。手术方法有颅外法和颅内法,亦可用鼻旁窦镜进行修补。颅内法需请脑外科医师协助开颅修补。

2.预防　在各种原因所致脑脊液鼻漏的患者中,以外伤最为多见,其中约 80% 为外伤及手术所致,尤其是目前鼻内镜手术广泛开展,手术致伤的比例逐年递增。因此,防止颅脑外伤和手术损伤尤为重要。

第三节　外鼻炎性疾病

一、鼻疖

鼻疖是鼻脂腺或汗腺的局限性急性化脓性炎症。偶可发生在鼻尖或鼻翼。致病菌主要是金黄色或白色葡萄球菌。可由于挖鼻、拔鼻毛或创伤致鼻前庭皮肤损伤和继发感染,也可由于鼻腔鼻窦发生化脓性炎症时,因脓液反复刺激,诱发感染。此外患者患有全身性疾病时,身体抵抗力减低,易发生疖肿。疖肿预后良好,但由于鼻根至两侧嘴角的三角形区域是"危险三角"。鼻疖即发生在此三角内,若处理不当,则可引起严重的颅内并发症——海绵窦血栓性静脉炎。

【诊断】

(一)临床表现

局部有胀痛、灼痛、红肿等一般炎症性表现,还可伴有低热和全身不适。检查时可见一侧鼻前庭内有丘状隆起,周围浸润发硬,发红,疖肿形成期有明显跳痛,成熟后,顶部出现黄色脓点,溃破则流出脓液,有时排出黄绿色脓栓。病变多在 1 周内自行破溃而愈。疖肿有时可有数个,但多限于一侧,严重病例可引起上唇及颊部蜂窝织炎,表现为同侧上唇、面部、下睑等处肿胀疼痛,可有全身症状,如畏寒、发热、头痛、全身不适等。鼻疖如经挤压,感染扩散,可引起严重的颅内并发症——海绵窦血栓性静脉炎,发生寒战、高热,剧烈头痛,病侧眼睑及结膜水肿、眼球突出不能转动,甚至失明等症状。眼底可见静脉扩张,视盘水肿。严重者可危及生命。

(二)辅助检查

一般无须特殊检查。

(三)诊断要点

1.多因挖鼻、拔鼻毛损伤鼻前庭皮肤致金黄色葡萄球菌感染,糖尿病及全身抵抗力差者易患。亦可继发于慢性鼻前庭炎。

2.局部表现为红、肿、热、痛等化脓性炎症。初觉鼻部胀痛,继而跳痛,呈搏动性,可伴全身发热,畏寒。检查见一侧鼻前庭有丘状隆起,周边红肿,质地较硬。疖肿成熟后顶部出现黄色脓点,多于1周后自行破溃流脓而愈。

3.多一侧单个发病,糖尿病患者可多个发病。

4.炎症直接蔓延引起上唇及颊部蜂窝织炎时,同侧上唇、面颊和下眼睑红、肿、热、痛,全身症状加重。

5.鼻疖发生在鼻根至两侧嘴角的"危险三角区"内,如受挤压或撞击,感染可沿鼻前庭、上唇丰富的毛细血管网,经内眦静脉,眼上、眼下静脉逆行流向海绵窦,引起严重的颅内并发症——海绵窦血栓性静脉炎。表现为寒战、高热,剧烈头痛,病侧眼睑及结膜水肿、眼球突出、固定、甚至失明。检查见眼底静脉扩张、视盘水肿。如治疗不及时,1~2日可发展至对侧,严重者可危及生命或留下脑和眼部后遗症。

(四)鉴别诊断

1.急性鼻前庭炎　鼻疖是发生于鼻部皮肤上的局限性化脓性感染,而鼻前庭炎则是鼻前庭皮肤的弥漫性炎症。两者虽然都会在局部引起红、肿、痛等症状,但前者严重时可有全身不适或发热,而后者一般无全身症状;前者偶尔可呈多发疖肿,有多个脓头,但一般局限在一侧,并且通常起病较急,致病菌主要为金黄色葡萄球菌或白色葡萄球菌,而后者常发生在两侧,有急、慢性之分,发病原因多与鼻腔鼻窦分泌物经常刺激有关,故患鼻前庭炎者常同时可能患有急慢性鼻炎、鼻窦炎或过敏性鼻炎等病症。据以上各差异,不难对两者做出正确鉴别。

2.鼻部丹毒　丹毒发作时可有寒战、高热、局部皮肤红肿发亮,最具特征性的是丹毒造成的皮肤红肿,与邻近正常皮肤之间的界限十分清楚,当外鼻面颊部受挤时,则呈典型的蝴蝶状外观,患者一般常无鼻病诸症状,临床上不难识别。

【治疗】

1.全身治疗　包括酌情使用抗生素,适当的镇痛药,中医中药治疗以消炎解毒消肿为主。如有糖尿病,应控制血糖。

2.局部治疗　①疖肿未成熟者:局部热敷,超短波或红外线等物理治疗,以消炎止痛;外敷10%鱼石脂软膏促其破溃。②疖成熟者:可待其自然破溃或在无菌条件下以刀片或针头挑破脓头取出脓栓以利引流;或以15%硝酸银腐蚀脓头。切开时忌伤及周围部分,严禁挤压疖肿,可辅以吸引器吸尽脓液。③疖破溃者:局部涂以抗生素软膏,保护伤口不使结痂。

3.合并海绵窦血栓性静脉炎　必须住院积极治疗,给予足量有效抗生素,并请眼科、神经内科协同处理。

二、鼻前庭炎

前庭鼻炎是发生在鼻前庭皮肤的弥漫性炎症。可由于急慢性鼻炎、鼻窦炎、变应性鼻炎等鼻分泌物及长期有害粉尘(如烟草、皮毛、水泥、石棉)等刺激诱发,也可由鼻腔异物、鼻腔及鼻窦肿瘤等的分泌物刺激以及鼻前庭皮肤对滴鼻剂过敏引起。

【诊断】

(一)临床表现

分为急性和慢性两种。急性者鼻前庭皮肤红肿,疼痛,严重者可扩及上唇交界处,有压痛,表皮糜烂并盖有痂皮。慢性者鼻前庭部发痒,灼热和结痂,鼻毛脱落,皮肤增厚,皲裂或盖有鳞屑样痂皮。

(二)辅助检查

分泌物可行细胞学检查。

(三)诊断要点

1.由鼻腔分泌物或粉尘长期刺激引起,不良的挖鼻习惯易诱发或加重。其中,分泌物可来自急慢性鼻炎、鼻窦炎、变应性鼻炎、鼻腔及鼻窦肿瘤、特异性传染病等病变。

2.急性者,患者感鼻前庭处剧痛,尤以擤鼻涕或挖鼻时明显。可见鼻前庭内及其与上唇交界处皮肤弥漫性红肿或糜烂,鼻毛上附有黏脓块。因患处疼痛,患者常畏惧检查。

3.慢性者,鼻孔内干痒、灼热、有异物感。可见鼻前庭鼻毛稀疏脱落,局部皮肤增厚或皲裂,揭除痂皮后可有小出血创面。

(四)鉴别诊断

本病应与鼻前庭湿疹鉴别,鼻部湿疹常为面部湿疹或全身湿疹的一部分,多见于小儿,与过敏因素有关,属于Ⅳ型变态反应,皮肤病变呈多形性对称分布,常反复发作,瘙痒剧烈,有明显的渗出倾向。抗组胺类药物可减轻症状。

【治疗】

1.去除病因彻底治疗鼻腔疾病以减少分泌物刺激,回避有害粉尘,改正挖鼻习惯,禁止手搔鼻孔。

2.急性期可用抗生素治疗局部热敷,红外线照射。

3.局部涂以 1%～2%黄降汞或抗生素软膏皮肤糜烂或皲裂处以 10%～20%硝酸盐烧灼后涂抗生素软膏,常用的如金霉素眼膏、红霉素软膏;渗液较多者,可用 5%氧化锌软膏:慢性结痂者涂药前先用 3%过氧化氢溶液清除痂皮。

三、鼻前庭湿疹

鼻前庭湿疹是发生在鼻前庭的一种皮肤损害,可蔓延至鼻翼、鼻尖及上唇等处皮肤,瘙痒较剧,多见于儿童,可分为急性和慢性两类。

【诊断】

（一）临床表现

1.症状

（1）急性湿疹:以局部渗液、瘙痒及烧灼感为主要症状,皮疹为多数密集粟粒大小的丘疹、丘疱疹和小水泡。顶端抓破后呈明显点状渗出及小糜烂,浆液不断渗出,病变以中心较重,可向周围蔓延,外周又有散在丘疹、丘疱疹,故边界一般不甚清楚。当合并感染,可形成脓疱,脓液渗出或结黄绿色或污褐色痂。

（2）亚急性湿疹:当急性炎症减轻之后,或急性期未及时处理拖延时间较久而发生亚急性湿疹,皮损以小丘疹、鳞屑或结痂为主,瘙痒较剧。

（3）慢性湿疹:可因急性、亚急性反复发作不愈而转为慢性湿疹,但也可疾病初期即为慢性湿疹,主要表现为皮肤增厚,浸润或皲裂,表面粗糙,覆以少许糠秕样鳞屑,或因抓破而结痂,境界一般清楚。瘙痒症状明显。

2.体格检查　检查见鼻前庭皮肤增厚、浸润或皲裂,表面粗糙,覆以少许糠秕样鳞屑,或因抓破而结痂,境界一般清楚,病变大多局限。

（二）辅助检查

一般无须特殊检查。

（三）临床诊断

主要根据病史、皮疹形态及病程。急性者有渗出,慢性者有浸润肥厚或皲裂,常反复发作,瘙痒较剧。

（四）鉴别诊断

应注意与鼻前庭炎相鉴别。

【治疗】

1.全身治疗　抗过敏药对减轻瘙痒症状有一定效果,一类是具有镇静作用的抗组胺 H 受体药,如氯苯那敏、苯海拉明;另一类是非镇静性抗组胺 H 受体药,如氯雷他啶、西替利嗪等。也可使用 10%葡萄糖酸钙 10mL 缓慢静脉注射,每日 1 次。

2.局部治疗　急性湿疹有渗出者,以 3%硼酸或 0.1%依沙吖啶溶液冷湿敷;无明显渗出者,可选用炉甘石洗剂或氧化锌油外涂。亚急性湿疹,可选用糊膏或乳剂,如氧化锌糊剂或糖皮质激素乳剂,每日 2～3 次外涂。慢性湿疹,以软膏剂型为主,当湿疹继发感染时,选用含抗细菌、抗真菌药及糖皮质激素的混合霜(膏)剂外用,如皮康霜、复方康纳乐霜、派瑞松(1%硝酸益康唑＋0.1‰曲安奈德),必要时选用有效抗生素口服或肌内注射。

四、酒渣鼻

酒渣鼻又名玫瑰痤疮,中医别名赤鼻,俗称红鼻子或红鼻头,是一种发生于面部中央的红斑和毛细血管扩张的慢性皮肤病。男性易患,发病年龄一般较痤疮为晚。常伴有鼻尖和鼻翼痤疮及皮肤充血、肥厚。早期表现为在颜面中部发生弥漫性暗红色斑片,伴发丘疹、脓疱和毛细血管扩张,晚期出现鼻赘。本病常并发脂溢性皮炎。

【诊断】

(一)临床表现

常发于中年人,好发于颜面中部、鼻尖和鼻翼部,还可延及两颊、颌部和额部。轻度者只有毛细血管扩张,局部皮肤潮红,油脂多。进而可出现红色小丘疹、脓疱。严重者鼻端肥大、毛囊哆开而形成鼻赘。

(二)辅助检查

行毛囊蠕形螨检查、组织病理学检查等可以帮助确诊。

(三)诊断要点

1.病因不明。可能与螨虫寄生、局灶性感染、嗜酒及辛辣刺激食物、月经不调、维生素缺乏和内分泌紊乱等诸多因素有关。亦可见于某些心血管病患者。

2.好发于中老年面部尤其是鼻部,女性多见,但男性病情多严重。自觉症状不明显,主要为皮肤损害影响美观。外观皮肤潮红,血管扩张,丘疹或脓疱。

3.病程进展分期

(1)第一期红斑期:外鼻皮肤潮红,皮脂腺开口扩大,分泌物增多,皮肤呈油光状,饮酒、冷热刺激及情绪紧张时加重。

(2)第二期丘疹脓疱期:皮肤潮红持续不退,毛细血管扩张,并发丘疹和脓疱疮,增厚成橘皮样。

(3)第三期鼻赘期:毛细血管显著扩张,皮肤色泽改变明显,并呈分叶状肿大,类似肿瘤,称为鼻赘。

(四)鉴别诊断

1.痤疮　多见于青春期男女。除发生于面部外,胸背部也常受侵犯。有典型的黑头粉刺,无充血性红斑及毛细血管扩张,鼻部常不受侵犯。

2.油性脂溢　青春期男女有的皮脂分泌旺盛,眼部尤为明显,毛囊口常扩大,易挤出白色线状皮脂。在进食热饮或冷风刺激后,鼻端部常出现充血性红斑,但为暂时性。无毛细血管扩张及丘疹、脓疱等。

3.口周皮炎　多发于青年或中年妇女。于口的周围皮肤包括鼻唇沟、颊、额等处反复发生淡红色小丘疹、丘疱疹、脓疱等,但口唇周围有一狭窄皮肤带不受侵犯。有学者认为本病是不典型的酒渣鼻。

4.皮质类固醇激素所致毛细血管扩张　见于面部长期使用高效皮质类固醇激素膏如皮炎平软膏等患者,面部有毛细血管扩张、表皮萎缩、弥漫性红斑及多毛等。

5.颜面湿疹　皮损为多形性,剧烈瘙痒,无毛细血管和毛囊口扩张现象,颜面以外的部位也常有湿疹损害。

6.盘状红斑狼疮 为境界清楚的桃红或鲜红色斑,中央凹陷萎缩,有毛囊角栓,表面常覆有黏着性钉板样鳞屑,皮损常呈蝴蝶状分布。

【治疗】

1.避免容易使面部毛细血管扩张的因素

(1)如热水浴、皮肤长期过冷和日光暴晒等。

(2)少食辛辣食物并戒酒。

(3)因碘可能会使病情加重,故避免含碘的药物和食物(海带和贝类等)。

2.局部用药 常用局部药物有 5% 甲硝唑霜剂、2% 硫黄洗剂,每日 2 次。用药前洗净患处。

3.全身用药

(1)米诺环素 0.1g,首剂量 0.2g,后每次 0.1g,每日 2 次,连服 2~4 周。其他如红霉素、土霉素、氨苄西林等。均对本病的丘疹、脓疱、结节及红斑性病变有明显疗效。

(2)替硝唑 0.2g,每日 2 次,6 周为 1 个疗程,可持续 3 个月。

(3)维生素 B_2、维生素 B_6 可作为辅助性治疗。

4.其他疗法 如电凝术、切割术、激光照射及外用腐蚀剂等,都是为了消除持久扩张的毛细血管。但面部毛细血管网扩张后多相互交通,治疗时应注意。对较大的鼻赘,可行皮肤磨削术或切除明显增生部后移植皮片。

第四节 鼻腔、鼻窦炎性疾病

一、急性鼻炎

急性鼻炎是由病毒感染引起的鼻黏膜急性炎性疾病。俗称"伤风""感冒"。主要由病毒引起,可继发细菌感染、有传染性。自然病程 7~10 日,有自限性。四季均可发病,冬季多见。

【诊断】

(一)临床表现

潜伏期 1~3 日。若无并发症,一般病程 7~10 日。根据临床表现分为三期。

1.前驱期 初起觉鼻腔及鼻咽部干燥,烧灼感,打喷嚏。少数患者眼结膜亦有异物感。患者畏寒,全身不适。

2.卡他期 1~2 日后出现鼻塞、流清水样涕,合并细菌感染时为黏脓性。嗅觉减退,言语时有闭塞性鼻音。儿童可发生鼻出血,全身症状达高峰,低热、倦怠、食欲减退、头痛。检查见鼻黏膜弥散性充血、肿胀,总鼻道或鼻底有水样、黏液样或黏脓性分泌物。有时鼻前庭受分泌物刺激可红肿、皲裂。

3.恢复期 如无并发症,1~2周各种症状逐渐减轻,消失。

（二）辅助检查

分泌物细胞学检查可有助于诊断。

（三）诊断要点

1.病史 有受凉、过度劳累、营养不良、维生素缺乏、内分泌失调及全身慢性疾病和居住环境不良等;能致鼻部通气受阻,使病原体易于增生的因素如鼻中隔偏曲、鼻息肉和慢性扁桃体炎等。

2.注意各分型期 症状的判断。

3.症状加重或持续应考虑下列并发症

(1)经窦口蔓延,导致急性鼻窦炎,以上颌窦炎和筛窦炎为多见。

(2)经咽鼓管引起急性中耳炎,出现耳痛、听力下降、耳闷等。

(3)向下扩散,致急性咽喉炎、气管炎和支气管炎。

（四）鉴别诊断

1.变应性鼻炎 无发热等全身症状,突然鼻痒、打喷嚏、流水样涕、鼻塞,发作可迅速停止,症状与接触一定的变应原有关。可合并支气管哮喘等其他Ⅰ型变态反应性疾病。检查见鼻黏膜苍白、水肿、鼻涕呈清水样。鼻分泌物细胞学检查、皮肤实验、激发实验及特异性IgE抗体检测均有助于鉴别。

2.流感 由流感病毒引起,鼻部症状相似,但全身症状较重,如高热、寒战、全身肌肉及关节酸痛等。上呼吸道症状不明显。传染性强,短期内有大量人群发病。

3.急性鼻窦炎 多是急性鼻炎的发展期,恢复期症状不减轻,反而加重,头痛明显,大量脓涕,局部出现压痛,血象检查可见中性粒细胞增高。影像学可见窦内黏膜肥厚,液平面及窦腔密度增高等表现。

4.急性呼吸道传染性疾病 如麻疹、猩红热、百日咳等,初起症状相似,但其后出现该病的典型体征。

【治疗】

以支持治疗和对症治疗为主,并注意预防并发症:

1.全身治疗

(1)多饮水,进易消化而富含营养的食物、通便,注意休息。

(2)药物治疗

①早期用发汗疗法以减轻症状,缩短病程。如生姜、红糖、葱白煎水热服。

②中西成药,种类繁多,如清热解毒冲剂、感冒冲剂或板蓝根冲剂、双清口服液等。

③头痛发热者可服解热镇痛药,复方阿司匹林1片,每日3次,康泰克及百服宁等。

④合并细菌感染或可疑有并发症时,需用抗生素治疗。

2.局部治疗

(1)用血管收缩药滴鼻:使黏膜消肿以改善鼻腔通气引流,常用的有0.25%氯霉素麻黄滴鼻剂,小儿宜用 0.5％麻黄碱液。使用时间不宜超过 10 日,以免形成药物性鼻炎。提倡正确擤鼻法,紧压一侧鼻翼,轻轻擤出对侧鼻腔的分泌物;或将分泌物吸入咽部后吐出。

(2)α-干扰素:鼻部应用虽可减少病毒的复制,但并不能影响病程,其作用有限。

二、慢性单纯性鼻炎

慢性单纯性鼻炎是由于血管扩张,腺体分泌增加形成的以黏膜肿胀,分泌物增多为特点的慢性炎症。

【诊断】

(一)临床表现

1.鼻塞　间歇性或交替性。

(1)间歇性鼻塞:一般表现为白天、劳动或运动时减轻,夜间、静坐或寒冷时加重。

(2)交替性鼻塞:侧卧时位于下侧的鼻腔常阻塞加重;转卧另一侧后,刚才位于上侧没有鼻塞或鼻塞较轻的鼻腔,转到下侧后出现鼻塞或鼻塞加重;而刚才位于下侧的鼻腔鼻塞减轻。

此外,嗅觉可有不同程度的减退,说话呈闭塞性鼻音。由于鼻涕长期流经鼻前庭和上唇部,可致皮炎或湿疹,多见于小孩。鼻涕向后可流入咽腔,出现咳嗽、多痰等症状。

2.多涕　常为黏液性或黏脓性,偶呈脓性。脓性者多于继发性感染后出现。

(二)辅助检查

总鼻道或下鼻道有黏液性或脓性分泌物。化验检查鼻黏膜肿胀,表面光滑、湿润,一般呈暗红色。鼻甲黏膜柔软而富有弹性,探针轻压可现凹陷,但移开探针则凹陷很快复原,特别在下鼻甲为明显。若用 1％～2％麻黄碱液作鼻黏膜收缩,则鼻甲迅速缩小。总鼻道或下鼻道有黏液性或脓性分泌物。

(三)诊断要点

鼻塞、鼻涕增多为主要症状,还可伴有嗅觉减退、闭塞性鼻音、鼻根部不适、头痛等症状。检查见鼻黏膜肿胀,可以无明显的充血,下鼻甲表面光滑、湿润,黏膜柔软而富有弹性,以探针轻压呈凹陷,移去时立即恢复;对血管收缩药敏感。分泌物多聚集于鼻腔底或呈黏液丝悬于下鼻道。

【治疗】

1.去除病因　积极治疗全身疾病;矫正鼻腔畸形,如鼻中隔偏曲、结构性鼻炎等;加强身体锻炼,提高机体抵抗力;注意培养良好的心理卫生习惯,避免过劳。有免疫缺陷或长期使用免疫抑制药者,尽量避免出入人群密集场所,并注意戴口罩。

2.血管收缩药滴鼻　1％麻黄碱液或 0.05％羟甲唑啉,每日 1～2 次,或在有明显鼻塞症状时使用。此类药物长期使用可引起药物性鼻炎,因此一般不宜超过 7～10 日。儿童最好不用或短期使用浓度较低的此类药物。萘甲唑啉(滴鼻净)应禁止使用。

3.局部皮质激素鼻喷剂　最常使用的鼻内抗炎一线药。

4.微波或超短波　可以改善鼻腔的血液循环,改善症状。

5.其他　药物性鼻炎时,鼻黏膜多发生不可逆的增生肥厚,而黏膜纤毛输送功能明显下降,甚至引起鼻甲骨的增生,病情多较顽固,临床上常需手术或激光等治疗。

三、慢性肥厚性鼻炎

慢性肥厚性鼻炎是以黏膜、黏膜下,甚至骨质局限性或弥漫性增生肥厚为特点的鼻腔慢性炎症。多由长期慢性单纯性鼻炎发展而来。病理经过:早期为黏膜固有层动静脉扩张,静脉及淋巴管周围有淋巴细胞及浆细胞浸润。静脉和淋巴管回流受阻,通透性增高,出现黏膜固有层水肿,继而纤维组织增生,黏膜肥厚病变累及骨膜可发生下鼻甲骨质增殖肥大。病变持续发展,纤维组织增生压迫,引起血循环障碍,形成局限性水肿、息肉样变。黏膜上皮纤毛脱落,变成假复层立方上皮。鼻腔不同部位黏膜增厚的程度不同,通常下鼻甲最重。中鼻甲前端和鼻中隔也可出现类似变化。

【诊断】

(一)临床表现

1.鼻塞较重,多为持续性、常张口呼吸,嗅觉多减退。

2.鼻涕稠厚,多呈黏液性或黏脓性。由于鼻涕后流,刺激咽喉致咳嗽、多痰。

3.当肥大的中鼻甲压迫鼻中隔时,可引起三叉神经眼支所分出的筛前神经受压或炎症,出现不定期发作性额部疼痛,并向鼻梁和眼眶放射,称筛前神经痛,又称筛前神经综合征。

(二)辅助检查

1.下鼻甲明显肥大,或下鼻甲与中鼻甲均肥大,常致鼻腔堵塞。鼻腔底部或下鼻道有黏液性或黏脓性分泌物。

2.黏膜肿胀,呈粉红色或紫红色,表面不平,或呈结节状或桑葚状,尤以下鼻甲前端及其游离缘为明显。探针轻压凹陷不明显,触之有硬实感。

3.局部用血管收缩药后黏膜收缩不明显。

(三)诊断要点

1.鼻塞多为持续性,程度重。嗅觉减退及闭塞性鼻音明显。鼻涕为黏液性或黏脓性,量不多,且不易擤出。

2.肥大的下鼻甲后端压迫咽鼓管咽口,引起耳鸣及听力下降,前端肥大部分阻塞鼻泪管开口,致溢泪或继发泪囊炎。

3.由于长期张口呼吸及涕液的刺激易产生慢性咽喉炎或全身不适,如头痛、头晕、失眠和精神萎靡等症状。

4.筛前神经综合征头痛、头晕、失眠、精神萎靡等,是由于肥大的中鼻甲压迫鼻中隔,刺激三叉神经第1支(眼神经)的分支——筛前神经,而引起的三叉神经痛。此种疼痛多为持续的,麻醉嗅裂处黏膜后可缓解。

5.检查见鼻黏膜表面不平,呈结节状或桑葚样改变,下鼻甲前缘及游离缘尤其明显;色苍白或暗红。鼻甲肥大,质地韧实,以探针触之不凹陷或凹陷后恢复缓慢。对血管收缩药反应不敏感,鼻底部或下鼻道可见少量黏脓涕。后鼻镜检查或可见下鼻甲后端肥大,鼻中隔后端黏膜肥厚。

【治疗】

1.鼻黏膜肥厚 尚不严重,对血管收缩药尚能收缩者,治疗同单纯性鼻炎。

2.下鼻甲硬化剂注射 常用的有5%鱼肝油酸钠,50%葡萄糖,80%甘油等。方法:鼻黏膜表面麻醉后,以细长腰椎穿刺针由下鼻甲前端刺入达后端,保护鼻黏膜完整,回抽无血后边退边注药,每次1~2mL,每周1次,每侧3次为1个疗程,间隔2周后做第2个疗程,共2~3个疗程。注意全身慢性病如动脉硬化、高血压、严重的心脏病患者,不能采用此方法。

3.物理疗法 下鼻甲激光、电凝、射频消融术等。局部麻醉后,用针形电极自下鼻甲前端刺入,沿黏膜下刺达后端,打开高频电凝开关,边退针边凝固。肥厚严重处,持续凝固时间稍长。激光可直接凝固、气化肥厚的黏膜,常用的有CO_2激光和YAG激光。也可用射频消融的方法缩小下鼻甲。

4.手术治疗 适用于保守治疗无效者。

(1)下鼻甲部分切除术:临床上应用最多。

(2)下鼻甲黏骨膜下切除术:适用于骨性肥大者。

(3)中鼻甲部分切除术:对中鼻甲肥大者。

(4)下鼻甲骨折外移术:对不需切除部分下鼻甲者,可直接将鼻甲骨折后贴于鼻腔外侧壁,使总鼻道截面积增大。也可对鼻甲黏膜稍加分离后紧靠鼻甲骨骨折。此术式相对创伤较轻。

手术时需注意:下鼻甲血管丰富,富含海绵状组织,与鼻腔生理功能关系密切,一般不宜轻率加以损伤。同时,鼻黏膜血管的舒张和收缩是鼻腔阻力的主要影响因素,其中,下鼻甲前端接近鼻瓣区(鼻腔最大阻力部位),尤其应注意加以保护,尽量保留,以免引起不良反应。原则上切除部分不应超过下鼻甲的1/3。随时应注意术前局部用肾上腺素对黏膜的收缩作用,以免切除范围不够。

四、萎缩性鼻炎

萎缩性鼻炎是鼻黏膜和骨质萎缩的一种慢性病,过程非常缓慢。多发于青壮年,青春期开始,女性较多。因常伴有臭鼻杆菌感染而奇臭,又称臭鼻症。病因不明,多数认为是全身疾病的一种局部表现,可能是一种自身免疫病。可因长期接触有害或刺激性气体、营养不良、内分泌失调及不适当的下鼻甲手术等引起。主要病理改变为闭塞性血管内膜炎、上皮变性、进行性萎缩,导致鼻黏膜血管、腺体、骨膜及骨质萎缩。

【诊断】

(一)临床表现

1.鼻及鼻咽部干燥 鼻腔过度通气,鼻黏膜腺体萎缩,分泌减少,因此,鼻内常有结痂,有时带血。

2.鼻塞和嗅觉减退或失嗅 是由于鼻腔内脓痂阻塞或鼻黏膜萎缩后神经感觉迟钝引起，虽有气流通过，但不能察觉。嗅区黏膜萎缩或被痂皮堵塞导致嗅觉减退甚至消失。

3.头痛或头晕 因鼻腔过度宽大，鼻黏膜调温保湿功能减退，受冷空气刺激引起，亦可因脓痂压迫鼻黏膜所致。

4.恶臭 多见于病情严重和晚期患者，呼出气带有特殊的腐烂臭味，但由于嗅觉减退或丧失，因此患者自己不能闻到。恶臭是由于臭鼻杆菌等细菌使鼻内分泌物和干痂内的蛋白质分解产生吲哚所致。

5.耳鸣、听力下降 病变波及咽鼓管，出现咽鼓管功能障碍，引起分泌性中耳炎的症状。

6.咽干、声嘶及刺激性咳嗽 病变累及咽喉所致。

（二）辅助检查

行影像学检查及鼻腔分泌物培养有助于诊断。

（三）诊断要点

1.病史 继发性者多有鼻部手术史，外环境恶劣史，长期肥厚性鼻炎史及某些特殊传染病患病史。

2.症状 出现鼻塞、鼻出血、嗅觉障碍、臭鼻症、头痛及鼻咽部干燥等症状。

3.检查 见鼻腔宽大，从前鼻孔可直视鼻咽部，鼻黏膜干燥、糜烂、易出血及鼻甲萎缩变小，下鼻甲尤甚，重症者可暴露骨质，有灰绿色脓痂充塞。咽后壁黏膜亦干燥，有痂皮附着。严重者鼻外形有变化，如鼻梁平宽，鼻孔扁平，鼻翼掀起，状似鞍鼻。

4.鼻腔分泌物培养 常见的有臭鼻杆菌和类白喉杆菌。

5.影像学检查 见鼻甲缩小，鼻腔增宽，鼻窦发育不良。

（四）鉴别诊断

主要与鼻部的特殊传染病相鉴别。

1.鼻石 以鼻异物为中心，矿物质盐类沉积其上而形成。常位于一侧鼻腔。表现为进行性鼻塞，流水样、脓性或血性鼻涕，同侧头痛，鼻内发臭等症状。鼻镜检查可见总鼻道有形状不规则的块状物质坚硬如石，多为白、灰或黑褐色。X 线片见致密块状阴影。

2.鼻结核 由结核杆菌引起的鼻部炎症。鼻黏膜苍白，可有溃疡形成，疼痛剧烈，分泌物稀薄。结核病患病史或接触史，胸部 X 线片、活检及结核菌素试验有助于鉴别。

3.鼻梅毒 由梅毒螺旋体引起的慢性传染病，分为三期：硬下疳期、发疹期及树胶肿期。梅毒血清试验（康-华反应）及活检可协助鉴别。

4.鼻硬结病 早期体征类似萎缩性鼻炎，但无臭味。软腭、咽喉等处均可发生类似病变。对分泌物及病变组织行细菌培养，可发现鼻硬结杆菌。血清补体结合试验阳性。

【治疗】

尚无特效治疗，现多应用综合疗法。

1.全身治疗 加强营养，改善环境及个人卫生。试用维生素疗法及微量元素疗法：①维生素 A、维生素 B_2，可保护黏膜上皮，促进组织细胞代谢；②铁、锌制剂有一定的辅助作用。

2.局部治疗　原理为清洁湿润鼻腔，分解软化脓痂，促进血液循环和刺激腺体分泌等。

(1)鼻腔冲洗：用温生理盐水或高锰酸钾溶液(1∶3000)清洁、湿润鼻腔。

(2)滴鼻剂：①复方薄荷油、液状石蜡、鱼肝油等滴鼻以润滑黏膜，促进黏膜血液循环及软化脓痂；②1%链霉素可抑制鼻内细菌繁殖；③1%新斯的明涂布，可促进黏膜血管扩张。

3.手术治疗　目的为缩小鼻腔，减少水分蒸发，降低鼻腔通气量，防止鼻内干痂形成。

(1)鼻腔黏骨膜下填塞术：常用的填塞材料有自体骨、软骨、人工生物陶瓷、硅胶、组织块或带蒂组织瓣和其他非生物性物质及同种异体骨、软骨及组织。可经鼻中隔切口或唇龈沟切口，将材料置于鼻中隔黏软骨膜下或下鼻道外侧壁，鼻底等处。

(2)前鼻孔封闭术：目的为封闭后，无冷、干燥的空气刺激，以促进黏膜的恢复。一般封闭1～2 年，双侧交替进行。

(3)鼻腔外侧壁内移加固定术：目的为缩小鼻腔宽度，破坏性较大，目前较少使用。

(4)腮腺管移植术或交感神经切断术：可改善症状，对症治疗。

五、干酪性鼻炎

干酪性鼻炎是鼻腔或鼻旁窦内充满恶臭的干酪样物的一种疾病，可侵蚀破坏组织和骨质，严重者可发生鼻部畸形。多发于一侧，病程缓慢。

【诊断】

1.病因　本病是由于鼻腔或鼻慢性脓性炎症、鼻腔阻塞、分泌物引流不畅，进而黏膜发生干酪样坏死和脓性分泌物潴留浓缩，最终形成干酪样物质积蓄于鼻腔或鼻旁窦所致。其诱因可能为鼻腔异物、鼻石、鼻腔牙等。

2.临床特征　①进行性鼻塞、脓涕，昧奇臭，嗅觉减退，有少量鼻出血，可伴有头晕、头痛、食欲减退；②若侵入蝶窦，可损害视力，发生相应的脑神经麻痹；③外鼻变形，眼球移位，鼻腔内有恶臭的干酪样物充塞，易用刮匙除净，很少出血，鼻中隔穿孔时上颌窦前壁或硬腭可见。

3.实验室检查

(1)X 线片：鼻旁窦阴影均匀模糊，晚期可见窦腔扩大及骨质破坏。

(2)鼻分泌物或干酪样物培养及涂片检查均无真菌。

【防治】

1.治疗　①以手术疗法为主，彻底清除鼻腔干酪样物，用生理盐水反复冲洗鼻腔。②祛除鼻塞原因，清除鼻息肉、肉芽组织、异物或死骨，矫正鼻中隔偏曲等。③鼻旁窦如被侵及，也应做相应的手术治疗，以使引流畅通。局部小瘘管在清除原发病灶后多能愈合，若瘘管较大则需搔刮和缝合。

2.预防　①适当参加体育锻炼，以增强体质和抗病能力。注意个人卫生，保持鼻腔干净，不随意掐挖鼻腔，不拔鼻毛；②工作或生活环境，力求空气新鲜，注意防止不良刺激；③忌烟、酒、辣及刺激性食物;④积极治疗原发病。

六、急性鼻窦炎

急性鼻窦炎是鼻窦黏膜的急性化脓性炎症,多继发于急性鼻炎。

【诊断】

(一)临床表现

1.全身症状　此病症状成人较轻,可有低热、畏寒、食欲缺乏及周身不适等症状。儿童症状较重,可出现高热、咳嗽、闷气等呼吸道症状,也可出现呕吐、腹泻等症状。

2.局部症状

(1)鼻塞:为持续性,仍因鼻黏膜充血、肿胀所致。鼻腔内脓性分泌物滞留,可加重鼻塞症状。

(2)嗅觉障碍:由于鼻腔黏膜肿胀,使嗅物质微粒达不到嗅区,可出现暂时的嗅觉障碍。黏膜肿胀消除后,嗅觉可以恢复。筛窦炎常使嗅觉明显减退甚至丧失。

(3)鼻分泌物增多:分泌物呈黏脓性或脓性,量多。前组鼻窦炎易向前鼻孔排出,部分流向后鼻孔;后组鼻窦炎流向鼻咽部。分泌物有时黏稠成脓块,常需用力抽吸方可排除,患者常有痰多之感。牙源性上颌窦炎,分泌物常有腐臭味。

(二)辅助检查

鼻镜检查及鼻腔内镜检查有助于诊断。鼻窦 X 线片检查为诊断急性鼻窦炎的重要辅助手段。

(三)诊断要点

1.急性上颌窦炎

(1)鼻塞较重且较持续:脓涕晨起少,下午多。与鼻窦开口位置及引流因素有关。

(2)头痛的一般规律:患侧颊颞部痛,尤其是上颌窦前壁尖牙窝处明显,上牙槽及牙根部痛。晨起不痛,上午轻,午后加重;站立或久坐后加重,侧卧时使患侧在上减轻。

(3)嗅觉障碍:轻。

(4)检查时:见患侧面颊部可有肿胀,尖牙窝、眶下、上牙槽处压痛。中鼻道黏膜充血肿胀,内有大量脓液。

(5)影像学检查:上颌窦黏膜增厚,窦腔密度增高,有时可见液平面。

(6)全身症状:有食欲不佳,烦躁不安,畏寒,发热,精神萎靡等症状。

(7)牙源性上颌窦炎:症状与急性上颌窦炎同,因为厌氧菌感染,脓涕有恶臭,且口腔检查可见牙周或牙根感染、龋齿、残根、牙根肉芽肿等。全身症状急剧而严重。

2.急性额窦炎

(1)鼻塞轻,脓涕,疼痛多位于额部、眶、眶内上角。上午重,下午轻。

(2)患侧内眦及上睑肿胀,中鼻道前部有脓液流出。

（3）影像学检查见额窦弥漫性密度增高影,有时可见液平面。X线或CT扫描显示额窦弥漫性密度增高影或有液平面。

3.急性筛窦炎

（1）鼻塞及嗅觉障碍严重。脓涕早晨多,下午轻。

（2）前、后组筛窦表现有所不同,前组者多流向前鼻孔,后组筛窦脓涕流向咽部。

（3）患侧内眦,鼻根部肿胀,压痛点位于内眦深部,鼻镜检查见中鼻道及筛泡处充血最明显,脓液多位于中鼻道及嗅裂。

（4）鼻窦X线和CT扫描可见筛窦密度增高影。

4.急性蝶窦炎

（1）鼻塞症状较轻,嗅觉障碍重。脓涕早晨少,下午多,多流向咽部。

（2）眼球深部疼痛,可放射至头顶或耳后部。一般规律是早晨轻,下午重。

（3）检查见中鼻甲红肿,嗅裂有脓流向咽部。无颜面部的红肿及局部叩痛点。

（4）CT扫描提示蝶窦密度增高,并往往同时发现其他鼻窦的炎症反应。

【治疗】

（一）急性上颌窦炎

1.全身应用磺胺或青霉素类抗生素　过敏者选广谱抗生素,牙源性者加用抗厌氧菌抗生素。

2.1％麻黄碱滴鼻剂　应取头侧位滴鼻,促进窦口的开放和周围黏膜的水肿消退,引流脓液。

3.上颌窦冲洗　急性上颌窦炎无并发症者,在全身症状消退,化脓灶已趋局限化时可施行上颌窦穿刺。有时1次穿刺冲洗即愈。小儿或全身情况不好时,可代以负压吸引。也可用特制上颌窦导管,经总鼻道伸入到下鼻甲中点稍后处,远端高抬进入中鼻道内,使管口向外旋转和前后推拉,感觉进入窦口而不能移动时,开始用温生理盐水冲洗。此法创伤较穿刺小,但有些中鼻道狭窄者,较难找到上颌窦自然开口。

4.物理治疗　局部热敷或给予红外线、超短波照射。尤对颜面软组织受累肿胀者有良好效果。

5.提高机体抵抗力　彻底治疗诱因。

6.其他　如为牙源性上颌窦炎,则需治疗牙疾。其他治疗与急性鼻窦炎同。

（二）急性额窦炎

1.全身应用抗生素　必要时给予解热镇痛药。

2.鼻黏膜收敛药　1％麻黄碱或用1％丁卡因加2％麻黄碱混合液棉片,放于中鼻道前段最高处,使额窦口黏膜消肿后,可通畅引流,减轻疼痛。

3.物理治疗　可选用超短波和红外线。

4.手术治疗　如全身症状控制而局部疗效不理想,可经鼻内镜行鼻窦功能性手术,开放鼻额管,通畅引流。

5.合并严重的并发症　可行额窦环钻术,同时置入引流管冲洗,待症状消退后拔除。

（三）急性筛窦炎

基本同急性额窦炎。

（四）急性蝶窦炎

1.一般治疗　同急性上颌窦炎。

2.全身症状　基本控制,局部疗效不明显可在鼻内镜下行蝶窦穿刺冲洗。

七、慢性鼻窦炎

慢性鼻窦炎是急性鼻窦炎反复发作或治疗不彻底、全身抵抗力低下等引起,各种病因所致的鼻窦慢性化脓性感染。常表现为鼻塞、黏脓涕、嗅觉障碍、头闷、头胀痛及由感染灶引起的全身不适。常见致病菌主要为链球菌、葡萄球菌、肺炎球菌等,多为混合感染。常为多发性,以筛窦和上颌窦为多见。

【诊断】

（一）临床表现

1.脓涕多　鼻涕多为脓性或黏脓性,黄色或黄绿色,量多少不定,多流向咽喉部单侧脓涕有臭味者,多见于牙源性上颌窦炎。

2.鼻塞　轻重不等,多因鼻黏膜充血肿胀和分泌物增多所致,鼻塞常可导致暂时性嗅觉障碍。伴有鼻息肉时鼻腔可完全阻塞。

3.头痛　慢性化脓性鼻窦炎具有明显局部疼痛或头痛。如有头痛,常表现为钝痛或头部沉重感,白天重,夜间轻。前组鼻窦炎多表现前额部和鼻根部胀痛或闷痛,后组鼻窦炎的头痛在头顶部、颞部或后枕部。患有牙源性上颌窦炎时,常伴有同侧上列牙痛。

4.其他　由于脓涕流入咽部和长期用口呼吸,常伴有慢性咽炎症状,如痰多、异物感或咽喉疼痛等。若影响咽鼓管,也可有耳鸣、耳聋等症状。

5.慢性筛窦炎　常与慢性上颌窦炎合并存在,除有一般慢性化脓性鼻窦炎的症状外,嗅觉减退更为明显。

（二）辅助检查

主要有 X 线、CT 扫描、鼻咽纤维镜及鼻内镜等。其中,不同的鼻窦有不同的最合适的 X 线投照位。内镜可直视下检查病变,通过 30°和 70°镜可清晰看到鼻腔外侧壁,上鼻道及嗅裂,后鼻孔等部位。

（三）诊断要点

1.常表现为鼻塞、黏脓涕、嗅觉障碍、头闷、头胀痛及由感染灶引起的全身不适。

2.鼻腔黏膜慢性充血、肿胀或肥厚。

3.X 线示窦壁黏膜增厚,窦腔浑浊,透光度减低。

（四）鉴别诊断

1.慢性鼻炎　慢性鼻炎流鼻涕不呈绿脓性,亦无臭味,故观察鼻涕的性质是鉴别关键;X

线检查鉴别可准确无误,慢性鼻炎病变局限于鼻腔,而慢性鼻窦炎则鼻窦内可见有炎性病变。

2.神经性头痛 有些患神经性头痛的患者可长年头痛,反复发作,往往误认为有鼻窦炎,但这种患者基本无鼻部症状,故从表现及 X 线即可加以鉴别。

【治疗】

包括保守治疗,传统手术治疗和鼻内镜鼻窦外科治疗。

1.传统的手术方法 ①上颌窦鼻内开窗术;②上颌窦根治术;③鼻内筛窦切除术;④鼻外筛窦切除术;⑤经上颌窦筛窦切除术;⑥额窦钻孔术;⑦鼻外额窦手术;⑧蝶窦切开术;⑨面中部掀翻式径路鼻腔和鼻窦手术。

2.鼻内镜手术 此处介绍其疗效评定标准(以鼻内镜检查为准),且近期随访不少于 6 个月,远期随访 1 年以上。

(1)治愈:症状消失,内镜检查见窦口开放良好,窦腔黏膜上皮化,无脓性分泌物。

(2)好转:症状明显改善,内镜检查见窦腔黏膜部分区域水肿肥厚,肉芽组织形成,有少量脓性分泌物。

(3)无效:症状无改善。内镜检查见术腔粘连,窦口狭窄或闭锁,息肉形成,有脓性分泌物。

第五节　鼻变应性疾病

一、变态反应性鼻炎

变态反应性鼻炎简称变应性鼻炎,以鼻痒、喷嚏、鼻分泌亢进、鼻黏膜肿胀等为其主要特点。本病分为常年性变应性鼻炎和季节性变应性鼻炎,后者又称"花粉症"。变应性鼻炎的发病与遗传及环境密切相关。已经证实,空气污染和变应性鼻炎的发病有明显的关系。甲醛是室内主要污染物,目前广泛使用的以碎木屑制成的含有甲醛尿素胶的建筑材料可缓慢释放出甲醛。二氧化硫(SO_2)是主要的室外污染源之一,吸入空气中的 SO_2 在鼻分泌物中氧化为硫酸,对鼻黏膜有很大的刺激性。

【诊断】

(一)临床表现

本病以鼻痒、阵发性喷嚏、大量水样鼻涕和鼻塞症状为主要特征。

1.鼻痒 是鼻黏膜感觉神经末梢受到刺激后发生于局部的特殊感觉。季节性鼻炎尚有眼痒和结膜充血。

2.喷嚏 为一反射动作,呈阵发性发作、从几个、十几个或数十个不等。

3.鼻涕 大量清水样鼻涕,是鼻分泌亢进的特征性表现。

4.鼻塞 程度轻重不一,季节性变应性鼻炎由于鼻黏膜水肿明显,鼻塞常很重。

5.嗅觉减退　由于鼻黏膜水肿明显,部分患者有嗅觉减退。

（二）辅助检查

1.鼻镜检查　鼻镜所见常年性者的鼻黏膜可为苍白、充血或浅蓝色。季节性鼻炎患者在花粉播散期时鼻黏膜常呈明显苍白水肿。这些变化以下鼻甲最为明显。用1‰麻黄碱可使肿胀充血的鼻甲缩小,但严重水肿的鼻黏膜反应则较差。

2.查找致敏原　怀疑为常年性变应性鼻炎的患者应做特异性皮肤试验、鼻黏膜激发试验和体外特异性IgE检测,怀疑为花粉症者应以花粉浸液做特异性皮肤试验。特异性皮肤试验是以适宜浓度和微小剂量的各种常见变应原浸液做皮肤点刺或皮内注射。鼻黏膜激发试验是确定致敏物比较可靠的方法。体外特异性IgE检测是针对特异性致敏物的,故安全可靠,但受试剂盒中抗原种类的限制。

（三）诊断要点

1.本病以鼻痒、阵发性喷嚏、大量水样鼻涕和鼻塞为主要特征。

2.鼻腔黏膜苍白、水肿或呈紫蓝色,有大量清水样分泌物。

3.涂片检查见大量嗜酸性细胞。

4.有变态反应性疾病病史或家族史。

【治疗】

变应性鼻炎的治疗包括非特异性治疗和特异性治疗,前者主要指药物治疗,后者则主要指免疫治疗。应根据患者的症状类型和其病理生理学过程选择不同的药物,有时需要联合用药。

1.非特异性治疗

（1）糖皮质激素:糖皮质激素抗变态反应的药理学作用包括:①抑制肥大细胞、嗜碱性粒细胞和黏膜炎症反应;②减少嗜酸性粒细胞数目;③稳定鼻黏膜上皮和血管内皮屏障;④降低刺激受体的敏感性;⑤降低腺体对胆碱能受体的敏感性。对该类激素化学结构的改造（人工合成新的激素）、局部用药后吸收量很小以及剂型的改良（鼻喷雾剂）,使糖皮质激素在鼻黏膜局部应用成为现实。

（2）抗组胺药:此类药物主要通过与组胺竞争细胞膜上的组胺受体发挥抗H_1受体的作用,可以迅速缓解鼻痒、喷嚏和鼻分泌亢进。其次,第一代抗组胺药多具有抗胆碱能作用,可导致口干、视物模糊、尿潴留、便秘等。第二代抗组胺药克服了传统抗组胺药的中枢抑制作用,而且抗H_1受体的作用明显增强,但同时也带来了一些新的问题,如严重的甚至是致命的心脏并发症等。因此,临床使用该类药物时应掌握适应证,权衡利弊。

（3）肥大细胞膜稳定剂:肥大细胞致敏后可以释放预合成和新合成的多种介质,在变应性鼻炎的发病中起重要的作用。色甘酸钠有稳定肥大细胞膜的作用,可阻止该细胞脱颗粒和释放介质,但仅适用于轻症患者。酮替芬既可稳定肥大细胞膜,又有抗组胺作用。

（4）减充血药:大多数为血管收缩药。由于减充血药具有反射性扩张血管的作用,长期使用将引起药物性鼻炎。

（5）抗胆碱药:胆碱能神经活性增高可导致鼻分泌物亢进,故应用抗胆碱药可以减少鼻分泌物。此类药对鼻痒和喷嚏无效。

（6）其他

①降低鼻黏膜敏感性：如下鼻甲冷冻、激光、射频、微波治疗等。

②手术：不应作为首选治疗。选择性神经切断术包括翼管神经切断、筛前神经切断等，适用于部分患者。治疗后可使神经兴奋性降低，在一定时期内产生一定治疗作用。合并鼻中隔偏曲者可考虑做鼻中隔矫正术。

2.特异性治疗

（1）避免与变应原接触：避免暴露于致敏物是最有效的治疗方法，花粉症患者在致敏花粉播散季节可离开花粉播散区，但常年性变应性鼻炎的致敏物大多为常年存在的吸入性致敏物，有时难以避免，故特异性免疫治疗至关重要。

（2）免疫疗法：主要用于治疗吸入变应原所致的Ⅰ型变态反应。通过用反复和递增变应原剂量的方法注射特异性变应原，提高患者对致敏变应原的耐受能力，达到再次暴露于致敏变应原后不再发病，或虽发病但其症状却明显减轻的目的。凡药物治疗效果不理想，属于Ⅰ型变态反应，吸入致敏物明确，且难以避免者，都是适应证。免疫疗法一般需要2年或更长时间。

由于常规免疫疗法疗程较长，又提出并在临床实践了缩短疗程、简化用药的"快速免疫疗法"，即将免疫治疗用的变应原短期集中注射。该方法使通常情况下需要半年以上才能达到维持量的时间缩短为1～2周。尤其适用于花粉症患者。

二、鼻息肉

鼻息肉为一常见鼻病，是中鼻道、鼻窦黏膜由于水肿而突出的炎性组织，是多种机制导致的慢性炎性过程的终末产物。由于体积逐渐增大和重力，息肉常脱垂于总鼻道内。持续性鼻塞是其主要临床特征，而极明显的复发倾向，和与多种呼吸道炎症疾病的密切关系又使其成为严重影响生活质量和身体健康的重要疾病。发病率占1‰～4‰。但在支气管哮喘、阿司匹林耐受不良、变态性真菌性鼻窦炎及囊性纤维化患者中，发病率可在15％以上。发病多在中年以上，男性多于女性，除囊性纤维化病外，幼儿极少发生。

【诊断】

（一）临床表现

1.症状　鼻息肉好发于双侧，单侧发病者少。常见症状，主要以持续性鼻塞为主，并随息肉体积增大而加重，鼻腔分泌物增多，时有喷嚏，分泌物为浆液性或黏液性，如并发感染，可为脓性，多伴有嗅觉减退或消失，鼻塞重者说话呈闭塞性鼻音，睡眠打鼾，若息肉阻塞咽鼓管口，可引起耳鸣和听力减退，阻塞鼻窦引流可引起鼻窦炎，患者鼻背、额部及面部胀痛不适。

2.体征　鼻镜检查可见鼻腔内有一个（单发型）或多个（多发型）表面光滑、灰白色、淡黄色或淡红色的如荔枝肉状半透明肿物，前者只有一根蒂，后者则根基较广。触之柔软，不痛，不易出血。多次手术复发者基底宽，不易移动，质地柔韧。息肉小者需用血管收缩药收缩鼻甲或用鼻内镜才能发现。息肉大而多者，向前发展可突至前鼻孔，其前端因常受外界空气及尘埃刺激，呈淡红色，有时表面有溃疡及痂皮；向后发展可突至后鼻孔甚至鼻咽。巨大鼻息肉可引起外鼻变形，鼻背增宽、双眼分离过远、鼻侧向两旁扩展，形成"蛙鼻"，鼻腔内可见稀薄浆液性或黏稠、脓性分泌物。

（二）辅助检查

鼻内镜和后鼻镜检查以明确息肉的部位和范围。X线、CT扫描显示鼻腔软组织影像,同时受累各鼻窦密度增高。

（三）诊断要点

1.持续性鼻塞,嗅觉减退。影响鼻窦引流时,可引起鼻窦炎。向后阻塞耳咽管咽口,则可出现耳鸣和听力减退。

2.检查见鼻腔内有一个或多个表面光滑、灰色、半透明肿物,如荔枝肉状,触之柔软、可移动。一般不易出血,但亦可见表面充血。触之易出血者,称出血性息肉。

3.鼻内镜和后鼻镜检查以明确息肉的部位和范围。

4.X线、CT扫描显示鼻腔软组织影像,同时受累各鼻窦密度增高。

（四）鉴别诊断

1.鼻腔内翻性乳头状瘤　多发生于一侧鼻腔,手术时易出血,有术后复发及恶变倾向。病理检查可明确诊断。

2.鼻咽纤维血管瘤　纤维血管瘤基底广,多在鼻腔后段及鼻咽部,偏于一侧,不能移动。表面可见血管,色灰白或淡红,触之较硬,易出血,有鼻塞、鼻出血史,多见于男性青少年。

3.鼻腔恶性肿瘤　凡单侧进行性鼻塞,反复少量鼻出血或有血性脓涕且臭、外鼻变、面部麻木、剧烈偏头痛、一侧鼻腔内有新生物等临床表现时,必须施行活检,明确诊断。

4.脑膜-膨出　为部分脑膜和脑组织通过筛板的先天缺损处向鼻腔内突出,可发生于新生儿或幼儿。表面光滑、触之柔软,有弹性,不能移动,为单一肿物,无蒂。肿块多位于鼻腔顶部、嗅裂或鼻中隔的后上部。本病少见,如有可疑,应做鼻腔、鼻窦及受累部分颅内结构的CT,以明确病变的范围。近年来发现,发生于儿童期而就诊于成年期的脑膜-脑膨出,临床并非罕见,已经陆续有一些个案报道,故在考虑手术时一定注意详细询问病史,除外儿童期发病的,拟诊为"鼻息肉"的病变。

5.与并发症鉴别

（1）支气管哮喘:大量临床资料表明,鼻息肉病患者中20%～30%伴有哮喘或哮喘病史。早年曾认为与鼻肺反射有关,近则认为两者均为呼吸黏膜嗜酸性粒细胞增多性炎性反应,推测鼻息肉组织产生的IL-5及其他细胞因子作用所致。如此类患者再有阿司匹林耐受不良,则为阿司匹林耐受不良三联症或Widal三联症。

（2）鼻窦炎增生性鼻窦病（HSO）:中鼻道与鼻窦黏膜连续或因窦口阻塞,易有鼻窦炎的发生。窦黏膜水肿增厚,如继发感染,可有化脓性炎症。而鼻息肉引发的增生性鼻窦病主要表现为窦黏膜有较多嗜酸性粒细胞、浆细胞浸润和伴有腺体增生。

（3）分泌性上耳炎:当息肉体积增大或并发鼻窦炎时,通过对咽鼓管咽口压迫或炎性刺激,可导致咽鼓管功能障碍,发生分泌性中耳炎。

【治疗】

1.糖皮质激素疗法

（1）初发较小的息肉,皮质类固醇息肉内注射,可使息肉缩小,以糖皮质激素类气雾剂如氟替卡松(辅舒良)、雷诺考特、伯克纳等;鼻内喷雾,可阻止息肉生长甚至消失。息肉较大者,可口服泼尼松每日 30mg,共 7 日,然后每日递减 5mg,再接用糖皮质激素喷雾剂,可连续应用 2～3 个月。

(2)鼻息肉术后以糖皮质激素喷雾剂喷入鼻腔治疗,坚持 4～12 周,可防止息肉复发。期间如有合并鼻窦感染,应积极给予抗生素治疗。

2.手术摘除　对于引起明显鼻塞、药物治疗无效或对鼻周造成侵袭性损害的大息肉,可手术摘除并行鼻窦开放术。如有窦内黏膜突起形成多处息肉应一并去除,但要区分水肿的黏膜,因后者术后经治疗可望恢复正常。近年鼻内镜手术的进步和术后处理的进步可使复发率降至 15％左右。伴有支气管哮喘和(或)阿司匹林不耐受的鼻息肉病患者术后复发率高,尤以后者为甚。鼻息肉摘除术后,哮喘可以缓解或至少无明显变化。为避免手术诱发支气管哮喘,患者应尽量在全身麻醉下进行手术。术前 1 周给予泼尼松每日 30mg,口服,术日晨肌内注射地塞米松 10mg,术后仍以泼尼松每日 30mg,维持 1 周,再改用鼻内糖皮质激素,应用 4～12 周。

第六节　鼻部肿瘤

一、鼻部良性肿瘤

(一)血管瘤

血管瘤发生于鼻腔、鼻窦者分为毛细血管瘤及海绵状血管瘤两种类型,是来源于脉管组织的肿瘤,多发于身体血管分布较丰富处,鼻腔及鼻窦为其好发部位之一。本病发生于任何年龄,但多见于青壮年,近年儿童发病率有增高趋势。病因未明,可能与慢性炎症、创伤、内分泌功能紊乱有关。也有人认为血管瘤为先天性良性肿瘤,认为鼻中隔血管瘤系自胚性成血管细胞所产生。

【病理】

1.毛细血管瘤　最为多见,男性多于女性,年龄多为 30～50 岁,好发于鼻中隔前部、下鼻甲前端,大多单发,偶见多发,瘤体较小,常为带蒂息肉样,色鲜红或暗红,表面光滑,质地软,有时形成溃疡,易出血,镜下由多数分化良好、成熟的薄壁毛细血管组成。

2.海绵状血管瘤　多发生于鼻腔侧壁、上鼻甲前部、鼻骨,有时可累及鼻窦,尤其是上颌窦、筛窦。瘤体较大,基底广,质软可压缩,镜下瘤体多无完整包膜,由大小不一的血窦组成。

【诊断】

1.临床表现　鼻血管瘤的主要症状为鼻出血,可反复发作,亦可为血性鼻涕,瘤体较大时,可有一侧鼻塞,进一步增大可压迫鼻中隔,引起双侧鼻塞。鼻出血量不等,长期反复出血可引起贫血,严重大出血可引起休克,鼻腔检查毛细血管瘤多见于鼻中隔前下部,或可在鼻底及鼻甲处发现具有一小蒂或广基新生物,体积小,直径多在 1.5cm 以下,色呈暗红色,表面光滑或桑葚状,探针触之易引起严重出血。海绵状血管瘤发生在鼻窦时,有时可见中鼻道有出血性息肉状新生物,较大或巨大者压迫窦壁,破坏鼻腔外侧壁骨质侵入鼻腔。也有向外扩展侵入邻近器官引起面部隆起、眼球移位、复视和头痛等。

2.诊断要点

(1)外鼻血管瘤:易于诊断,且可采取体位改变观察肿瘤体积变化,考虑是否为海绵状血管瘤。

(2)鼻腔和鼻窦血管瘤:有鼻出血或涕中带血病史。

(3)鼻腔血管瘤:发生于鼻中隔及鼻甲者可于前鼻镜检查或施用血管收缩药后见到,为红色或暗紫色肿物,触之易出血。而鼻窦的血管瘤则在检查时可见相应鼻道有鲜血,尤以体位引流后明显。

(4)X线片及CT检查:可于相应鼻腔、鼻窦见到密度增高的阴影。

(5)上颌窦穿刺和鼻窦内镜检查:可协助诊断,因容易导致严重出血,故不宜在术前采取活检。

【治疗】

鼻血管瘤的治疗以手术切除为主。带蒂的血管瘤可用圈套器截除,根部用电灼、微波或激光治疗。基底较广者可绕肿瘤做切口,切除范围包括瘤体及根部的黏膜,甚至软骨膜或软骨。鼻腔内较大的血管瘤及发生于鼻窦者,可根据瘤体的部位和范围选择上颌窦根治术或鼻侧切开术,完整地切除肿瘤。如肿瘤已严重破坏上颌窦诸壁,导致面部、眼球和口腔相应畸形和症状者,可考虑行上颌骨部分或全切除。为减少术中出血,便于切除,术前可选择下述处理措施:①小剂量放疗;②选择性供血动脉栓塞术(多为上颌动脉);③颌外动脉结扎;④冷冻或YAG激光气化。

(二)乳头状瘤

乳头状瘤是比较多见的鼻腔及鼻窦良性肿瘤,仅次于鼻部血管瘤,组织学分类源于上皮组织。本病多发于40岁以上,50～60岁发病率最高,男女比例为3:1,单侧发病。肿瘤上皮细胞增殖呈乳头状向内翻转,但基层膜完整易复发,可以恶变。本病病因和发病机制尚不清楚,学说较多但主要的有两种。

1.炎症学说 主要与人乳头状瘤病毒(HPV)感染有关。

2.肿瘤学说 主要依据为本病患者年龄较大,具有局部破坏性,切除后易复发,且有恶变的可能。因此认为本病是一种真正上皮组织的边缘性肿瘤。

【病理】

分类较多,可分为硬性和软性两种。

1.硬性乳头状瘤 多发生在鼻前庭和鼻中隔前部皮肤。上皮向体表增生、生长,间质少,上皮是鳞状细胞。故又称外生型或鳞状细胞型。

2.软性乳头状瘤 又称内翻性"移行细胞性"乳头状瘤。此型较多见。发生于鼻窦或鼻腔侧壁黏膜的上皮组织。病理特点为表层上皮过度增生,向基质内呈管状、指状或分枝状增生,可表现为鳞状上皮、移行上皮及纤毛柱状上皮同时存在。上皮向内翻转,形成实体性细胞巢或细胞团块。但基底膜完整,瘤细胞的异型性并不严重。

内翻性乳头状瘤在病理上虽属良性,但具有很强的生长力可呈多中心性生长。临床上有破坏周围骨质、向邻近结构和器官扩展、切除后易复发及恶变倾向等特点。

【诊断】

1.临床表现

(1)硬性乳头状瘤:好发于鼻前庭,单发,瘤体较小,色灰,质硬,呈乳头或桑葚状。

(2)内翻性乳头状瘤:多为一侧患病,患者可表现为单侧鼻塞及鼻内肿块,可伴有流涕,有时带血,也可有头面部疼痛和嗅觉异常;随着肿瘤扩大和累及部位不同,可出现相应的症状和体征。检查见肿瘤外观呈息肉样,表面不平,质较硬,触之易出血。瘤体大者可占据整个鼻腔和鼻窦(上颌窦和筛窦),甚者可突出前、后鼻孔,还可侵犯颅底。手术后易复发,复发率为28%～74%。恶变率5%～15%。

2.诊断要点

(1)患者一侧有鼻塞,且逐渐加重。可有一侧鼻涕带血或鼻出血的病史。

(2)肿物来自鼻腔侧壁,或来自筛窦、上颌窦,基底部,呈分叶状、乳头状。色灰白或粉红,质软。触之较易出血。

(3)鼻窦 X 线片或 CT 断层摄影可见患侧鼻窦呈均匀性密度增高现象。

(4)病理活检可于术前证实。

【治疗】

硬性乳头状瘤应予手术切除。切除的创面涂以鸦胆子油或做电凝固。亦可应用 CO_2 激光切割、气化或冷冻。内翻性乳头状瘤亦首选手术切除。术式多采用鼻侧切开或上唇揭翻进路,较局限的肿瘤,亦可在内镜下切除。

(三)骨瘤

骨瘤来自胚胎性软骨残余均位于鼻窦内,为鼻窦最常见的良性肿瘤,以额窦最多见(70%),其次为筛窦(25%),上颌窦及蝶窦较少(5%)。骨瘤多见于青年期,男性较多。病因未明,多数学者认为由骨膜之"胚性残余"所发生,故多发于额骨(膜内成骨)和筛骨(软骨内成骨)交界处、蝶骨小翼与额骨眶板之间或上颌窦内;亦有人认为其可由创伤、感染刺激这些残留组织活跃增生所致。

【病理】

骨瘤一般发生于鼻窦的骨壁,生长缓慢,表面光滑,覆盖有正常黏膜,依其病理组织可分为三型。

1.密质型(硬型或象牙型) 质硬,较小,多有蒂,生长缓慢,多发于额窦,亦可见于鼻骨。

2.松质型(软型或海绵型) 质松软,多广基,体积较大,生长较慢,有时中心可液化成囊腔,表面为较坚硬的骨囊,可能来自软骨成骨,由骨化的纤维组织形成,常见于筛窦或上颌窦。

3.混合型 外硬内松,常见于额窦。除单纯型骨瘤外,还可有多种混合型骨瘤如纤维骨瘤、血管骨瘤、骨样骨瘤等。

【诊断】

1.临床表现　骨瘤增长缓慢,小者多无症状,常在鼻窦或头颅做影像学检查时偶然发现。若瘤体继续增大,则出现相应部位的症状。如大的额窦骨瘤可引起额部疼痛,感觉异常,亦可伴有额窦黏液囊肿,致额窦前壁渐发生隆起;如向其底部突出,常将眼球向前、向外下推移,引起突眼和复视等症状;如影响鼻额管通气引流时,其临床症状可加重;骨瘤经额窦后壁或筛板侵入颅内,则可出现颅内受压症状,如头痛、恶心等。大的筛窦骨瘤可占据大多数气房,并可伸入额窦或蝶窦;向眼眶发展者,眼球可向外、下移位;妨碍鼻额管功能时,可导致额窦炎。

2.诊断要点

(1)额部:有隆起畸形,较硬,X线可见局限骨性密度增高影。

(2)筛窦内骨瘤:可引起鼻塞、眼球移位,或眼球突出引起复视、视力障碍。X线于患处显示界线清楚的致密阴影,可协助诊断。

3.鉴别诊断

(1)纤维瘤:来自黏膜下结缔组织,表面光滑之灰白色或红色实质性肿物,病理确诊后应行手术切除。

(2)软骨瘤:多见于年轻男性,肿物生长缓慢,质硬,X线检查呈现界限清楚之密度增高影,病理可确诊,偶可发生远处转移,有恶变病例。

(3)巨细胞瘤:患者多为女性及青壮年,可发生在上颌窦和上颌骨,患处隆起,X线呈典型泡沫状肿块。

(4)釉质瘤:发源于牙釉质原基上皮层的基底细胞。虽多见于下颌骨,亦可自二、三磨牙附近发生于上颌骨。生长缓慢,但对周围骨组织破坏力大,并有恶变可能。应予以彻底切除,再辅以术后放疗。

【治疗】

1.骨瘤在成年后停止增长或生长缓慢,对功能和外形不产生影响者,可不必治疗。

2.如需治疗,则采取手术切除肿物兼顾功能与外形的修复。

3.筛窦骨瘤,因筛窦骨质菲薄,易引起并发症,宜及时手术;额窦后壁骨瘤,多向颅内发展,宜早日手术切除。

(四)鼻部神经胶质瘤

鼻部神经胶质瘤为先天性脑神经组织发育异常,常见于幼儿。

【诊断】

1.诊断要点

(1)鼻根部正中包块,亦可偏向一侧,患儿啼哭时包块不增大,为鼻外型。

(2)患者一侧鼻塞,鼻衄,鼻腔检查可见上方有蒂的实质性肿物,形似息肉。

(3)X线和CT扫描可显示颅底有骨质缺损。

2.鉴别诊断

(1)先天性鼻部脑膜脑膨出:在胚胎期,脑组织生长过度,突出于尚未融合的骨缝以外,或因在产程中颅压增高而致。随婴儿生长而变大,透光试验多呈阳性,啼哭时增大,为鼻外型。如新生儿生后鼻塞,哺乳困难,鼻腔或鼻咽部见表面光滑肿物,也应考虑为本病。

(2)脊索瘤:来源于脊索胚胎性残余。多发生于颅底的蝶枕联合处,肿瘤生长由鼻咽顶突入鼻腔、鼻窦、眼眶。CT扫描有助于诊断。

(3)脑膜瘤:为颅内较常见的良性肿瘤,发生于鼻部者少见,位于额窦、筛窦、鼻腔和上颌窦等处。肿瘤质硬,有被膜,表面光滑,生长缓慢,X线可见局限边缘清楚的致密阴影,因内含粉碎砂粒样物而呈现密度不均匀,可区别于骨瘤、囊肿。

(4)神经鞘膜瘤:可发生于鼻腔及筛窦、上颌窦,多见于中青年,生长缓慢,质较硬,需病理检查确诊。

【治疗】

1.鼻外型者可于鼻外横切口下显露肿瘤,若有蒂,应结扎剪断,将肿瘤取除。

2.有下列情况者应行开颅术,自肿瘤根蒂切断,缝合硬脑膜切口,修补骨质缺损;二期再经鼻切取肿物。

(1)伴有脑脊液鼻漏者。

(2)有化脓性脑膜炎病史者。

(3)X线或CT扫描显示有颅底骨质缺损者。

二、鼻部恶性肿瘤

鼻腔及鼻窦恶性肿瘤较为常见,据国内统计占全身恶性肿瘤的$2.05\%\sim3.66\%$,占耳鼻咽喉部恶性肿瘤的$21.74\%\sim49.22\%$;鼻-鼻窦恶性肿瘤,原发于鼻窦的较鼻腔者多见。其中以上颌窦恶性肿瘤发病率最高,达80%,筛窦次之,而上颌窦癌的$1/3$伴有筛窦癌。在鼻窦癌中,以鳞状细胞癌最为常见,占$70\%\sim80\%$,好发于上颌窦,腺癌次之,多见于筛窦。此外,尚有淋巴上皮癌、移行细胞癌等。肉瘤则以恶性淋巴瘤最多,超过60%,软组织肉瘤以纤维肉瘤最常见,此外尚有网状细胞肉瘤、横纹肌肉瘤等,好发于鼻腔及上颌窦。

【病因】

病因未明,但可能与下列诱因有关。

1.长期慢性炎症刺激可使假复层柱状上皮发生化生,转化为鳞状上皮,从而成为鳞癌发生的基础。

2.经常接触致癌物质如镍、砷、铬等。

3.良性瘤恶变如鼻息肉、内翻性乳头状瘤等反复复发,多次手术则有恶变之可能。

4.免疫功能低下恶性肿瘤患者大多表现有外周血T淋巴细胞功能严重抑制,细胞免疫和免疫监视功能低下,细胞因子网络及其受体间的调节失控,血浆内白细胞介素(IL-2,IL-6)活性较正常对照组明显低下,IL-2R(IL-2受体)表达显著增高。结果使细胞的正常凋亡过程混乱,突变细胞得以逃脱免疫监视而异常增生。

【诊断】

（一）临床表现

1.鼻腔恶性肿瘤　早期为一侧鼻塞,初为间歇性,后为持续性,黏脓鼻涕带血或经常鼻出血。可有头胀、头痛和嗅觉减退或消失,晚期,肿瘤侵入对侧鼻腔,则出现双侧鼻塞,侵入鼻窦、眼眶,则表现为鼻窦恶性肿瘤的症状。

2.鼻窦恶性肿瘤　依肿瘤原发部位和累及范围而异。

（1）上颌窦恶性肿瘤:自内眦和下颌角之间做一想象的斜面,再于瞳孔处做一想象的垂直平面,从而将上颌窦分为4个象限;前内象限所生长的肿瘤易侵入筛窦;而后外象限的肿瘤,晚期易破坏后壁,侵入翼上颌窝和翼腭窝,并可进而破坏翼腭窝顶,或侵入颞下窝而侵犯颅中窝。Sebileau自中鼻甲下缘做一想象水平线,将上颌窦分为上下两部分。上部分发生的肿瘤,容易通过筛窦或眼眶入侵颅底,故预后不如发生在下部者为佳。早期肿瘤较小,只限于窦腔内的某一部位,其中以内上角区为多,且多无明显症状。随着肿瘤的发展常出现以下症状。

①一侧脓血涕:晚期可伴有恶臭味。

②一侧面颊部疼痛或麻木感:肿瘤侵犯眶下神经所致。

③一侧鼻塞、多为进行性:肿瘤推压鼻腔外侧壁内移或破坏鼻腔外侧壁侵入鼻腔所致。

④一侧上列磨牙疼痛或松动,甚至脱落,是肿瘤向下侵及牙槽骨所致。肿瘤发展、破坏窦壁,侵入邻近结构和器官,则出现以下症状:a.面颊部隆起或进而发生瘘管和溃烂,为癌肿破坏前壁、侵犯面颊部软组织所致。b.眼部症状。瘤体压迫鼻泪管致流泪;如向上侵犯眶底,使眶缘变钝,眼球向上移位,眼肌麻痹,眼球运动受限,可发生复视。但视力很少受影响。c.硬腭隆起或溃烂,牙槽变形、增厚和牙齿松动或脱落。是肿瘤向下发展压迫或破坏硬腭和牙槽所致。d.顽固性神经痛和张口困难。是肿瘤破坏后壁侵入翼腭窝和翼内肌所致。e.颞部隆起、头痛、耳痛、内眦部隆起等提示肿瘤已侵犯颞下窝,抵达颅中窝底和颅前窝底。f.颈淋巴结肿大,晚期发生,多见于同侧颌下淋巴结。

（2）筛窦恶性肿瘤:早期肿瘤局限于筛房可无症状。当侵入鼻腔时则出现单侧鼻塞、血涕、头痛和嗅觉障碍。进一步增大侵犯筛板进入眼眶,使眼球向外、前、下或上方移位,并有复视。后组筛窦肿瘤可侵入球后、眶尖,向颅底、颅内扩展而侵及脑神经,尤以第Ⅰ～Ⅵ脑神经易被波及而产生相应的麻痹症状,有的甚至出现多发性脑神经损害,常致突眼、眼球运动障碍、上睑下垂、甚至失明等。内眦部可出现无痛性包块。肿瘤侵犯筛板累及硬脑膜或有颅内转移者,则有剧烈头痛。淋巴结转移常在颌下或同侧颈上部。

（3）额窦恶性肿瘤:原发者极少见。早期多无症状。肿瘤发展则发生额部疼痛、表面皮肤麻木和同侧鼻出血等。肿瘤向外下发展时,则出现额部及眶上内缘隆起,眼球向下、外、前移位和复视等。

（4）蝶窦恶性肿瘤:原发者罕见,但可见由鼻腔、鼻咽、后组筛窦或脑垂体恶性肿瘤的扩展侵入而成继发肿瘤者。早期无症状,待出现单侧或双侧眼球移位,运动障碍和视力减退时,多已属晚期。

（二）诊断要点

鼻窦恶性肿瘤症状出现较晚。且易误诊,早期确诊较难。凡出现下列情况者应高度警惕。

1.一侧进行性鼻塞及脓血涕。

2.一侧面颊部疼痛或麻木。

3.一侧上列磨牙疼痛或松动。

前、后鼻镜检查,鼻腔内有菜花状、表面溃疡或坏死、易出血及基底广泛的新生物,或虽无肿物,但鼻腔外侧壁内移,中鼻道或嗅裂中有血迹、息肉或新生物,提示上颌窦恶性肿瘤。鼻腔上部饱满提示筛窦恶性肿瘤。利用纤维鼻咽镜或鼻窦内镜检查,可更清楚观察肿瘤的原发部位、大小、外形以及中鼻道、鼻窦开口及嗅裂情况。对疑有上颌窦恶性肿瘤者,可利用鼻内镜插入窦内直接进行观察。鼻窦影像学检查可明确瘤体大小和范围。肿瘤组织活检及鼻窦穿刺细胞涂片病理学检查是确诊的必要手段。对诊断特别困难而临床上又确属可疑病例者,可行鼻窦探查术,术中结合冰冻切片检查有利于确诊。诊断时应注意鉴别鼻咽癌。

【治疗】

1.手术治疗　是治疗鼻腔鼻窦恶性肿瘤的首选治疗手段。尤其是早期,肿瘤范围较局限者。有淋巴结转移者,应做颈淋巴结廓清手术。应用 CO_2 激光切割、气化具有较好的效果,可预防扩散和转移。

（1）上颌窦恶性肿瘤:视具体情况可选用 Denker 手术、鼻侧切开术、上颌骨部分或全部切除术,必要时加眶内容切除术。

（2）筛窦恶性肿瘤:鼻外进路筛窦切除术或颅-面联合进路对侵入颅内者大块切除。

（3）额窦恶性肿瘤:采用鼻外进路额窦手术（亦称额窦根治术）,术中将肿瘤连同窦腔黏膜全部切除。尽可能做额骨骨瓣复位以保持面容。必要时可将额窦前、后壁、额窦中隔和底壁以及连同筛窦一并切除,术后需行整形修复术。

（4）蝶窦恶性肿瘤:可采用鼻侧切开术。经筛窦进入蝶窦,尽量切除肿瘤。蝶窦恶性肿瘤应以放疗为主,手术切除为辅。

2.放射治疗　单纯根治性放疗仅适用于对放射线敏感者。如肉瘤、未分化癌等。但疗效并不令人满意。对晚期病例无法手术根治者常采用单纯姑息性放射治疗。对术后复发及不能耐受手术者,也可进行放疗。目前多倾向于手术前采用足量的根治放疗,放疗后 6 周行手术治疗,术后不再放疗。总量控制在4~8周 50~60Gy(5000~6000rad)。

3.化学治疗　多作为一种辅助疗法或姑息疗法。传统的化疗对全身损害较大,近年临床多应用变压化疗法,弥补前者不足之处,另外通过选择血管介入法,将抗癌药物注入癌瘤的营养血管,疗效较为满意。

第四章 喉部疾病

第一节 喉的先天性疾病

一、先天性喉软化症

先天性喉软化症又称喉软骨化或喉软骨症,是最常见的喉部先天畸形,占喉先畸形的 50%～75%,是引起先天性喉喘鸣的主要原因之一,有人甚至将它作为先天性喉喘鸣的同意语。喉软化症若同时伴有气管软化则称为喉气管软化症。

【诊断】

(一)临床表现

1.症状 吸气性喉鸣为此病的主要症状。大多数患儿生后无症状,在感冒或腹泻后症状显露。轻者喘鸣为间歇性,当受惊或哭闹时症状明显,安静或入睡后症状缓解或消失。重者喘鸣为持续性,入睡后或哭闹时症状更为明显,并有吸气性呼吸困难(吸气时三凹征明显,尤以胸骨上窝下陷显著),继发呼吸道感染或消化不良时,呼吸困难加重,可出现发绀;同时呼吸道分泌物可排出不畅,发生痰鸣。患者哭声及咳嗽声音如常,并不嘶哑,此点与大多数喉梗阻病不同。

2.体格检查 直接喉镜检查可见会厌大而软,吸气时会厌在纵轴上卷曲,两侧缘彼此靠近,甚至互相接触,两侧杓会厌皱襞彼此靠拢使喉入口呈一狭长裂缝,喉入口周围黏膜均极松弛,在呼吸扇动,当直接喉镜前端将会厌挑起或伸至两侧杓会厌皱襞间时,呼吸好转,喉鸣消失。检查中应检查声门下,除外声门下狭窄或气管有外压现象。

(二)辅助检查

X线检查喉部往往无阳性发现。

(三)临床诊断

根据出生后不久即有喉鸣史,无呼吸道异物或其他疾患的病史和体征。喉侧位X线片正常,哭声响亮和吞咽良好,一般不需做直接喉镜检查即可做出诊断。直接喉镜检查时可见会厌软骨长而尖,两侧向后卷曲,互相接触;或会厌大而软,会厌两侧和杓会厌襞互相接近;亦有的杓状软骨上松弛组织向声门突起而阻塞声门。以直接喉镜挑起会厌后,喉鸣音消失,由此可以确诊。

(四)鉴别诊断

应与许多引起婴儿喉鸣的疾病相鉴别:①其他先天性喉畸形,如喉蹼、喉裂等;②气管外压狭窄,如甲状腺肿、胸腺肥大等;③纵隔大血管异常,如双主动脉弓、右位主动脉弓、锁骨下动脉异常等;④新生儿搐搦症;⑤神经性喉鸣;⑥声带麻痹;⑦先天性小下颌、大舌、舌根囊肿;⑧后天性喉疾病,如炎症、创伤、水肿等。

【治疗】

1.一般治疗

(1)补钙:每日元素钙 300～500mg。

①复合钙冲剂:每日 3～5 包(每包含钙 100mg)。

②活性钙冲剂:每日 4～6 包(每包含钙 50mg)。

(2)补维生素 D:每日 400～800U。

①浓缩鱼肝油滴剂:每日 2～4 滴。

②维生素 D_2 糖丸:每日 400～800U。

③维生素 D_3 针剂:每月 1 次,20 万～30 万 U,注意上述药物均须医生处方,遵医嘱应用。

(3)晒太阳:紫外线可将皮下 7-脱氢胆固醇转变成维生素 D_3,帮助钙的吸收,可每日上下午各户外晒半小时。

2.手术治疗 如出现呼吸困难,可做气管切开术。

二、先天性喉蹼

先天性喉蹼为胚胎发育时期喉腔发育不全而产生在喉腔内的膜状物,约占先天性喉畸形的 5%,其中有约 15% 的病例伴有其他先天畸形,如腭裂、眼睑或泌尿生殖系统畸形。

根据喉蹼出现的解剖部位,可分为声门上喉蹼、声门喉蹼及声门下喉蹼三类,先天性喉蹼绝大多数为声门喉蹼,且几乎都在喉腔前部,仅有少数在后部,蹼的大小也因人而异,大多数喉蹼将声门的前 1/3～2/3 封闭。喉蹼为一纤维组织膜,上下面均覆盖上皮,其厚薄也因人而异。

【诊断】

(一)临床表现

1.症状 婴幼儿喉蹼与儿童或成人喉蹼的症状不同,症状亦随喉蹼的大小而异。范围较大的喉蹼患儿,于出生后无哭声,呼吸困难或窒息,有呼噜样喉鸣音,吸气时有喉阻塞现象,常有口唇发绀及不能吮乳的症状。喉蹼中等度大者,喉腔尚可通气,但声音嘶哑,伴吸气性呼吸困难。喉蹼较小者,则哭声低哑,无明显呼吸困难。成人和儿童喉蹼一般皆无明显症状,偶有声嘶或发音易感疲倦,在剧烈活动时有呼吸不畅感。

2.体格检查 喉镜检查,声门前 1/3～2/3 有膜状物,吸气时拉平,发声时可在声门下隐藏或突出于声门。儿童或成人喉蹼可行间接喉镜检查或纤维喉镜等检查诊断。在喉镜下可见喉腔有膜样蹼或隔,呈白色或淡红色,其后缘整齐,多呈弧形,少数呈三角形。吸气时蹼扯平,但在哭闹或发音声门关闭时,蹼向下隐藏或向上突起如声门肿物。

（二）辅助检查

必要时需做支气管镜、胸部 X 线及食管造影检查,以除外其他先天畸形,如先天性气管畸形、先天性胸腺肥大、先天性纵隔大血管畸形和气管外压等。

（三）诊断要点

新生儿和婴幼儿必须用直接喉镜检查诊断。喉部声带之间有膜状物即可确诊,检查中注意蹼的部位及大小,遇有呼吸困难严重时,应准备气管插管或支气管镜,必要时做气管切开手术。婴幼儿先天性喉蹼应与其他先天性喉发育异常,如先天性声门下梗阻及先天性喉鸣等相鉴别。对儿童或成人,还应根据病史鉴别喉蹼为先天性或属后天性。先天性喉蹼患者常伴有其他部位先天性异常,诊断时应注意。

（四）鉴别诊断

婴幼儿先天性喉蹼应与其他先天性喉发育异常,如先天性声门下梗阻及先天性喉鸣等相鉴别。对儿童或成人,还应根据病史鉴别喉蹼为先天性或属后天性。先天性喉蹼患者常伴有其他部位先天性异常,诊断时应注意。

【治疗】

1.新生儿喉蹼引起窒息,立即在直接喉镜下插入支气管镜,达到急救和扩张的作用。

2.婴幼儿喉蹼未完全纤维化,可在直达喉镜下做喉扩张术。

3.喉发育成形后的喉蹼,需做手术治疗,方法:①激光切除;②电刀切除后,反复扩张;③分次切除,先切开一侧,待切缘上皮化后,再切对侧;④喉裂开切除喉蹼,放喉模扩张。

新生儿患喉蹼若发生窒息时,应立即在直接喉镜下将婴儿型硬式气管镜插入气管,吸出分泌物,给氧和人工呼吸,治疗效果颇佳,因此时喉蹼组织尚未完全纤维化,经气管镜扩张后多不再形成。对有呼吸困难或声嘶之患者需在直接喉镜下以喉刀或电烙法去除蹼膜,此法常需行术后扩张,否则容易复发。近年来多用显微喉镜下以激光切除喉蹼,术后不需行喉扩张术,效果较好。喉蹼不大又无明显症状者,可不给予治疗。

三、先天性喉闭锁

在胚胎期因喉发育过程受阻,喉腔未形成,出生时喉腔闭锁不能通气,称为先天性喉闭锁。有膜性或软骨性两种,无论任何闭锁,在喉后部常有一小孔,名为咽气管导管。

【诊断】

（一）临床表现

1.症状

(1)哭声和呼吸:婴儿出生后没有哭声及呼吸,虽有呼吸动作,但无气体出入口鼻,可伴有三凹征。

(2)明显发绀:结扎脐带前,皮肤颜色正常,结扎后立即出现发绀。

2.体格检查　直接喉镜检查喉部完全闭锁,亦可为声门下闭锁。常在喉之后部有针头大小的小凹或小孔,称咽气管导管。

（二）辅助检查

一般喉镜检查即可确诊,无须其他特殊检查。

（三）临床诊断

本病预后不良,多因诊断不及时或治疗延误而窒息死亡,产科医生一方面要对此种畸形提高认识和警惕,并能掌握喉镜和气管镜的检查方法,掌握气管切开技术,能及时诊断和治疗此类疾病。

（四）鉴别诊断

患儿出生后虽无呼吸,但有明显呼吸动作,此可与休克、脑出血等所致呼吸暂停相鉴别;出生时患儿颜色正常,于结扎脐带后不久始出现发绀,可与心脏性发绀相鉴别。无哭音和喉鸣可与其他喉或气管异常相鉴别。

【治疗】

此种患儿若不立即治疗,多于出生后不久即死亡。如发现新生儿有呼吸动作而无哭声亦无空气吸入时,应立即在直接喉镜下将婴儿型支气管镜穿破膜性闭锁进入气管内,给氧及人工呼吸,可将患儿救活。若为骨性闭锁,应立即行气管切开术。

第二节　喉外伤

一、喉闭合性外伤

喉闭合性外伤包括喉挫伤、软骨骨折及脱位。喉挫伤,又名单纯性喉外伤,属颈前皮肤无伤口的喉部闭合性外伤。引起喉挫伤的原因多系暴力直接打击的结果,如交通事故的撞伤、工伤事故的扎伤、自缢或被扼伤、拳击或钝器的打击伤等。按外力作用的方向可发生不同程度的挫伤。如外力来自侧面,因喉可向对侧移动,伤情较轻,常无骨折,仅出现喉黏膜损伤,环杓关节脱臼,当受到来自正前方的外力撞击时,伤情常较严重,产生甲状软骨中部的纵行骨折,环状软骨后部的骨折和喉内黏膜的损伤。

【诊断】

（一）临床表现

喉挫伤易致喉黏膜下水肿、血肿、黏膜撕裂、软骨骨折和脱位等。常见的症状:呼吸道阻塞引起呼吸困难和喉喘鸣;发音改变或失音;咳嗽、咯血、颈部疼痛和吞咽疼痛。喉软骨脱位有环甲关节脱位及环杓关节脱位两种:前者甲状软骨下角常位于环甲关节面后方,患侧颈痛可向耳部放射,经过环甲关节的喉返神经经常受损伤而致失音,有些病人虽无喉返神经损伤,仍可发生声音改变;后者则有声嘶、局部疼痛、吞咽困难、甚至呼吸困难、检查可见杓区和杓会厌皱襞肿胀,声带可被隐没,当肿胀消退之后可见杓状软骨向前内移位,声带松弛呈弧形,发音时声门不能紧闭。喉软骨骨折后易有颈部皮下气肿;呼吸道阻塞;触诊有骨折征如甲状软骨喉结或环状软骨弓状突消失;喉腔内有黏膜撕裂。

1.症状 具体因受伤轻重程度的不同而可出现下列症状。

(1)喉痛:患者常感喉部疼痛,有时放射至耳内。

(2)声嘶:声音变嘶哑或失音。

(3)出血:如仅有喉腔黏膜破裂,则出血较少,常为痰中带血;若软骨断裂,伤及血管时可有较严重的咯血。

(4)吞咽困难:每做吞咽动作,患者则感喉痛加剧,亦有因伤及喉咽而发生吞咽困难者。

(5)呼吸困难:如喉部软骨断裂,喉内黏膜有出血、水肿时,均可造成呼吸困难;如出血不止,血液流入下呼吸道,能引起窒息。由于喉外伤的呼吸困难在外伤后48小时达到高峰,故应对喉外伤进行仔细观察并引起重视。

(6)休克:严重的喉挫伤可导致外伤性或者出血性休克。

(7)干咳:喉部闭合伤患者中绝大部分由于黏膜水肿、撕裂、炎症反应等刺激引起刺激性干咳,干咳由于气流的冲击又可加重喉部黏膜的撕裂、水肿而导致恶性循环。

2.体征 查体可见颈部肿胀、压痛、瘀斑伴颈部皮下气肿;喉气管环标志消失;甲状软骨变形。间接喉镜检查发现声带充血、水肿、瘀斑、黏膜下出血伴喉部血肿;一侧声带固定;喉软骨骨折后易有颈部皮下气肿;呼吸道阻塞;触诊有骨折征如甲状软骨喉结或环状软骨弓状突消失;喉腔内有黏膜撕裂。

(二)辅助检查

1.X线检查 X线平片及体层摄片可大致了解气道的情况,但不能明确喉挫伤的性质与程度。

2.间接喉镜检查或者纤维喉镜检查 间接喉镜检查可评价喉返神经功能,并可观察咽、喉情况,是以往进行确诊的一项重要手段,近来则主张用纤维喉镜,因为病人更易适应此项检查,而且视野也更好。应注意观察声带运动功能、气道通畅程度、有无喉内血肿及黏膜撕裂。

3.CT检查 为早期做出诊断,应及时进行CT检查,可提供喉软骨、喉内软组织、喉关节以及喉周软组织等诸多信息,还能清楚显示颈部筋膜间隙,颈动静鞘及喉腔、气管、食管等组织结构,准确确定喉、气管损伤的位置、程度和类型。CT扫描不仅可证实皮下及组织间隙气肿,而且清楚地显示了声门下软组织肿胀、气管旁气肿以及喉外伤的位置和程度,为外伤的处理提供了依据。

(三)诊断

闭合性喉外伤多见于撞伤、扼颈、砸伤等,根据有明显的喉外伤史、症状及检查所见,诊断不难。颈喉部疼痛、声嘶、喘鸣、呼吸困难和吞咽障碍是喉挫伤的重要症状,应引起注意,而咯血、皮下气肿及喉返神经麻痹是喉内结构挫伤的可靠诊断依据。但有时颈前唯一可见的体征可能只是瘀斑,若不警惕。可能会造成漏诊。因此,凡是有颈部钝性伤伴声嘶、咯血者均应怀疑喉外伤,评价其损伤的程度可根据间接喉镜、纤维喉镜、动态喉镜来观察喉内损伤情况,颈、胸部 X 线可以帮助发现有无喉软骨骨折、气管损伤及气胸等。对于一些严重的喉外伤确定其软骨移位,明确复位范围时喉部 CT 检查有很大的临床实用价值。必要时应尽早手术探查。

【治疗】

处理原则:闭合性喉外伤的处理原则是在挽救生命的前提下,尽可能地恢复喉功能和防止并发症。除仔细询问病电,全面查体外,解除和预防呼吸困难,保持呼吸道通畅是抢救成功的关键。明确喉外伤的严重程度,了解喉部结构的损伤范围,这是决定治疗原则的依据。治疗中保持呼吸道通畅是抢救成功的关键。

治疗方法:文献报道将喉气管外伤患者分为五类:①喉内小的血肿,未发现骨折;②喉内水肿、血肿、黏膜小的破裂而无软骨暴露,CT 扫描发现骨折无移位;③广泛的水肿、黏膜撕裂、软骨暴露及声带固定;④除第三类外,有两处以上的骨折或喉黏膜广泛创伤;⑤喉气管完全分离。前两种情况可以采取保守治疗,后三种类型多需要手术治疗。具体的治疗方法一般包括以下几类。

1.一般外科挫伤治疗　给予止痛、止咳、抗感染治疗,严密观察患者呼吸及皮下气肿情况。若仅伤及喉黏膜而无软骨骨折的单纯性挫伤,无需特殊治疗,让患者安静少言,进柔软饮食,颈部减少转动,使喉部休息。

2.气管切开术　对重度闭合性喉外伤,如出现黏膜撕裂水肿或颈部血肿均应做预防性气管切开术,避免窒息。如出现明显的呼吸性呼吸困难并进行性加重者,应及时行气管切开术。对合并颅脑、颌骨及胸部创伤者也应及早气管切开术。

3.喉软骨复位术　如广泛黏膜水肿、软组织撕裂、声带固定、软骨骨折或软骨暴露、进行性气肿并有明显喉梗阻者,需在气管切开后行喉裂开探查复位术。对甲状软骨和环状软骨骨折者,是否切开复位应根据患者的病情。线形或凹陷性骨折以及轻微的粉碎性骨折,若无呼吸困难及喉内软骨暴露、出血等情况,不需手术。对严重的粉碎性骨折,有呼吸困难及喉内软骨暴露、出血者,应手术治疗。环杓关节的损伤包括杓状软骨的腔内露出、撕脱和移位,包括从关节完全脱出和部分脱出,其治疗主要是内镜下复位术,即于直接喉镜下将杓状软骨向上或向下用力拨动,使其复位。环杓关节移位行闭合复位失败或伴有黏膜及其他喉损伤者可以切开手术,如声带内移术、关节固定术等。对挫伤严重、喉软骨碎裂移位、喉腔狭窄者,做气管切开术,行喉裂开术时将碎的软骨尽量保留,仔细复位。复位后,喉腔内安置塑料或硅橡胶制的喉腔模,以不锈钢丝固定,扩张喉腔,让喉黏膜愈合不形成蹼、粘连等,以防术后狭窄(喉腔模的应用指征为:前联合黏膜撕裂、环状软骨和甲状软骨粉碎性骨折或混合性骨折并有移位)。术后 2～3个月经口腔取出喉腔模,继续随访。如有狭窄趋势,可采用喉扩张法。

4.鼻饲饮食　伤后 10 天内应予鼻饲饮食,减少喉部活动,减轻喉痛和呛咳,防止并发症。

5.心理治疗　颈部有重要的血管和神经,又是连接大脑和躯体的桥梁,颈部及喉部损伤后极易出现头晕、头痛、声嘶,甚至失声、呼吸困难等症状,易引起患者的恐惧心理。因此在做好医疗救治的同时,尚要注意心理治疗,如解释、安慰等心理干预,配合治疗与康复工作,以利于病情的恢复。

二、喉开放性外伤

喉开放性外伤,包括喉刺伤、喉切伤及贯通伤。喉开放性外伤指喉部皮肤和软组织破裂,伤口与外界相通的喉创伤。可伤及喉软骨、软骨间筋膜,穿通喉内,包括切伤、刺伤、炸伤、子弹贯通伤等。喉切伤、刺伤多为自伤引起。切伤多为横切口,位于甲状软骨与舌骨间者占70%,甲状软骨损伤者也不少见。轻者仅损伤软组织及软骨,重者可伤及咽与食管后壁,偶有损伤大血管发生大出血立即死亡者。刺伤伤口小而深,常并发皮下气肿及出血。儿童口含棒状物跌倒时,亦可刺伤咽部,甚至贯通咽部达颅内,危及生命。开放性喉外伤虽然临床上并不多见,但它常合并颈部、气管、咽及食管的外伤,累及大血管、神经、腺体和危及呼吸消化道的通畅,因而伤势急重,需积极救治,而急诊救治的好坏直接影响患者的康复水平。

【诊断】

(一)临床表现

喉切伤多为自我伤,平时临床上所见者多是有自杀企图的切伤,半数为刺伤。用利刃刎颈的切伤多为横行。喉切伤的症状不外乎嘶哑、失音、呼吸困难、咳嗽、咯血等。喉贯通伤的症状与体征,视致伤武器的种类、子弹的速度和损伤的部位而异。早期的突出症状是出血。虽不一定伤及颈部主要大动脉,也可因血液流入气道引起窒息死亡,或因失血过多出现休克。随后出现组织水肿、血肿和动脉瘤引起的呼吸困难,还可能发生皮下气肿、纵隔气肿、吞咽困难和发音障碍等。具体的临床表现如下。

1.症状

(1)出血:伤口出血多来源于面动脉的舌下支、喉动脉、甲状腺组织或甲状腺动脉。出血不仅可导致失血性休克,血液流入呼吸道还可发生窒息,甚至死亡。颈动脉或静脉大血管破裂或切断时,多立即死亡,来不及到医院抢救,故很少见到。

(2)呼吸道梗阻:表现为呼吸困难。除血液流入呼吸道和气肿外,喉软骨骨折碎片的移出位、喉黏膜水肿及黏膜下血肿、破碎组织片突入喉腔等均可引起早期呼吸困难,在伤后不久或1~2天发生。喉部继发感染,发生软骨膜炎,使喉腔变小出现晚期呼吸困难,多在伤后数日或数周发生,伴有声带麻痹时,加重梗阻症状。

(3)发音困难及呛咳:甲状软骨的切割伤直接损伤声带并不多见,但可致声带上下组织受损。组织肿胀、喉软骨移位及喉返神经受损而导致声带麻痹均可引起发声困难,并可出现吞咽时呛咳。

2.体征

(1)皮下气肿及纵隔气肿:颈部皮下气肿常见。病人咳嗽时,因胸腔内压增高,空气由喉或咽黏膜破损处,沿喉周围软组织间隙进入皮下形成皮下气肿。外伤深者,空气可沿颈深筋膜进入纵隔,形成纵隔气肿。如肺尖部胸膜壁层破损,可发生气胸。

(2)颈部伤口:受伤原因及程度不同,出现伤口大小、深浅、形态及数目不一。凡已穿通喉腔者,呼吸时自颈前伤口漏气,出现血性泡沫。爆炸伤所致颈部伤口常为多处损伤,伤口不整齐,组织破碎,喉软骨受累,重者可被击碎,喉内结构破坏,伤口内可有弹片或矿石碎片异物存留。利刀切伤多为单一伤口,皮肤裂伤大,切口边缘整齐,切断喉软骨深及喉腔时,可见喉腔内受损部位:如切断甲状舌骨膜时,可见暴露的声门,发音时可见声带运动;伤及喉返神经,则患侧声带不动;伤口若与咽腔、食管上端相通,吞咽时有唾液自伤口溢出;喉两侧的肌肉及其他组织也可被切断;颈部大血管有时暴露于伤口内,偶见管壁裂伤。匕首、刺刀、枪弹所致的外伤,一般伤口小,数目多或单个,深浅不一,常出现严重气肿。

(二)主要辅助检查

应行间接喉镜、纤维喉镜或直接喉镜检查,以发现喉腔内受损情况。颈部、胸部 X 线检查以发现有无喉软骨骨折、气管损伤及气胸等。喉部 X 线断层摄片对明确喉软骨骨折情况很有帮助。喉 CT 检查不仅可了解喉软骨的损伤部位和程度,还可看出软组织的损伤情况,准确地估计喉梗阻的程度。

(三)诊断

根据患者明确的外伤史,出血、呼吸困难、吞咽困难及皮下气肿等症状和体征,诊断一般不难。

【治疗】

开放性喉外伤作为耳鼻咽喉科的急重症,其处理救治突出一个"急"字。因而在入院后应争分夺秒。抓紧时间重点突出进行检查判断。密切注意呼吸、神志和生命体征的监测,对是否伴有复合伤、大出血、休克、颅脑损伤应心中有数。

处理原则:开放性喉外伤的治疗原则以挽救生命为主。保持呼吸道通畅,快速建立静脉通道,迅速止血和防治休克是救治成功的关键,应及时防止并发症的出现。

治疗方法:具体的治疗方法包括以下几类。

1.止血 颈部血供丰富,有重要的大血管、神经走行。开放性喉外伤患者多伴有严重的血管、神经损伤。对于大出血危及生命的患者,及时止血是抢救成功的第一步,为伤口检查、精细手术修复神经、血管和创伤提供了保证。抢救重症开放性喉外伤患者大出血时,应因地制宜,采用快捷、简便的方法,应详查出血点,迅即采用指压探查、血管钳夹等方法寻找出血点,缝扎或吻合血管。对颈内静脉或者小血管断裂者采用结扎止血。当动脉血管回缩厉害而一时难以寻找时则先行纱布填压。

2.解除呼吸困难 在急救中对所有患者的呼吸困难程度均应预先进行估计,对于Ⅲ～Ⅳ度喉阻塞者,均可给予紧急低位气管切开术或环甲膜穿刺术;对已有下呼吸道贯通伤者,先行插管,待全身情况好转后或伤情稳定处理妥当后再于他处低位切开气管,建立呼吸通道。而Ⅰ～Ⅱ度喉阻塞患者根据其他伤情缓急稍推后行低位气管切开术。所有患者使用带气囊硅胶气管导管,以防血液和分泌物下流入肺或下呼吸道分泌物向上污染伤口。目前多数学者主张行气管切开术抢救重症开放性喉外伤患者,也有学者认为对于喉和喉咽部伤势较轻,无明显呼吸困难的患者,手术与否无显著性差异。低位气管切开术不仅能解除呼吸困难,还有利于患者喉咽部伤口休息、气道管理和监护、经气道给药、节省体力等,以促进局部和全身伤势的缓解与愈合,因而治疗性或预防性手术实属必要。对行气管切开术后呼吸困难仍无明显改善者,考虑有合并肺不张、血气胸等可能,可请胸外科紧急会诊,予以胸腔闭式引流、开胸手术等处理。

3.失血性休克的救治　患者入院时密切观察生命体征,遇有脉搏快而弱、血压下降、皮肤发冷者多为休克状态。对于休克患者,积极抗休克应放在首要位置,可与大出血止血、呼吸窘迫等急症同时施救。

4.局部创面的处理　急救时喉开放性创伤伤口处理是否得当与后遗瘢痕、喉狭窄、咽瘘关系密切。而术前纤维喉镜检查对发现喉、喉咽内隐匿伤口帮助甚大。也有报道,患者外伤侧与喉内裂伤侧不在同侧者。部分患者伤势严重或不具备纤维喉镜检查条件时,急诊颈部 CT 对伤情判断也有较大价值,而且还可同时行其他部位 CT 检查。在全面了解伤情后,即可按部就班、有条不紊地进行创面处理。清创时要注意保留黏膜和软骨,缝合修复中宜仔细对位,尤其是处理喉咽腔内黏膜时更为重要。在关闭创口前经鼻置入胃管,7～10 天的鼻饲饮食可保证伤口的休息和营养的供给。对于软骨创伤严重而简单复位不能支撑喉腔、气管形状时,应以钢丝吻合固定。另外,还需放入直型或 T 型硅胶管,6 个月左右取出。目前镍钛记忆合金支架因其具有形状记忆特性和超弹性,其中裸支架置入喉腔后黏膜可长入网格内,支架与组织相容,起到良好支撑作用,而附膜支架能阻止喉黏膜肉芽向支架内生长 3 个月后便可取出,因而受到推广。若有严重组织缺损时,可利用创面周围组织转位填补,以防畸形或死腔过大而难以愈合。此外,重点探查喉返、迷走、副神经等有无损伤并显微手术修复可减少术后并发症的发生。对于甲状腺损伤出血可简单予以"8"字缝扎。

5.抗感染及对症处理　大剂量敏感抗生素足疗程使用相当重要,严重水肿者可短时应用大剂量糖皮质激素,痰黏稠且量多者使用沐舒坦。

第三节　喉部急性炎性疾病

一、急性喉炎

急性喉炎为喉黏膜急性卡他性炎症,好发于冬、春季节的急性呼吸道感染性疾病。

【病因】

本病常与急性鼻炎、急性咽炎同时存在或继发于上述疾病。

1.感染,多为病毒感染,后继发细菌感染。

2.有害气体或过多粉尘吸入。

3.用声过度。

4.喉外伤。

5.烟酒过度。

【临床表现】

1.症状

(1)声嘶：急性喉炎主要症状，开始声音粗糙低沉，以后变为沙哑，严重者完全失音。

(2)咳嗽、咳痰：喉黏膜发生卡他性炎症引起分泌物增多。

(3)喉痛：发声时疼痛加重，伴有喉部不适、干燥和异物感。

(4)呼吸困难：小儿多见，呈吸气性呼吸困难。

(5)鼻塞、流涕、咽痛。

(6)全身症状：畏寒、发热、乏力等。

2.检查　喉镜检查可见喉黏膜不同程度充血，声带由白色变为粉红色或红色，严重时可见声带黏膜下出血，但两侧声带运动正常。

【诊断】

感冒或用声过度后出现声嘶等症状，喉镜检查可见喉黏膜充血水肿，尤其是声带充血，即可作出急性喉炎诊断。

【治疗】

1.抗炎治疗，给予足量抗生素、适量糖皮质激素。

2.呼吸不畅或呼吸困难者给予吸氧、吸痰及雾化吸入，呼吸困难加重者随时准备气管切开。

3.控制用声，休息声带。

4.全身支持治疗，尤其小儿。

二、急性会厌炎

急性会厌炎为喉科急重症之一，起病急、发展迅速，易导致上呼吸道梗阻。曾有多种命名，如急性会厌感染、急性声门上喉炎、急性声门上炎、蜂窝织炎性会厌炎等，均为急性喉炎。目前分为急性感染性会厌炎和急性变态反应性会厌炎：前者是以会厌为主的急性非特异性感染性炎症；后者属于Ⅰ型变态反应。

【病因】

1.感染　最常见病因，以 B 型流感嗜血杆菌居多，其他包括金黄色葡萄球菌、链球菌、肺炎链球菌、类白喉杆菌和卡他奈瑟球菌等。

2.邻近组织感染累及会厌　急性扁桃体炎、咽炎、口腔炎、鼻炎及鼻窦炎等蔓延至声门上黏膜。

3.变态反应因素。

4.其他　外伤、异物、创伤、食物刺激、有害气体、放射线损伤等。

【临床表现】

1.症状

(1)全身中毒症状:发热、畏寒,并有全身不适等。

(2)咽喉疼痛:吞咽时加剧。

(3)呼吸困难:以呼吸性呼吸困难为主,伴有高调吸气性喘鸣声。如病情恶化可迅速窒息。

(4)吞咽困难:轻者咽部阻塞感,重者饮水呛咳。

2.查体　间接喉镜或纤维喉镜可见会厌舌面充血肿胀,甚至水肿成球状。由于会厌严重肿胀无法抬举,无法窥清声门。患者咳嗽声基本正常,发声时似口含物。对于小孩,利用压舌板压下舌根即可见会厌游离缘充血肿胀。

【辅助检查】

1.实验室检查　白细胞总数增加,常为 1.0 万～2.5 万/mm³,中性粒细胞增多。

2.影像学检查　一般很少应用,对于不易检查患儿,喉部侧位平片有助于诊断。

【诊断及鉴别诊断】

1.诊断　对于急性喉痛且吞咽加重者,口咽部检查无特殊病变或有炎症但不足以解释症状时,应考虑急性会厌炎。由于急性会厌有缓慢型和急速型者,对此病应高度重视。

2.鉴别诊断

(1)急性喉气管支气管炎:多见于 3 岁以下小儿,常有轻微咳嗽、哮喘性干咳、声音嘶哑及吸气性呼吸困难等。

(2)咽白喉:有流行病史,常见于儿童。起病缓慢,全身中毒症状较严重,常有"空空"咳嗽声、进行性呼吸困难、声音嘶哑等症状。

(3)会厌囊肿:慢性病,多无全身症状。间接喉镜、硬管喉镜和纤维喉镜检查均可确诊。

【治疗】

1.高度重视,出现呼吸困难或者呼吸较粗者应准备好气管切开等抢救措施,及时收住院严密观察。

2.使用抗生素和糖皮质激素抗感染、消除水肿。

3.纠正全身状况,注意水、电解质平衡。

4.若发现会厌脓肿,做好抢救措施情况、及时做脓肿切开。

三、小儿急性喉炎

小儿急性喉炎是指小儿以声门下区为主的喉黏膜急性炎症,多见于冬春季节。小儿喉腔狭小、喉内黏膜松弛、喉黏膜下淋巴组织丰富,炎症易致肿胀造成喉腔狭窄、出现呼吸困难;喉软骨柔软、黏膜及黏膜下层附着疏松,炎症易于蔓延;咳嗽反射差、分泌物不易咳出;神经系统不稳定、易受炎症激惹发生喉痉挛;由于小儿抵抗力和免疫力差,故症状多较严重。

【病因】

多由病毒引起,常继发于急性鼻炎、咽炎。病毒以副流感病毒居多,其他如腺病毒、流感病毒、麻疹病毒等;继发细菌感染,如金黄色葡萄球菌、乙型链球菌、肺炎链球菌等。

小儿急性喉炎亦可为流行性感冒、肺炎、麻疹、百日咳、猩红热、水痘等急性传染病的前驱症状。

【临床表现】

起病急,多有发热、声嘶和咳嗽等。早期以喉痉挛为主,声音嘶哑并不严重,可有阵发性犬吠样咳嗽或呼吸困难,也可夜间突然发病、声嘶、频繁咳嗽。严重者可出现吸气性呼吸困难、三凹征、烦躁不安、出汗、发绀,若不及时救治可能致命。

【诊断及鉴别诊断】

根据病史、症状和体征可以初步做出诊断。具备条件且患儿合作时可做间接喉镜、纤维喉镜等检查明确诊断。血氧饱和度检测对于诊断和病情动态检测有益。

应与以下疾病鉴别。

1.气管支气管异物　起病急,异物吸入史,影像学检查可以辅助诊断。

2.小儿喉痉挛　常见于较小婴儿。

3.先天性喉病　如先天性喉软化症等。

4.其他　急性传染病。

【治疗】

1.解除喉梗阻引致呼吸困难,及时给予足够抗生素、适量激素抗炎和消肿,随时准备进行气管切开解除呼吸困难。

2.吸氧、解除痉挛、化痰,保持呼吸道通畅可用蒸汽或雾化吸入等。

3.保持环境安静、减少患儿哭闹。

4.加强全身支持疗法,严重者动态监护。

第四节　喉部慢性炎性疾病

一、慢性喉炎

慢性喉炎为喉部黏膜慢性炎症,可波及黏膜下层及喉内肌。根据病变程度不同分为慢性单纯性喉炎、慢性肥厚性喉炎和慢性萎缩性喉炎。

【病因】

1.感染因素　急性喉炎反复发作或迁延不愈,鼻-鼻窦感染向下蔓延或肺、气管支气管感染分泌物长期刺激喉黏膜导致。

2.发音损伤　发声不当、过度用声等,常见于教师、演员、歌唱家等,长期高声讲话、过高、过长时间演唱均可以导致本病。

3.职业因素 物理及化学物质长期刺激咽喉部,如粉尘、化学药品、高温环境及过度烟酒等。

4.其他因素 全身性疾病(心、肾疾病,糖尿病,风湿病等)使血管功能紊乱或喉部黏膜长期淤血,继发慢性喉炎。

【病理】

初期,黏膜弥漫性充血,腺体分泌增加和淋巴细胞浸润,黏膜肿胀、浸润可向深层甚至喉内肌浸润,表现为典型慢性单纯性喉炎;若致病因素持续存在,病变继续发展,则有纤维变性及腺体萎缩,黏膜上皮由纤毛上皮变为多层鳞状上皮,黏膜由暗红色转变为灰蓝色并增厚,腺体分泌减少,演变为慢性肥厚性喉炎。

【临床表现】

(一)症状

1.声音嘶哑:发音低沉、无力、粗糙,不能长时间讲话。晨起加重,待活动或分泌物咳出后声嘶改善。

2.喉部分泌物增多,讲话前常需要咳嗽清嗓。

3.喉部干燥或疼痛。

(二)查体

1.慢性单纯性喉炎 喉黏膜弥漫性充血,黏膜表面附着稠厚黏液,声门运动时可见声带之间黏液丝。

2.慢性肥厚性喉炎 喉黏膜肥厚,杓间区明显;声门闭合不良,室带肥厚遮盖都分声带。

3.慢性萎缩性喉炎 喉黏膜干燥、变薄而发亮,喉腔可见痂皮,声带张力减退,声门闭合不全。

【诊断】

根据症状和喉镜检查不难做出正确诊断,注意与急性喉炎、喉异物、咽白喉、声带小结、喉返神经麻痹、喉结核、喉乳头状瘤、喉癌相鉴别。

【治疗】

1.去除病因,积极治疗鼻-鼻窦炎和气管支气管炎,避免继续接触有害气体和粉尘等刺激因素。

2.合理用声,避免嗓音滥用。

3.糖皮质激素局部超声雾化或蒸气吸入。

4.中医中药治疗。

二、声带小结

声带小结多见于男孩及成年女性,常双侧发病。

【病因】

多因长期用声不当或用声过度所致。双侧声带反复、硬性对抗运动及高速呼气气流作用导致声带组织损伤,声带前、中 1/3 交界处为发音时最大气流冲击处。其他因素:心理因素;过敏;内分泌失调;呼吸道感染;烟雾刺激;声带水肿;听力障碍;慢性咳嗽及胃食管反流等。

【病理】

长期声带局限性充血和水肿导致上皮增厚、潜在间隙透明样变性形成小结,任克层、声韧带、肌层不受影响。

分类:①软性小结,发音不当及疲劳所致局限性炎性改变伴有水肿,质软、表面脆;②硬性小结,发音不当致病变声带白厚、纤维化明显。

【临床表现】

1.声嘶　间歇性或持续性发作,声嘶程度与小结位置、类型、体积有关。

2.音域改变　不能高调,音域降低。

3.发音疲劳　早期为间歇性。

4.咽喉部疼痛　可伴有不同程度咽喉部不适等。

【检查】

喉镜检查可见声带游离缘前、中 1/3 交界处局限性、对称性黏膜肿胀或结节性突起,发音时声门呈漏斗样关闭不全,频闪喉镜发现声带黏膜波减低,硬性小结黏膜波常常不对称。

【诊断与鉴别诊断】

声带小结诊断不难,但应与黏膜下潴留囊肿、声带息肉、喉癌相鉴别。

【治疗】

1.首选发声训练　指导患者正确发音。

2.雾化吸入或蒸气吸入　有利于声带炎症消散吸收。

3.支撑喉镜下声带小结切除术　非手术治疗无效时采用,注意保护声带游离缘正常黏膜,精细操作,有利于术后声带振动功能的恢复。

三、声带息肉

【病因】

1.长期发声不当与过度用声　导致声带黏膜下血管破裂形成血肿,周围组织发生局部循环障碍,出现继发性水肿、血管扩张等可以继发淋巴细胞浸润的炎症变化,即"循环障碍-出血学说"。

2.继发于上呼吸道感染　在基础上滥用声带发声容易形成声带息肉。

3.吸烟　可刺激声带使血浆渗入到任克间隙,逐渐加重导致声带息肉。

4.内分泌紊乱　声带息肉多见于更年期女性,可能与雌激素有关;甲状腺功能亢进或减退也可导致声带息肉。

5.其他 变态反应因素。

【病理】

声带膜部边缘上皮下任克间隙发生局限性水肿,血管扩张或出血。上皮层通常正常,但在疾病发展过程中可以变薄或伴有不同程度棘细胞增生及角化。陈旧性病变可以发现淀粉样蛋白沉积及纤维变性。

【临床表现】

1.声音嘶哑 广基息肉较有蒂息肉对声带振动及发音影响更大。

2.音域及音调改变 音域减低,音调单调。

3.发音疲劳 引起声带振动所需声门下压增加导致发音易疲劳,最长发音时间缩短。

4.喉部不适 可伴有喉部异物感。

【检查】

在一侧或双侧声带前、中1/3附近有带蒂或广基半透明淡红色或白色肿物、表面光滑,声门关闭不全,声带振动不对称。

【诊断与鉴别诊断】

声带息肉诊断不难,应与声带小结、喉癌、喉乳头状瘤相鉴别。

【治疗】

有效治疗手段为手术切除。两种方式:喉显微器械切除术和 CO_2 激光切除术。注意操作应该在任克层以浅进行,保护声带正常黏膜及声韧带,避免前联合损伤,术后发音休息 4～6 周。

四、任克水肿

任克水肿为慢性喉炎特殊形式,曾命名息肉样声带炎、息肉样喉炎、息肉样退行性变、慢性肥厚性喉炎等。水肿位于声带黏膜下任克间隙,多位于声带上表面或喉室,常为双侧非对称性。

【病因】

过度发音、吸烟影响最大,常发生于女性吸烟者。另外,与咽喉反流因素有关。

【病理】

固有层表面广泛、弥漫性肿胀。水肿影响固有层浅层,声韧带、肌层、基底膜不受影响。声带鳞状上皮下细微蜂窝状网状结构内可发现凝胶状液体沉积,早期沉积物清亮,相对稀薄;随着病程进展,沉积物变得黏稠,近似胶耳。病变最初位于声带上表面、喉室,进而累及声带游离缘上唇、下唇,水肿严重时可导致吸气时声膜部完全闭合。

【临床表现】

1.水肿范围不同引起不同的临床症状,可有声音低沉伴或不伴有声音嘶哑,水肿范围大者可以有活动时气短。

2.检查:双侧声带梭形膨胀性水肿,表面光滑、黏膜透明,毛细血管网清晰可见或黏膜呈红色、血管瘤样。依据水肿范围和严重程度分为三度:Ⅰ度,吸气时声带前 1/3 闭合;Ⅱ度,吸气时声带前 2/3 闭合;Ⅲ度,吸气时声带膜部全长闭合。

【治疗】

喉显微外科手术附加发音矫治,CO_2 激光及显微缝合技术的应用有利于声带振动功能的恢复和有效避免粘连等并发症。

第五节 喉阻塞

喉阻塞亦称喉梗阻,是指因喉部或其邻近组织的病变,使喉部通道(特别是声门处)发生狭窄或阻塞,引起呼吸困难的一组临床症状。

一、病因

1.喉部急性炎症 如小儿急性喉炎、急性会厌炎、急性喉气管支气管炎、喉白喉等。

2.喉外伤 喉挫伤、切割伤、烧灼伤、火器伤、高热蒸气吸入或毒气吸入。

3.喉水肿 如喉血管神经性水肿,药物过敏反应等致喉黏膜高度水肿,声门狭窄,影响呼吸。

4.喉异物 喉异物或下气道异物不仅造成机械性阻塞,还可引起喉痉挛。

5.肿瘤 喉癌、多发性喉乳头状瘤、甲状腺肿瘤、喉咽肿瘤等。

6.先天性畸形 较少见,如喉蹼、喉软骨畸形、先天性喉鸣。

7.声带瘫痪 各种原因引起的双侧声带外展麻痹,声带固定于中线,不能外展,可引起严重喉阻塞。

二、临床表现

1.吸气性呼吸困难 是喉阻塞的主要症状。吸气时气流将声带斜面向下向内推压,使声带向中线靠拢,正常情况下,声带外展,使声门裂开大保持正常呼吸,而当喉部黏膜肿胀或声带固定时,声门裂随吸气动作进一步狭窄,呼吸困难进一步加重。而呼气时气流向上推开声带,声门裂开大,故呼吸困难相对吸气较轻。

2.吸气性喘鸣 吸入的气流,挤过狭窄的声门裂,形成气流漩涡冲击声带,气流的摩擦和声带的颤动发出的一种尖锐的喉鸣音。

3.吸气性软组织凹陷 因吸气时空气不易通过声门进入肺部,为助呼吸进行,胸腹辅助呼吸肌代偿运动加强使胸廓扩张,而肺叶不能相应的膨胀,故胸腔内负压增加,将胸壁及其周围软组织吸入,乃出现胸骨上窝、锁骨上、下窝、肋间隙、剑突下和上腹部吸气性凹陷,称为三凹征或四凹征。

4.声音嘶哑 常有声音嘶哑,严重者甚至失声。

5.缺氧症状 初期症状不明显,随着阻塞时间延长,程度加重,开始出现呼吸快而深,心率加快,血压上升;若进一步加重,则出现缺氧而坐卧不安、烦躁、发绀;终末期出现有大汗淋漓、脉搏微弱,快速或不规则,呼吸快或浅表,惊厥,昏迷,甚至呼吸循环骤停。

三、临床分期

根据呼吸困难程度将病情分为4度。

Ⅰ度:安静时无呼吸困难表现,活动时或哭闹时有轻度吸气性呼吸困难,有轻度吸气性喉喘鸣和吸气性胸廓周围软组织凹陷。

Ⅱ度:安静时也有轻度吸气性呼吸困难、吸气性喉喘鸣和吸气性胸廓周围软组织凹陷,活动或哭闹时加重,但不影响睡眠和进食,亦无烦躁不安等缺氧症状。脉搏尚正常。

Ⅲ度:吸气性呼吸困难明显,喉喘鸣声较响,胸骨上窝、锁骨上窝、锁骨下窝、上腹部、肋间等处软组织吸气凹陷明显。并因缺氧而出现烦躁不安、不愿进食、不易入睡、脉搏加快等症状。

Ⅳ度:呼吸极度困难。由于缺氧及二氧化碳增多,患者坐卧不安、手足乱动、出冷汗、面色苍白或发绀,定向力丧失,心律失常,脉搏细弱,血压下降,大小便失禁等。如不及时抢救,可因窒息、昏迷及心力衰竭而死亡。

四、诊断及鉴别诊断

根据病史、症状和体征,对喉阻塞不难做出诊断,一旦诊断明确,首要判断喉阻塞的分期,至于病因查明可根据疾病的轻重和发展速度而定。轻者,可做喉镜检查以明确喉部病变情况及声门裂大小,喉部侧位X线摄片也可帮助了解声门受累情况。重者要先行解除喉梗阻,再行病因的追查和诊治。

喉梗阻引起的呼吸困难,临床上还必须与支气管哮喘、气管支气管炎等引起的呼吸性、混合性呼吸困难相鉴别。

五、治疗

对急性喉梗阻患者的治疗要依据患者呼吸困难的程度选择合理的治疗方法。

1.Ⅰ度 明确病因,进行积极治疗,一般不必行气管切开。由炎症引起者,使用足量糖皮质激素和抗生素控制炎症。

2.Ⅱ度 炎性病变者,及时使用糖皮质激素和抗生素药物治疗,多可避免做气管切开,并做好气管切开的准备工作;若为异物,应予以立即手术取除;如为肿瘤,双侧声带麻痹,可考虑行气管切开术。

3.Ⅲ度　较短时间的炎症病变尚可先用药物治疗,严密观察病情,做好气管切开术的准备。若药物治疗不好转,且全身状况较差者,宜早行气管切开术。若为肿瘤,则立即行气管切开。

4.Ⅳ度　立即行气管切开术,情况十分危急时,先行环甲膜切开术。

第六节　喉的运动及感觉性障碍

一、喉运动神经性疾病

支配喉肌的运动神经受损,引起声带运动障碍,称为喉瘫痪。喉返神经支配除环甲肌以外的喉内各肌,当其受压或损害时,外展肌最早出现瘫痪,次为声带张肌,再次为内收肌瘫痪。喉上神经支配环甲肌,单独发生瘫痪少见。

按病变部位分中枢性、周围性2种,二者比例约为10∶1。由于左侧迷走神经与喉返神经行程较右侧长,故左侧发病率较右侧约多1倍。

1.中枢性　迷走神经起源于延髓疑核,疑核接受同侧和对侧大脑延髓纤维,每侧喉部运动受两侧皮质支配,因此皮质引起喉瘫痪者极少见。见于假性球麻痹、脑出血、脑肿瘤或脑外伤等。迷走神经核及核下颅内段病变,如延髓空洞症、肿瘤、小脑后下动脉栓塞、炎症和外伤等,可引起喉瘫痪。

2.周围性　喉返神经以及迷走神经离开颈静脉孔至喉返神经分出处之间的病变所引起的喉瘫痪。①外伤:颅底骨折、颈部外伤、甲状腺手术引起者。②肿瘤:鼻咽癌侵犯颅底时.可压迫颈静脉孔处的迷走神经而致喉瘫痪;颈部转移性淋巴结肿大、甲状腺肿瘤、恶性淋巴瘤、颈动脉瘤、神经源性肿瘤等可压迫迷走神经及喉返神经;胸段喉返神经可因主动脉瘤、纵隔肿瘤、肺癌、食管癌、肺结核、心包炎等压迫而致喉瘫痪。③炎症:白喉、流行性感冒等传染病。麻疹、急性风湿病、梅毒等可发生喉返神经周围神经炎。④中毒:铅、砷、酒精等中毒也可引起。

【诊断】

根据损伤的喉运动神经不同分为3型。

1.喉返神经麻痹　最为常见,多是单侧麻痹,又以左侧麻痹多见。①单侧不完全性麻痹:症状不明显,可有短时期的声嘶。间接喉镜下见吸气时病侧声带居旁正中位不能外展,发音时声门仍能闭合。②单侧完全性麻痹:声音嘶哑,易疲劳,声时缩短,咳嗽时有漏气现象。间接喉镜检查,因病侧外展及内收肌的功能完全丧失,病侧声带固定于旁正中位,即介于中间位与正中位之间。初期发音时,健侧声带闭合到正中位,双侧声带间有裂隙,后期出现代偿,健侧声带内收超越中线靠拢病侧,发音好转,一般无呼吸困难。③双侧不完全性麻痹:因双侧声带均不能外展而引起喉阻塞,呼吸困难为其主要症状,无明显声嘶。喉镜下见,双侧声带均居旁正中位,其间仅有小裂缝,发音时,声门仍可闭合。④双侧完全性麻痹:发声嘶哑而弱,说话费力,犹如耳语声,不能持久,自觉气促,但无呼吸困难。因易误呛,气管内常积存分泌物,排痰困难,呼吸有喘鸣音。喉镜检查,双声带居旁正中位,边缘松弛,不能闭合,亦不能外展。

2.喉上神经麻痹 发音无力。易疲劳,高音、大声不能,声音单调,音质不良,失去歌唱能力。如果伴有喉上神经内侧支麻痹,进食时易误吸,尤其在喝水时误吸更为严重。检查发现患侧声带呈充血状态。一侧麻痹时,出现声门偏斜,后端偏向患侧。平静时健侧声带平面高于患侧,吸气时更明显;双侧麻痹时,无声门偏斜及声带平面之差,而是出现声带皱纹。动态喉镜检查,双侧声带振动不协调,失去节律性,常以上下颤动为主,左右水平振动为辅的现象。

3.混合型喉麻痹 喉返神经和喉上神经全部麻痹,声音嘶哑明显。喉镜检查见病侧声带居于中间位。后由健侧代偿,发音略有改善。若系不完全麻痹,病侧声带也可位于旁正中位。

【治疗】

首先应查出病因,给予相应治疗。其次为恢复或改善喉功能。

1.单侧病变 因发声和呼吸功能尚好,可采用下列辅助治疗:①药物治疗:神经营养药、糖皮质激素及扩血管药等。②理疗:红外线、紫外线、超短波、电刺激等。③音声训练。④杓状软骨拨动术。若经久未愈,发音仍不良者,可行声带内注射。即在病侧声带中段黏膜下注射50%特氟隆甘油混悬液。亦可行Ⅰ型甲状软骨成形术等,使声带向内移位,改善发音。

2.双侧病变 声带固定于正中位,有呼吸困难者,须行气管切开术。目前认为恢复声带自主运动,重建喉功能较理想的方法是喉神经再支配术。手术方式主要有神经吻合术、神经植入术和神经肌蒂移植术。经半年左右局部及全身治疗无效时,可行杓状软骨切除术及声带外展移位固定术等,使声门开大,改善呼吸功能。有条件者可在支撑喉镜下行 CO_2 激光杓状软骨切除术。

二、喉感觉神经性疾病

喉部单纯的感觉神经性障碍较少见,常伴有运动性障碍。喉感觉神经性疾病有感觉过敏和感觉异常。喉感觉过敏为喉黏膜对普通刺激特别敏感,平时的食物与唾液等触及喉部时,常引起呛咳及喉痉挛。喉感觉异常是喉部发生不正常感觉,如刺痛、瘙痒、烧灼、干燥或异物感等异常感觉。

【病因】

多因急、慢性喉炎,长期嗜烟酒,耳、鼻、咽、牙部疾病通过迷走神经的反射作用所致。也常见于神经衰弱、癔症、绝经期等患者,亦可发于多用喉的歌唱家、教师、售票员等。

【诊断】

患者觉喉内不适、灼痛、蚁走、发痒、异物感,常做咳嗽、吐痰动作企图清除分泌物,易发生反射性呛咳。喉镜检查无明显异常发现。应注意梨状窝有无积液,环状软骨后方排除环后区、喉咽部肿瘤。

【治疗】

应进行认真的检查,详细解释,消除患者的顾虑,转移其注意力。查出病因,进行病因治疗,另外局部可酌情进行感应电理疗。

三、成人喉痉挛

成人喉痉挛是由喉内肌在病因作用下发生的肌肉运动异常,影响呼吸功能。

【诊断】

(一)临床表现

突然发作性呼吸困难,以吸气性梗阻伴喉喘鸣为主要症状。呼气时无梗阻及喘鸣。患者有窒息感,惊慌失措。但为时短暂,常在 1 次深吸气后自行缓解。在发病过程中患者神志清醒。1 次发作后常有多次不定期发作。

(二)辅助检查

一般不需要特殊辅助检查。

(三)诊断要点

1.突然发作性呼吸困难、喉鸣及三凹征。

2.痉挛发作后,喉部检查均正常。

(四)鉴别诊断

应注意与咽喉肿瘤、颈部肿瘤、肺尖部结核、延髓麻痹、癫痫大发作、狂犬病、破伤风等疾病相鉴别。

【治疗】

病因治疗,对于局部刺激或喉返神经受刺激引起的喉痉挛,症状缓解后应针对病因治疗。对中枢神经系统疾病引起者,在与相关专业配合治疗病因的同时适时地傲气管切开术,如能确诊为神经官能性喉痉挛,告知患者勿惊恐躁动,保持镇静,常在深吸气后可逐渐缓解,发作时热饮或热敷、拍打颈背部也能缓解。发作时吸入亚硝酸异戊酯或亚硝酸甘油片含于舌下也可缓解症状。

四、成人喉痉挛

小儿喉痉挛又称蝉鸣性喉痉挛、痉挛性喘鸣、痉挛性哮吼等。因喉肌痉挛声门闭合而产生喘鸣声。多见于 3 岁以下婴幼儿。

【诊断】

(一)临床表现

多为夜间突然发作的吸气性喉喘鸣。患者呼吸紧迫,惊恐不安、严重者手足抽搐、神志不清或呼吸暂停。发作时间较短暂,在深吸气后缓解并恢复正常,但可反复发作。发作时检查患儿吸气性呼吸困难及喉喘鸣、面色发绀、三凹征阳性。发病后检查喉部可正常。

(二)辅助检查

一般不需要特殊辅助检查。

（三）诊断要点

根据突然发病，骤然缓解，无声音嘶哑，无发热，仅有吸气性呼吸困难及喉喘鸣可做出诊断。

（四）鉴别诊断

应注意与咽喉肿瘤、肺尖部结核、延髓麻痹、癫痫大发作、狂犬病、破伤风等疾病相鉴别。

【治疗】

发作中要松解衣领、冷水洗面部、拍击臀部等可使痉挛消退。严重者可吸氧。窒息的行人工呼吸，一般不做气管切开术。在症状缓解后针对病因治疗，如补充钙剂，加强营养，防止呼吸道及消化道疾病等。

五、癔症性失音

癔症性失音又称功能性失音、官能性失音或精神性失音。

【诊断】

（一）临床表现

常在情况紧张、精神刺激后突然出现失音或失语，或仅发出耳语、叹息声。但哭笑声音及咳嗽仍能出声。间接喉镜下见声带色泽正常，呼吸时声带能轻度外展，深吸气时更外展，咳嗽或发笑时声带可以内收。令其发音时可见声带在发音前先有短暂内收，发音中声带又分开，以致发出音来。

（二）辅助检查

检查前应详细了解患者有无精神受到刺激的病史，有无癔症病史。检查时必须详细观察喉的各处，尤其是有无声带小息肉、声门下肿瘤或环杓关节的病变。间接喉镜检查可见声带的形态、色泽并无异常，吸气时声带能外展，声门可以张开，但在发"衣"声时声带不能向中线合拢。嘱患者咳嗽或发笑时，可见声带向中线靠拢，此点可与真性内收肌瘫痪相鉴别。

（三）诊断要点

1.突然发病有精神刺激史；或因受凉、感冒等诱发本病。

2.突然声嘶、失音、声调改变，重者耳语，很少完全无音，但咳嗽、哭笑声却正常。有时伴有不同程度的精神症状，如精神不振、淡漠、缺乏信心。

3.间接喉镜检查。

4.发声时触诊甲状软骨板无声振动感。

5.对有器质性病变可疑者应密切观察，直至完全排除为止，不可轻易做出癔症性失音的诊断。

（四）鉴别诊断

嘱患者咳嗽或发笑时，可见声带向中线靠拢，此点可与真性内收肌瘫痪相鉴别。

【治疗】

暗示疗法为主要方法。安慰、同情患者，鼓励和建立其对治疗的信心、配合治疗，常能使用某种暗示疗法而一次成功的。诸如间接喉镜检查法、涌泉穴维生素 B_{12} 注射法、静脉注射葡萄糖酸钙（10％）、物理疗法及针刺疗法,等其有疼痛或灼热麻痛感觉时发出声来,并鼓励其数数字,多遍加强训练念出数字或短句,直到恢复发音及自如讲话。

第七节　喉部特殊传染病

一、喉结核

喉结核为结核杆菌引起的喉部感染,绝大多数喉结核继发于肺结核,特别是开放性肺结核。喉的结核感染可发生局部浸润、溃疡形成、结核性肉芽肿或称结核瘤,也可产生喉的软骨膜炎,其发生与全身抵抗力、肺结核病变的性质以及喉部黏膜情况有关。由于特效抗结核药物的问世及诊治水平的提高,喉结核病已日渐少见,其临床表现也有所演变。

【诊断】

（一）临床表现

多继发于肺结核,特别是开放性肺结核,主要表现为咳嗽、咳痰、咯血、胸痛等肺部症状及发热、体重下降和盗汗等全身症状。喉部症状以声嘶最为常见,其他咽喉部症状包括吞咽疼痛、咽喉发干、异物感、吞咽困难或呼吸困难等。肺结核患者出现声嘶,诊断时应首先考虑喉结核。

喉结核可发生于喉的各个部位,以声带为受累的首要部位,其次是室带,其他部位包括会厌、杓会厌皱襞、杓状软骨、后联合和声门下。早期可见杓间区黏膜粗糙增厚,一侧声带黏膜粗糙或水肿,声带运动减弱。以后出现溃疡,逐渐侵及双侧声带、室带及会厌,水肿明显时可引起呼吸困难。若为肉芽增生型,则形成乳头瘤样肿块,晚期可见深在的溃疡及坏死,周围组织水肿明显。

采用间接喉镜、纤维喉镜或直接喉镜做局部检查是早期发现喉结核的最有利方法。胸片检查可以发现有无肺结核。痰检查包括痰涂片和痰培养可以找到结核杆菌。确诊喉结核需依据组织病理学检查,可见典型结核改变。结核菌素试验、血沉和 CT 检查可作为喉结核诊断的辅助手段。

（二）诊断与鉴别诊断

喉结核具有高度传染性,其早期诊断非常重要。由于现代喉结核临床病理表现多不典型,易发生漏诊、误诊。临床医师不能再依靠肺部症状和全身症状来诊断喉结核。为能早期对患者进行隔离和治疗,对有声嘶和吞咽痛的患者诊断时均应考虑到喉结核的可能。本病的诊断依赖于详细收集病史、进行体格检查、胸片检查、痰检查和组织活检。

本病主要应与喉癌相鉴别。二者临床表现相似,喉镜下难以区分。喉癌比喉结核更常见,喉结核易误诊为喉癌。吞咽疼痛是喉结核与喉癌的重要鉴别点,其在后者发生相对较少。鉴别喉结核与喉癌必须根据病史、化验、细菌学检查、局部检查和胸片检查结果综合分析,最终需以病理组织学检查为依据。另外,喉结核还应与慢性喉炎、喉部其他肉芽肿性疾病包括梅毒、结节病、韦格纳肉芽肿、真菌病等相鉴别。

【治疗】

1.全身治疗 注意休息,增加营养,禁止烟酒和过度发声等。

2.抗结核药物 抗结核药物治疗是喉结核治疗的首选方法,其用法同肺结核的药物治疗。治疗原则为早期、适宜、足量。以链霉素、异烟肼和对氨水杨酸为主的两种以上药物联合应用,必要时选用第二线抗结核药物如利福平、乙胺丁醇等。药物治疗时间以半年为1个疗程,一般需要2~4个疗程。为提高疗效,局部可加用抗结核药物雾化吸入或喷雾。

3.激素治疗 在有效抗结核药物治疗前提下,可加用皮质类固醇,常用泼尼松10mg,每日3次,对减少炎性渗出物、中毒症状及粘连有一定效果。

4.手术治疗 适应证为严重喉结核伴纤维组织增生、腔壁增厚和喉腔狭窄。对喉阻塞者需施行气管切开术;对继发性瘢痕狭窄者可采用切除瘢痕后放置硅胶T形管;对喉部括约肌功能不全、反复误吸及因肺代偿功能不全而咳嗽无力者,有时需行全喉切除术。

【预防】

加强肺结核的防治措施,定期进行健康检查,对有声嘶的肺结核患者,必须常规进行喉部检查。喉科医师在检查患者时,大约有45%接触感染机会,必须注意加强防范。

二、喉梅毒

梅毒是一种全身性传染性疾病,属性病的一种,是由梅毒螺旋体引起的疾病。梅毒分为先天性梅毒和后天性梅毒,先天性梅毒多为妊娠期间母体的胎传;后天性梅毒是由于直接性交接触传染,其他也可由接吻、授乳、手术、输血等传染。先天性梅毒和后天性梅毒均可发生于喉部,先天性者多发生于出生后数月内或至青春期始现症状,后天性梅毒多发生于中年男性患者。

【病因】

梅毒是由于苍白螺旋体,又名梅毒螺旋体的感染所引起的一种全身性疾病,常有不洁性接触传播。先天性和后天性梅毒均可发生喉部病变。

【诊断】

(一)临床表现

后天性梅毒的主要症状是声音嘶哑,严重者可以失声。该声嘶可为一种特殊音调。一般多无疼痛和咳嗽,当梅毒迅速溃烂时方有疼痛。病变累及会厌、舌根及咽侧壁,亦可引起吞咽困难,有时可有喘鸣性咳嗽,痰中偶带血丝。晚期,病变侵犯声带,声门下区及喉返神经,可发生进行性吸气性呼吸困难和喉喘鸣。若有喉水肿和坏死的软骨脱出梗于喉部,可引起喉阻塞,甚至窒息等严重病症发生。三期梅毒患者常咳出恶臭的痰液。

先天性梅毒常兼有全身其他部位症状,如皮疹、鼻部症状、耳部症状等。喉部症状仍为声音嘶哑、咳嗽、喉痉挛、喉喘鸣及喉狭窄等症状。

检查见二期梅毒以弥漫性喉黏膜充血,并伴有黏膜斑为特征,此种黏膜斑可见于会厌游离缘。三期梅毒变化多种多样,且范围较广,主要见黏膜斑状增厚,分散的结节性黏膜浸润,有时可见深而边缘似凿孔状的溃疡,当出现软骨膜炎时,可见喉部充血水肿。由于软骨膜炎、后期纤维化或外周神经侵犯可导致杓状软骨运动障碍。愈合后因纤维化可使会厌卷曲变形或缺如,或声带撕裂出现瘢痕粘连固定,或在声门下区见到瘢痕粘连和狭窄。

梅毒血清学试验均为非特异性反应,目前已极少应用。现多采用免疫学诊断方法,包括心拟脂玻片试验、梅毒螺旋体微量血凝试验、梅毒螺旋体荧光抗体吸收试验和酶联免疫吸附试验。

(二)诊断与鉴别诊断

根据患者的病史、家族史、有无冶游史,结合典型的临床症状和表现以及血清学试验综合分析,方可确定诊断。

对早期梅毒患者可做涂片,采用暗视野法检查梅毒螺旋体。三期梅毒多发生于喉前部,较局限,发展迅速。

【治疗】

梅毒是一种全身性疾病,一经确诊,应立即进行有计划的全身性抗梅毒治疗,治疗要做到及时、正规、充分。青霉素为首选药物,并给予富含营养的饮食和足量的维生素,禁止烟酒,应禁声休息。

1.早期梅毒的治疗 青霉素治疗,普鲁卡因青霉素每日肌内注射1次,每次80万U,共10天,总剂量为800万U。或苄星青霉素每次240万U,每周1次,共2周。

2.晚期梅毒的治疗 普鲁卡因青霉素每日肌内注射1次,每次80万U,15天为1个疗程,共2个疗程。或苄星青霉素每次240万U,每周1次,共3周。

3.局部治疗 主要是对症治疗,限于并发症的处理。急性喉水肿引起的喉梗阻,严重者需即刻行气管切开术;发生喉软骨坏死脱出,应在直接喉镜下将坏死软骨取出;若有喉狭窄时先行气管切开术,待喉部炎症消退后再处理喉狭窄。

第八节 喉部肿瘤

一、喉癌

喉部恶性肿瘤是喉部原发性肿瘤,可由局部向周围扩展,或向区域淋巴结转移,也可转移至远处脏器,以上皮癌最多,次为腺癌,肉瘤最少。

喉癌是头颈部常见的恶性肿瘤之一。其发病率在世界范围内差别很大。男女发病率之比也有所改变。发病年龄组 50～70 岁发病最多,35 岁以下很少见。总之世界多数地区喉癌发病率都处于增长的趋势,死亡率虽无确切报道,但必有明显的增长。所以对喉癌的研究应引起极大关注。

【诊断】

(一)临床表现

喉癌的症状因癌肿发生的部位及病变程度不同而有不同的临床表现。声嘶和吞咽痛是主要症状,吞咽障碍也是常见症状,咳嗽、咯血、喘鸣、呼吸困难和颈淋巴结肿大是晚期癌的症状和体征。喉癌早期发现和正确分期对患者的生存率及发声功能的保存至关重要。

1.声门上型 早期症状不明显,病情进展快时出现咽部异物感及吞咽不适感,癌肿表面溃烂后,有咽喉疼痛,并向耳部放射,影响进食。晚期肿瘤侵蚀血管后,则痰中带血或有臭痰咳出。侵及声、室带、杓状软骨或声门旁间隙时,出现声嘶,因癌肿阻塞出现呼吸困难,晚期累及下咽,会厌谷及舌根出现吞咽困难,颈淋巴结肿大。对中年以上患者,咽喉出现持续的任何不适感,都必须重视。声门上区的癌肿多发于会厌喉面根部,次之为室带及杓会厌壁。由于淋巴组织丰富,声门上区癌较易发生局部淋巴结转移,其发生率在 25%～50%。在声门上区癌中,肿瘤原发部位的差异发生率也有所不同,上喉区的癌与下咽癌相似更易发生颈淋巴结转移。

2.声门型 声带癌好发于声带前 1/3 和中 1/3 交界处.肿瘤很小就可以影响声带的闭合,所以早期即出现声嘶。声带部淋巴管较少,所以肿瘤发展较缓慢。有时声嘶症状持续一段时间容易忽略为其他喉病。凡 40 岁以上,声嘶超过 3 周,经发声休息和一般治疗不改善者,必须仔细做喉镜检查。肿瘤逐渐增大时,影响到声门前后联合,甚至杓区的运动,出现较重的声嘶及咳嗽。至癌肿表面糜烂则痰中带血,但少有大咯血。晚期疼痛并有吞咽困难,甚至阻塞性呼吸困难。肿瘤局限于声带时极少有颈淋巴结转移,晚期向声门上下区发展,或出现颈侧淋巴结或喉前、气管前淋巴结转移。

3.声门下型 该区发生病变较隐蔽,早期症状不明显,常规喉镜检查亦不易发现。如癌肿向上发展侵犯声带,影响声带运动及声门闭合,则声音嘶哑,用前连合喉镜或纤维喉镜检查可窥及声带边缘及前连合可显露部分。癌肿溃烂时则可发生咳嗽及痰中带血。肿瘤继续长大,还可伴有呼吸困难。位于声门下区后壁的癌肿可向食管前壁浸润;肿瘤向前则可穿破环甲膜至颈前肌层;向两侧可累及甲状腺;向下发展可蔓延至气管。该型癌肿常有环甲膜及气管旁淋巴结转移。对不明原因的吸入性呼吸困难、咯血者,应仔细检查声门下区和气管。

4.贯声门癌 为喉癌的一种表现形式。原发于一侧喉室,肿瘤位置深而隐蔽,喉镜检查不易发现。常见症状为声嘶。连续切片观察见贯声门癌以广泛浸润声门旁间隙为特点,癌在黏膜下浸润扩散,而黏膜表面相对完整,在喉镜下活检阳性率极低。可经声门旁间隙侵及甲状软骨翼板和环甲膜,向前经前联合腱侵及甲状软骨,向后达梨状窝。

（二）辅助检查

1.一般检查 详询病史，注意声嘶及呼吸困难等症状。观察喉体外形，颈侧及喉前有无可触及的淋巴结，并注意其大小、硬度及活动度、甲状腺的大小及质地、喉体与颈椎摩擦感是否存在等。

2.间接喉镜检查 此检查可发现病变的位置、外观及范围。会厌喉面不易暴露时，可用会厌拉钩将会厌拉起。可发现菜花样、结节或肿块型肿瘤。若会厌谷有结节状肿块，并向舌根发展者，应考虑会厌癌侵入会厌前间隙；室带癌可见一侧室带红肿，外观呈结节状或菜花样，有时表面溃疡，也可向前侵及会厌基部或侵及对侧室带。由于室带红肿常遮住同侧声带。杓会厌皱襞受侵时，杓状软骨活动受限；喉室癌可见到乳头样新生物从喉室突出，如喉室癌原发于喉室深部，从喉室小囊向上发展，则可见室带红肿隆起，但表面光滑，为正常黏膜覆盖，活检时不易取到病变组织。肿瘤向后外侧发展者，梨状窝内侧壁肿起，但表面黏膜很少发生溃疡；声门癌的早期病变为声带边缘粗糙、增厚，发展下去为粉红色或灰白色乳头状新生物，其基底部声带略充血，声带活动正常，闭合受限。少数癌肿表面光滑，基底较宽。局限于声带部位的癌肿，以乳头状、菜花状及结节状多见，表面早期极少发生溃疡。癌肿可沿声带向前后发展，向前发展可达到或超越声带前联合到对侧声带前部；向后近后联合者，声带运动受限，最后环杓关节受侵而固定；声门下癌早期位置隐蔽，不易发现。癌肿长大，可在声带边缘显露出乳头状或块状新生物。凡间接喉镜发现到的病变，均应在充分表面麻醉下钳取活检，以期及早做出病理诊断。

3.直接喉镜检查 可弥补间接喉镜检查不足，在表面麻醉下按顺序进行，观察喉内各部位。注意会厌喉面的基部、前联合、声带、室带及喉室，注意声带的活动、癌肿的形状、大小及基底位置等。

4.频闪动态喉镜检查 可以观察在普通喉镜下观察不到的微小病变，以及微小病变对声带结构及生理功能的影响，通过对声带各种病理性振动如声带黏膜波的减弱或消失，声带振幅的变小，环杓关节的运动减弱或固定等指标，均可提示癌前病变的恶变及早期声门癌的诊断。

5.导光纤维喉镜检查 因镜体柔软可弯曲、操作简便、安全、患者痛苦小、光亮度强，可放入喉腔内观察其他方法不易检查到的部位，如喉室的声门下及颈段气管等。有助于早期病变的发现，并可摄片及录像，发现病变及时活检，此法在临床应用较广。

6.喉部 X 线检查 喉部 X 线摄片检查可以发现癌肿部位及浸润范围，常用喉侧位片及喉正位体层片，前者对声门上区癌会厌及会厌前间隙累及范围显示较清晰，后者对声门癌及声门旁间隙均能很好显示，对室带、喉室与声带的关系及声门下及梨状窝看得较清楚。

7.喉 CT 检查 显示肿物的位置、大小、边界及扩展的范围，并清晰地显示间隙即会厌前间隙及声门旁间隙，其准确率可达 100%，可准确显示喉软骨受侵的程度，有助于正确诊断分期。CT 对晚期喉癌可显示黏膜层扩展及向喉外侵犯的范围。对梨状窝的肿瘤侵犯范围及边界亦能清晰显示。

8.B 超检查 能显示颈淋巴结转移灶与颈部血管的关系。有时采用彩色超声，了解血流状况。

（三）鉴别诊断

喉癌需与下列喉病相鉴别：

1.喉结核 该病主要症状为声嘶及喉部疼痛，声音哑而低沉，疼痛较剧烈，常妨碍进食。检查可见喉黏膜苍白水肿，有浅溃疡如虫蚀状，覆有脓性分泌物。病变多发于喉的后部，声带运动不受限，极少出现呼吸困难。胸部X线拍片、痰内结核杆菌、喉部活检均为重要鉴别诊断依据。

2.喉乳头状瘤 喉乳头状瘤的病史较长，乳头状瘤有单发与多发之分，有带蒂与广基两种，外表粗糙呈淡红色。而喉癌多为单发，极少带蒂。乳头状瘤仅在黏膜层，无声带运动障碍。喉乳头状瘤可有部分恶变，需多次活检方能确诊。

3.喉角化病 该病主要症状为声嘶，病程长而进展缓慢，一般认为系喉癌前期病变，喉镜下可见喉内为扁平或疣状白色斑块，需多次活检和长期随访。

4.喉息肉 典型息肉与喉癌不难区别，对出血性息肉与增生性息肉需行活检。

5.接触性溃疡 有时误认为是溃疡性癌肿，但接触性溃疡好发于声带后部声带突部，多对称发病，病程亦较长，局限而不扩大，时好时坏，活检为坏死性炎性组织。

6.喉室脱出或喉气囊肿 主要与喉室癌相鉴别，该病表面光滑、无溃疡。X线表现为含气空腔并有部分黏液，活检常可诊断。

7.声带瘫痪 对不明原因的声带瘫痪应注意声门下癌的可能，需检查排除。

8.喉淀粉样瘤 该病为良性炎性肿物，根据发病部位可影响声带运动出现呼吸困难。斑块表面光滑、质地较癌为硬，外观十分相似，需活检以确诊。

9.喉软骨瘤 好发于环状软骨内侧面，甲状软骨及杓软骨极少发生，黏膜表现光滑，质地较硬，肿瘤长大时常伴呼吸困难，CT或活检可以诊断。

10.喉梅毒 声嘶但有力，喉痛较轻。有性病史，康-华反应阳性。病变多位于喉的前部，黏膜红肿，常有梅毒瘤，继而出现较深的溃疡，愈合后可形成较深的瘢痕粘连，造成喉畸形。活检可确诊本病。

（四）分区分期

根据喉癌的生长范围和扩散的程度，按国际抗癌协会（UICC）1987年修订的喉癌TNM分类标准如下。

1.喉的分区

（1）声门上区

①喉上部（包括边缘区）：上部（舌骨上）会厌喉面（包括会厌游离缘）、杓会厌襞、杓间区。

②声门上部：下部（舌骨下）会厌喉面、室带、喉室。

（2）声门区：声带、前联合、后联合。

（3）声门下区

2.喉癌 TNM 分级

(1)T 分级(原发肿瘤范围分级)

①声门上区

Tis:原位癌

T_1:肿瘤局限于声门上原发部位,声带运动正常。

T_2:声门上肿瘤累及声门上的一个亚区以上或向声门入侵,声带活动正常。

T_3:声门上肿瘤限于喉内、声带固定和(或)侵犯环后区、梨状窝内侧壁或会厌前组织。

T_4:声门上癌侵犯甲状软骨和(或)扩大至喉外其他组织如下咽或口咽、颈部组织。

②声门区

Tis:原位癌。

T_1:肿瘤局限于声门区,声带运动正常(T_{1a}:一侧声带受累;T_{1b}:双侧声带受累)。

T_2:声门区肿瘤向声门下或声门上侵犯,声带运动正常或受限,未固定。

T_3:声门肿瘤限于喉部,声带固定。

T_4:声门肿瘤侵犯甲状软骨并向喉外扩散,累及下咽或颈部组织。

③声门下区

Tis:原位癌。

T_1:肿瘤局限于声门下,声带运动正常。

T_2:声门下癌向声门区侵犯,声带活动正常或受限。

T_3:声门下癌限于喉部,声带固定。

T_4:声门下癌侵犯环状软骨或甲状软骨,和(或)波及喉外其他组织,如口咽部、颈部软组织等。

(2)N 分级(颈淋巴分级)

N_0:局部淋巴结无明显转移。

N_1:同侧单个淋巴结转移,大小为 3cm 或小于 3cm。

N_2:同侧单个淋巴结转移,最大直径超过 3cm 但小于 6cm。或同侧有多个淋巴结转移,其中最大直径无超过 6cm 者;或两侧或对侧淋巴结转移,其中最大直径无超过 6cm 者。

N_{2a}:同侧单个淋巴结转移,最大直径超过 3cm,小于 6cm。

N_{2b}:同侧多个淋巴结转移,其中最大直径无超过 6cm 者。

N_{2c}:同侧或对侧淋巴结转移,其中最大直径无超过 6cm 者。

N_3:转移淋巴结之最大直径超过 6cm。

N_4:局部淋巴结转移完全无法分级。

(3)M 分级(远处转移)

M_0:无明显远处转移。

M_1:有远处转移。

M_2:远处转移无法判断。

【治疗】

对喉的胚胎发育、喉的解剖及喉癌的病理生理特性等方面深入研究,为喉癌的喉部分切除术提供了理论依据。国内外众多学者对临床上喉部分切除术和喉全切除术的疗效进行了分析研究,均证明喉部分切除术的 5 年生存率高于全喉切除术,说明喉部分切除术对喉癌至少与全喉切除术有相同的根治作用。

(一)手术治疗

1.喉部分切除术　是对喉癌在彻底切除的基础上,将喉的正常部分安全地保存下来;并经过整复恢复喉的全部或部分功能的手术。就 5 年治愈率而言,只要严格掌握手术适应证,喉部分切除术的临床效果及肿瘤学效果都是比较理想的。避免了因喉全切除所致的患者丧失发音功能给生活和工作上带来的不便,能良好的提高患者的生存质量。喉部分切除术必须能彻底切除病变组织,因此适应证选择要求甚严,手术操作需很精细。视肿瘤原发部位的不同,而有各种不同的手术方法,分为两大类,即垂直和水平喉部分切除术。

(1)喉裂开声带切除术:适用于局限一侧声带膜部癌,向前未累及前联合,向后未累及声带突,声带活动正常者。切除范围包括患侧声带(自前联合至杓状软骨声带突)即声带膜部,将黏膜切缘直接对位缝合修复即可。

(2)垂直喉前及前侧位部分切除术

①垂直喉前部分切除术:适应于前联合癌或前联合癌累及双侧声带前端者;声带前端癌累及声带前联合者。手术关键步骤:将环甲膜横行切开 1.5～2.0cm;将甲状软骨距正中线 5mm 处纵行切开至内软骨膜;切除癌肿时先牵开环甲膜切口观察喉内病变范围,依癌肿累及双侧声带前端的范围,于距癌肿 1cm 处纵行切开喉内黏膜及声带,沿癌肿上、下各距癌肿边缘 1～1.5cm 切开黏膜及黏膜下组织,将癌块整块切除。缝合时将两侧声带前端缝合固定成新的前联合,甲状软骨对位缝合。

②垂直前侧位部分切除术:适应于一侧声带癌向前接近、累及或超越前联合或累及对侧声带前端者;声带癌累及喉室及室带下部者;声带癌向声门下延展不超过 10mm 者。手术主要步骤是正中分开胸骨舌骨肌,正中切开甲状软骨外软骨膜并向外后方分离,将甲状软骨外软骨膜切缘上同侧胸骨舌骨肌内缘间断缝合,如此即制成双蒂肌软骨膜瓣待用。偏健侧行甲状软骨切开,并在偏健侧切开喉腔软组织,观察喉内病变。将甲状软骨与内软骨膜分离,向上超过室带平面,向下达声门下环状软骨内侧面向后达披裂软骨声带突。用锐刀自癌肿周边 1～1.5cm 正常黏膜之外切除整块癌肿,残边送冰冻病理,发现有可疑,应扩大切除范围,以保证足够的安全缘。将预制的胸舌骨肌软骨膜瓣向外 1.5～2.0cm 处纵行切开上下长为 1.5cm 左右,将残存的甲状软骨板从此裂缝中拉出,该双蒂肌膜瓣被翻转入喉内,填补缺损处,并将该修复物边缘与喉内各切缘对位缝合,前缘与健侧前缘缝合,即关喉。注意移入的双蒂肌膜瓣不可过厚,以防臃肿。

③声门上横位切除术:该术应用于声门上区癌波及软骨和声带,未侵及前联合;局限的会厌、室带或杓厌襞前部癌,声门上区癌累及一侧披裂黏膜、但声带活动仍正常者、可行扩大的

声门上横位切除术。手术的关键步骤:自舌骨切断舌骨下带状肌群,并下翻,显露甲状软骨及上角。沿甲状软骨上缘切开外软骨膜向下剥离 1.5cm,切除部分甲状软骨翼板,自一侧披裂剪向喉室,并沿喉室水平向前达前联合,同法切开对侧,双侧在声带前联合上方相遇。整块标本切除后,将梨状窝内侧黏膜切缘与披裂及喉室黏膜切缘间断缝合以修复创面。将所剩下半喉上牵,固定数针与舌骨或舌根,关闭切口。

④喉次全切除术

a.垂直侧前位喉次全切除术:适于声门癌累及一侧声带全长、前联合和(或)对侧声带前 1/3,向声门下延展不超过 1.5mm 和后部 3～4mm 及声带活动受限者。切除范围包括患侧半喉及对侧声带膜部大部分,上至全部会厌前间隙及会厌谷,下至环状软骨下缘甚至部分气管和甲状腺。

b.垂直前位喉次全切除术:适于前联合癌向两侧扩展累及双侧声带前 1/3 而肿瘤未超过甲状软骨范围,双侧声带活动正常者。

以上两类喉次全切除,因组织缺损多、修复方法有如下两种。

颈双肌皮瓣整复术:手术主要取皮肤横切口。当癌肿切除后,根据喉部缺损范围,切制两个横向平行、蒂在两侧的长方形皮瓣 3cm×4cm。皮瓣包括皮下组织及颈阔肌,以保持足够血运,将下皮瓣置于喉腔内与同侧黏膜切缘缝合,尽量覆盖环状软骨上暴露处;上皮瓣置于喉腔内与该侧黏膜断缘及会厌断缘缝合。于每侧皮瓣相当于前联合的外侧 0.5cm 做垂直半切口,向内外侧切制半厚皮瓣,形成宽 0.5m 创面,将双侧向内向外的半厚皮瓣断缘分别对位缝合,形成新的"前联合"。

会厌下移整复术:适用于声门区癌超越前联合累及对侧声带前 1/3,未累及会厌,彻底切除肿瘤后有一侧构状软骨正常者。切除肿瘤后,剪开舌会厌韧带,循会厌舌面分离会厌舌面的黏膜直达会厌尖处,注意保持舌会厌襞黏膜的完整。将会厌下拉嵌入残留的两侧甲状软骨翼板之间与喉腔内黏膜断缘缝合,外层以甲状软骨外膜加固。

⑤全喉切除术:适用于声门癌已广泛累及会厌谷或累及前联合和声带,声门癌双声带已固定者,喉癌穿破喉软骨累及喉外及颈部软组织;放疗后或行部分喉切除后复发者,声门下区癌或对放射治疗不敏感者如腺癌及纤维肉瘤。手术的关键部分:循甲状软骨翼板后缘切断或剥离咽下缩肌;结扎喉上血管及神经;切断甲状舌骨大角侧韧带,在合适的部位切断气管环;分离环后区与食管前壁,直至环状软骨板上缘,横行切开黏膜并切开梨状窝,并将其与甲状软骨后缘分开。完成喉全切除后,层层关闭咽腔切缘,气管断端颈前造瘘。

2.颈淋巴结清除术(颈清扫术) 是治疗颈淋巴结转移癌很有效的手术,能提高头颈部肿瘤患者的生存率和临床治愈率。

(1)适应证

①喉癌患者全身情况尚好,重要脏器未见严重器质性改变。

②原发癌可能根治或已被根治。

③颈淋巴结转移无固定。

④颈部皮肤无严重放射线损害,估计切口可以愈合。

（2）颈清扫术的分类

美国耳鼻咽喉-头颈外科1991年制订公布了新的颈淋巴结清扫术的分类方法，新分类方法对颈部淋巴结群的描述采用 Sloan-Kettering menorial group 提出的 Level 法，将颈部淋巴结分为六个区域，即：Level Ⅰ：颏下和颌下淋巴结群；Level Ⅱ：颈内静脉淋巴结上群；Level Ⅲ：颈内静脉淋巴结中群；Level Ⅳ：颈内静脉淋巴结下群；Level Ⅴ：颈后三角淋巴结群；Level Ⅵ：颈前淋巴结群。

①根治性颈清扫术：是基本术式，清除同侧颈部所有的淋巴结群，即 Level Ⅰ～Ⅴ区的全部淋巴结、副神经、颈内静脉及胸锁乳头肌、肩胛舌骨肌等，不包括枕下淋巴结，腮腺周围淋巴结（颌下三角后界腮腺下极淋巴结除外）、颊部、咽舌和气管周围淋巴结。

②改良根治性颈清扫术：切除根治性颈清扫术中常规切除的全部淋巴结，保留一个或多个非淋巴结构，如副神经、颈内静脉、胸锁乳突肌。

③选择性颈清扫术：保留了根治性颈清扫术中应切除的一个或多个淋巴结群，分四个亚型：a.肩胛舌骨肌上颈清扫术：切除颏下、颌下、颈内静脉上及中淋巴结群。切除后界为颈丛皮支和胸锁乳突肌后缘。下界为肩胛舌骨肌上腹越过颈内静脉处。b.颈侧后清扫术：切除枕下、耳后，颈内静脉上、中、下淋巴结群和颈后三角淋巴结。c.颈侧部清扫术：切除颈内静脉上、中、下淋巴结群。d.颈前颈清扫术：切除颈前部的内脏结构周围的淋巴结。包括气管前、气管旁、喉前及甲状腺周围淋巴结。上界为舌骨、下界为胸骨上切迹。两侧为颈总动脉。此间隙清扫最常用于甲状腺癌的治疗。

④扩大根治性颈清扫术：切除了不包括在根治性清扫术中的一个或多个其他淋巴结群或非淋巴结构。双侧颈清扫术适应证：a.头颈部癌双侧颈部转移，仍能手术者；b.病灶位于中线、高度恶性、疑有双颈部转移，或一侧已有转移，而另侧可疑转移者；c.单侧原发癌伴发对侧颈部转移者。清扫时两组手术同时进行或分先后进行。两组同时者，轻的一侧行改良清扫，重的一侧行根治性清扫；先后进行者，先期做轻侧，尽量保留好颈内静脉或颈外静脉，再做重侧较为安全。

（二）放射治疗

放射治疗是治疗喉癌的有效方法之一，能治愈一部分病例，尤其是早期声门癌。由于放射治疗对患者的发音功能影响很小，如果采取正确的治疗计划和精细的照射技术，能达到即根治肿瘤又保全喉功能的目的。但是，对于中、晚期的病例，放射治疗的效果就不及手术治疗。目前较为公认的适应证：①喉癌 T_1 病变；②病理为低分化者；③采用放射与手术综合治疗的病例；④术后复发或残余肿瘤；⑤晚期病例作为姑息性治疗的病例。

1.**声门型癌的放射治疗** 放射治疗是治疗声门型喉癌的有效方法之一，其适应证范围较广，只要全身情况尚好，无严重的呼吸困难，都可以进行放射治疗。但是，以实际情况考虑，在选择放射治疗还是手术治疗时，必须多方面权衡。T_1 的声门型喉癌行放射治疗和部分喉切除术都能取得良好的疗效，5年生存率达到85％～95％，且可保存说话功能，为患者所愿授受。即使一部分患者放疗失败，仍有行挽救性手术的机会。因此，T_1 的声门型喉癌应当以放射治疗为首选。T_2 和 T_3 的病灶较大，单纯放射治疗疗效较差，宜采用喉部分切除结合放射治疗的综合治疗。T_4 的声门型喉癌应当手术治疗为主，有报道术前放疗能提高生存率。

2.**声门上型癌的放射治疗** 声门上型喉癌在早期症状不明显，当患者出现症状而就诊时，病期一般较声门型喉癌为晚。此外，声门上型喉癌的颈淋巴结转移率高，临床 N_0 的患者中大约 1/3 有微小的转移淋巴结。因此,声门上型喉癌行放射治疗的疗效不如声门型喉癌。只有 $T_1N_0M_0$ 的声门上型喉癌可做根治性放射治疗。T_2 患者应行放射治疗结合手术的综合治疗,喉部分切除术后做术后放疗或先行术前放疗,疗程完成 1/2 至 2/3 的总剂量时,转外科行喉部分切除术。T_3 和 T_4 患者以手术治疗为主,并可做有计划的术前放疗。对于大多数的 T_3、T_4 患者来说,由于原发病灶大而且同时有广泛或固定的颈淋巴结转移,单纯放射治疗只能起姑息治疗作用。

3.声门下型癌的放疗 此型喉癌很少见。由于该病早期几乎没有症状,一旦出现症状,多为 T_3 以上病变,故此型喉癌的放射治疗效果很差。在射野方面,原则上与声门上型喉癌相似,原发灶的照射范围要放宽一些,而且要包括颈淋巴引流区的预防性照射,总剂量要达到75Gy 左右。

（三）化学治疗

目前认为放疗、手术和化疗是治疗头颈癌的主要三大基本方法。喉癌主要是鳞状上皮细胞癌,所以喉癌可采用头颈鳞癌的化疗。目前头颈鳞癌的化疗方式有诱导化疗、辅助化疗和姑息化疗。头颈鳞癌化疗主要有三种药物:甲氨蝶呤（MTX）、顺铂（PDD）和平阳霉素（BLM）。DBM 方案为基本方案。PDD 一般为一日 30mg 溶于 30mL 生理盐水,静脉注射或静脉滴注,连用 5 日,间隔 2～4 周开始第 2 个疗程,可用 4～5 个疗程。BLM 为每次 0.1mg 静脉注射或肌内注射,隔日 1 次,疗程总量为 200～300mg。MTX 为每次 30～50mg,静脉注射,5～10 次为 1 个疗程,或每日 2 次,每次 0.4mg/kg,亦可行动脉插管内给药,每次 10～20mg,每日 1 次,每个疗程 7～10 次。

二、喉乳头状瘤

喉乳头状瘤为喉部最常见的良性肿瘤,可能与人乳头状瘤病毒感染有关。多见于中年以上的患者。故对中年以上患者屡除屡发者应反复进行活检,以便及时发现恶变趋向,及时治疗。

【诊断】

（一）诊断要点

1.患者声音嘶哑,重者可引起呼吸困难。喉镜检查发现声带、假声带或前联合等处有苍白或灰红色肿物,表面粗糙不平呈乳头状、桑葚状,带蒂者可随呼吸气流上下活动。

2.病理活检或摘除肿物后送检即可确诊。

（二）鉴别诊断

1.喉癌 与喉癌早期不易区分,由病理活检证实而鉴别。

2.喉血管瘤 患者可有咳痰带血史,喉镜下肿瘤呈红色,可资鉴别。

3.喉部其他良性肿瘤 如神经鞘膜瘤、软骨瘤等则较少见,且其基底及范围较广,前者多位于杓会厌皱襞后方,表面光滑,肿物被覆完整黏膜;而后者可发生于环状软骨及甲状软骨,致软骨变形,肿瘤质硬。临床考虑为良性肿瘤时,均可在切除后病理确诊。

4.乳头样淀粉样变性 病程长,症状也以声哑为主。病因不明,为局部蛋白代谢紊乱和球蛋白积聚而导致淀粉样变。可与声带息肉、纤维瘤或结核合并存在。喉镜检查,于声带、喉室、声门下见暗红色肿物。活检时,于较深处取材,可获阳性结果。以手术治疗为主,对广泛浸润者可辅以激素疗法,并注意防止发生喉狭窄。

【治疗】

1.间接喉镜、纤维喉镜或悬垂喉镜下摘除肿物,或行激光切除手术。

2.病变广泛时可行喉裂开肿物切除术。

3.并发喉梗阻,应行气管切开术。

第五章　口腔正畸

第一节　错𬌗畸形的发病机制及病因

一、颅面部生长发育的基本知识

(一)概述

颅面部的生长发育是指颅、颌、面、𬌗的生长发育,它是口腔正畸学的基础知识。了解和掌握这方面的知识,对错𬌗畸形的早期诊断、预防和估计预后有重要的意义。

生长发育是生物体的基本特征之一。

生长是指活体的组织、器官等在生物学过程中的数量、形态变化,是细胞分裂、细胞增殖和细胞体积增大及间质增加的结果,是可用测量值来表示的量的变化。

发育是指细胞、组织、器官增长的程度。表现为机体组织结构和功能上的分化和完成的过程。生长和发育密切相关,在个体上不能分割,往往同时进行。虽然彼此并非同一概念,彼此间在不同时期也是有差别的,但通常是以生长发育的整体概念来论述机体变化。生长发育并不是无限连续的,也不是随着年龄均衡增长的。在每一年龄阶段,某一部位快速成长,而另一部位则较缓慢地进行,个体不同部位各自遵循一定的规律生长,有生长的旺盛期和衰减期之分。机体的生长发育时间、速度,既受先天因素的影响,也受营养、疾病、运动等环境的影响,不同个体间存在一定的差异。但总体来说,个体从出生到5、6岁,为生长发育的快速期;儿童时期,生长渐渐变慢;而后女性10岁左右、男性12岁左右进入青春生长发育快速期;女性到14～16岁,男性到16～18岁进入生长发育缓慢期;女性直到18～20岁左右,男性到24岁左右发育完成。

颅面部的生长发育是机体生长发育的一部分,遵循全身生长发育的总规律,又存在特殊性。颅面和全身高度的比例,随着年龄的增长而不断地发生变化。从出生至成熟期,头部生长的比例小于身体其他部分的生长比例。刚出生时,头部约占整个身高的1/4,而成人头部约占整个身高的1/8。头部的组成部分——颅部和面部在刚出生和成年时的相应比例是不同的。

（二）颅面的生长发育

人体颅面部由 20 块骨骼组成,成年人骨骼并不是婴儿骨骼的扩大或放大,成年人颅面骨骼不仅在体积上,而且在形态上与儿童均存在着差异。

【颅部的生长发育】

出生后 1～2 岁颅部生长速度最快,到 6 岁时其容量完成成人的 90% 以上,10～12 岁时颅部与成人相差很少。颅部前后径的增长,主要是靠颅底软骨生长。但枕骨大孔以前、枕骨基部与蝶骨相连之软骨的生长,比枕骨大孔后部为快,以配合面部向前下的生长。颅部上下径及左右径增大,主要靠颅骨骨缝的生长。出生后许多骨缝及软骨逐渐消失而融合,颌额缝 6 岁左右才消失。颅部的三维生长虽然同时进行,但不成比例,前后径比上下径及左右径生长速度快。

颅底的生长发育主要由蝶筛软骨结合、蝶骨间软骨结合和蝶枕软骨结合进行。某些因素对颅底软骨结合的生长产生影响时,可出现早期骨化,造成颅底得不到充分的生长发育而停止。在正畸临床上可出现中面部或上颌后缩形成反𬌗。对软骨结合的生长发育造成严重的影响时,可出现颅部畸形。

【上颌骨的生长发育】

上颌骨是颌面部骨骼的主要组成部分之一,主要由前颌骨和上颌骨本体两部分组成,是面部中 1/3 的主要骨性支架。由第一鳃弓的上颌突、侧鼻突和中鼻突共同发育融合而成。

1.长度的增长 额颌缝、颧颌缝、颧颞缝、翼腭缝沉积骨质可增加上颌骨的长度;唇侧增生新骨,舌侧吸收陈骨使上颌骨长度增加;上颌结节后壁区骨的沉淀,增加上颌骨后部长度;腭骨后缘有新骨增生,以维持后鼻棘的位置,使上颌骨长度增加;随颅中窝的生长发育,上颌、前颅基底、前额、颧骨向前移动,增加了上颌骨的长度。

2.宽度的增长 上颌骨两腭突部分的分离移位是上颌骨宽度增长的主要方式;腭中缝之间骨质沉积,使腭部宽度增加;牙槽骨因恒磨牙的生长在颊面增生新骨,使腭盖加宽;在颧颌缝及部分颧骨侧面增生新骨,使上颌宽度增加;乳牙和恒牙在牙槽骨唇舌向的位置变化,使上颌骨宽度增加。

3.高度的增长 牙槽骨和牙齿垂直向上生长使上颌骨向下生长,增加上颌骨的高度;颅基底及鼻中隔的生长使上颌骨向下向前生长,高度增加;腭盖的表面增生新骨及鼻腔底面吸收陈骨,使腭盖下降。

根据 Enlow 提出的 V 字形原理,上颌牙槽弓呈向后方 V 字形扩大,内面骨质增生,外面骨质吸收,各自向其敞开的两端生长,从而上颌牙槽弓向后方及下方移动,即长度和高度增加。

【下颌骨的生长发育】

下颌骨是身体中唯一的具有左右联动关节的骨骼,由下颌体、下颌支及牙槽骨三部分组成,是面部下 1/3 的主要骨性支架。

1.下颌骨的三维生长

(1)下颌骨长度的增长以磨牙区最多。下颌骨靠下颌支前缘吸收陈骨和后缘增生新骨而改建,使下颌体延长,提供恒磨牙的萌出位置。下颌骨外侧增生新骨,内侧吸收陈骨,可使下颌体的长度增加,且可使两侧下颌角距离增加而向四周扩大。随上颌牙弓的向前移位,下颌体也随之延长。下颌长度的增长,女孩比男孩早1年左右。

(2)下颌骨宽度的增长主要依靠下颌体部和升支的表面改建。下颌骨的外侧面增生新骨,内侧面吸收陈骨可增加宽度。随着下颌骨向后生长,由于髁突随颞凹同时向侧方生长,可使下颌支宽度增加。

(3)下颌骨高度的增长主要靠下颌骨髁突向后、向上的生长。下颌支的喙突生长,也使下颌骨的高度增加。下颌体高度的生长主要是靠下颌牙齿萌出时牙槽突的增高及下颌骨的下缘少量增生新骨。

出生后1～5岁下颌骨左右两部分的骨融合完成。此后除了髁突有软骨生长外,下颌骨大小的增加,都是由骨膜下的骨表面基质的沉积形成。这种基质的沉积又与肌肉的牵拉、髁突的软骨生长和牙齿的萌出有关。

2.髁突的生长 髁突是下颌骨主要的生长中心,由于软骨的增殖性生长而向后上方移动,形成头部大颈部细的形态,从其额断面来看呈V字形。根据V字形原理,髁突的位置按V字向侧方连续开阔变化。

3.颏部的生长 颏部在从幼儿到成人的发育中,在颏的基底和牙根尖部附近为骨的增生而突出。颏的上部在尖牙牙槽附近为骨的吸收区,向内侧移动,使颏的外形突显出来。

4.下颌角的生长 下颌角在生长发育中,可因人种、年龄、性别等有所不同。随年龄递增而变化,例如新生儿下颌角为140°～160°,3岁乳牙完成咬合时为130°～140°,12岁时恒牙咬合完成时为120°～125°,20岁成年人为125°,而老年时,由于牙齿脱落,牙槽突吸收,下颌角又变为钝角。在性别差异上,一般女性比男性下颌角小。

(三)牙列与𬌗的生长发育

【𬌗的建立与平衡】

1.𬌗的建立 𬌗的建立从婴儿第6～8个月乳牙萌出时开始,直到第三磨牙萌出时才完成。正常𬌗的建立不仅依赖于牙齿的正常发育、萌出、排列、功能等,还依赖于牙槽骨、颌骨及整个面部、颅部的正常发育以及面颌肌的动力平衡。𬌗的发育还要受到遗传、代谢、营养、内分泌等因素及外界环境的影响。

2.建𬌗的动力平衡 颌面部肌肉从不同方向作用于牙弓,使其维持一定的形状,处于平衡状态。

由于上下牙齿的长轴微向前方倾斜,颞肌、咬肌、翼内肌等升颌肌群的咀嚼力通过牙齿产生向前的合力,有使牙体向前移动的倾向。

口轮匝肌、上下唇方肌、颊肌、颏肌、颧肌等使同颌的牙齿经常保持紧密的邻接而相互支持,借助于斜面关系使上下牙弓互相稳定,保持一定的形状。

内侧舌体、肌肉的作用,使牙弓扩大;外侧唇颊肌的作用使牙弓向内而限制其扩大,牙弓在内外肌肉的作用下,保持一定的宽度和大小,维持平衡。正常的动力平衡使上下牙弓可以适当向前发育,使颌不至于前突或后缩,同时促使牙弓侧向发育。

　　闭口肌与开口肌的动力平衡对维持牙槽高度的正常发育,起到一定作用,避免产生深覆殆或开殆。

　　【殆的发育】

　　1.萌牙前期　20颗乳牙胚在胚胎期按一定的规律以一定的速率进行分化。新生儿的上、下颌间具有龈垫接触关系,呈弧形,由于变异很大,不能预测恒牙时期的关系。婴儿下颌处于休息状态时,上下龈垫完全分离而无接触,形成一间隙,与恒牙殆的息止殆间隙相似。在出生后1年内,上下颌间没有明确的正中颌位,此时下颌只有前后运动,无侧方运动。

　　2.乳牙期　正常的乳牙列萌出一般在出生后6～8个月开始,2年后完成,到6岁时乳牙开始脱落恒牙萌出开始,这段时间称为乳牙时期。乳牙的萌出顺序一般为:下Ⅰ→上Ⅰ→下Ⅱ→上Ⅱ→Ⅳ→Ⅲ→下Ⅴ→上Ⅴ。

　　正常乳牙殆形成后也在不断地进行着生长发育的变化,有如下特点:①牙弓呈卵圆形;②乳牙排列紧密,随着儿童的生长发育,上下颌前牙出现大量生理性散在间隙,尤其是上颌乳尖牙的近中和下颌乳尖牙的远中更明显,对以后恒牙列期牙齿的排列或关系的建立有重要的作用;③切缘和殆面逐渐出现磨耗现象,前牙轴前倾,覆殆、覆盖浅,切牙可能出现对刃关系;④下颌第二乳磨牙逐渐前移,上下第二乳磨牙远中终末平面关系变为近中阶梯终末平面关系。

　　3.替牙期　从6～12岁期间,牙列中乳牙及恒牙并存,从第一磨牙萌出到最后一颗乳牙被替换,这段时间称为混合牙列时期,也就是替牙期。恒牙的萌出顺序和时间存在较明显的个体及种族差异。萌出顺序上的差异,往往导致错殆畸形的形成。切牙替换时,牙弓前段出现间隙,该间隙可为恒牙的排齐、磨牙关系的调整提供必要的空间。该期的关系变异很大,可能会出现暂时性错殆。

　　4.恒牙期　临床上,乳牙全部脱落开始到第二磨牙完成建殆的这段时间,为恒牙列早期阶段,约12～14周岁。这个时期是儿童生长发育的高峰期,颌骨可塑性强,是正畸治疗的理想时期。此时上下前牙的关系应该是下中切牙的切缘咬于上切牙的腭侧面的切1/3与中1/3交接处,上颌尖牙咬在下颌尖牙远中及第一前磨牙的近中。上颌第一磨牙的近中舌尖咬在下颌第一磨牙的中央窝。上下颌牙的接触关系,除上颌第三磨牙和下颌中切牙与对颌一个牙齿接触外,其余上下颌牙均与2个对颌牙相接触。恒牙的萌出和钙化过程女孩早于男孩,腭中缝的关闭女孩却晚于男孩。

二、错殆畸形的形成机制

　　错殆畸形形成的机制是错综复杂、相互关联的,可能是一种因素,也可能是多种因素共同作用的结果。这些因素只要有足够的作用强度和作用时间,就有可能通过对口腔颌面部的骨骼、肌肉组织和牙齿发生作用,导致错殆畸形的形成。

(一)错殆形成的牙因素

　　牙齿的数目、形态、大小、位置、萌出顺序的异常及替牙障碍等都会影响到殆关系。牙因素引起的错殆可表现在牙弓内,也可表现在牙弓关系上。牙量与骨量不协调是现代人类咀嚼器官的重要特征。当牙冠体积过大或牙齿数目过多或颌骨发育不足时,牙量相对大于骨量,牙弓内出现拥挤,可导致牙齿的重叠、错位、阻生及牙齿的异位萌出。而这种由于拥挤而发生的牙齿位置和萌出方向的改变,会进一步导致殆关系的紊乱。当牙冠体积过小或颌骨发育相对过度或牙齿异常缺失及其他替牙期的异常,会使牙量相对小于骨量,牙弓内会存在间隙,使牙位及验关系受到影响。

(二)错殆形成的肌因素

舌肌、面肌和咀嚼肌对引导牙齿进入最后位置,并稳定在这一位置起着重要作用,这些肌肉的形态和功能变异将影响牙齿的位置和殆关系。唇在垂直高度的变异以及在近远中方向的异常,不但会影响切牙位置及其倾斜度,而且会对牙弓的近远中关系产生影响。牙弓处于舌肌与唇颊肌之间,牙弓的排列和形态受其内外动力平衡的影响。如果牙弓内外肌动力平衡被破坏,则牙冠的位置、殆的形态会发生改变。

(三)错殆形成的骨骼因素

颌骨由基骨和牙槽骨组成。牙齿是否能够排列整齐,上下牙弓是否能形成正常的殆关系,很大程度上取决于基骨的发育情况。一切影响骨骼发育的因素,包括遗传因素和环境因素,都直接或间接地对殆的特征起决定性作用。颌骨的大小、上下颌骨之间的关系、颌骨与颅底间的关系确定了牙齿萌出之前的位置和萌出后牙根的位置。牙弓及牙槽骨的关系应与基骨关系相匹配。如果基骨宽大,牙槽骨相应也大,就会出现牙间隙;基骨窄小,牙槽骨相应也小,就会出现牙齿拥挤错位。上下颌基骨关系不协调,会引起颌弓、牙弓的关系不协调,也会导致错殆畸形的发生。

三、错殆畸形的病因

错殆畸形的病因分为遗传因素和环境因素两大类。这两类因素最终通过影响牙列、颌面部骨骼、神经肌肉和软组织的发生、生长和发育过程,从而导致错殆畸形的形成。但对于具体的某一类错殆畸形而言,遗传因素和环境因素所表现的形式和强度各有不同。人类学和遗传学的研究表明,错殆畸形常表现出家族遗传倾向,无明显的遗传方式,受遗传因素和环境因素的双重影响,即表现为多基因遗传。研究错殆畸形的病因,对于错殆畸形的矫治设计和判断预后具有重要价值。

(一)遗传因素

【种族演化】

在漫长的人类进化史上,由于生存环境的改变,人类的咀嚼器官逐渐退化,错殆畸形从无到有,从少到多,从轻到重。据考古资料及错殆的调查统计资料表明,公元前 80 万年～公元前 50 万年前的古人头骨上,未发现错殆,公元前 10 万年前尼安德特人头骨上有轻微错殆,殷墟人错𬌗占 28%，而现代人类错𬌗约占 67%。错𬌗畸形是人类在数十万年的种族进化中，环境变迁、食物结构变化等造成的咀嚼器官不平衡退化的结果。其机制如下：

1.人类基本行动姿势的改变　由于环境的变化，原始人类由森林地带迁往平原，基本行动姿势从爬行逐渐过渡到直立行走，躯体重心发生改变，支持头部的颈背肌逐渐减弱，为适应头部平衡，颌骨逐渐退化缩小，而颅骨因脑量的增大而逐渐扩大，随着人类的进化，演化成现代人颅面外形。

2.食物性状的改变　人类开始认识并利用火之后，食物的性状发生了改变：由生到熟，由粗到细，由硬到软。咀嚼器官受到的功能刺激日渐减弱，发育潜力受到削弱，因而产生咀嚼器官退化性缩小的遗传倾向。

3.咀嚼器官的不平衡退化　在人类咀嚼器官的退化过程中，呈现出不平衡退化的现象，肌肉退缩最明显，颌骨次之，牙齿再次之。研究者发现，现代人下切牙区下颌骨宽度比古代人减少 50%，下颌升支宽度减少 40%，下颌体长减少 30%，而牙齿体积仅减少 5%～10%。可见牙量的退化程度明显小于骨量的退化程度，导致牙量、骨量不调，造成现代人类牙齿的拥挤错位。

【个体发育】

从个体发育的角度来看，现代人中只有少数人的牙齿排列比较整齐，上下牙齿的咬合关系在正常范围内，而多数人则有不同程度的错𬌗畸形，这与双亲的遗传有关。双亲的错𬌗畸形遗传给子女，子女的颌面形态像父母，这是表现在颌面部常见的遗传现象。但有的子女并不完全像父母，这与变异和环境有关。

咀嚼器官以退化性性状的遗传占优势。研究者发现，若父亲的上颌牙弓宽大，母亲的上颌牙弓狭窄，则子女的上颌牙弓多与母亲相似；反之，若父亲的上颌牙弓狭窄，母亲的上颌牙弓宽大，则子女的上颌牙弓多与父亲相似。若父母一方或双方有小下颌发育者，则小下颌的遗传甚为明显；父母一方或双方下颌发育较大时，则大下颌的遗传趋势较小。

遗传因素在错𬌗畸形的病因中占比重较高，有资料显示：我国错𬌗畸形的遗传因素约占错𬌗畸形病因的 29.4%。常见的遗传性错𬌗畸形有颜面不对称、牙间隙、牙齿拥挤、上中切牙扭转、牙齿数目异常、牙齿形态异常、牙齿萌出时间异常、下颌前突、上颌前突、双颌前突、下颌后缩、牙弓狭窄、腭盖高拱、深覆𬌗和深覆盖等。

遗传性错𬌗畸形矫治比较困难，应尽早进行，选用适宜的矫治器，坚持随访，适当延长矫治结束后保持的时间，必要时配合成年后的外科矫治，以收到较好的矫治效果。

（二）环境因素

环境因素分为先天因素和后天因素，两者相互联系，不能截然分开。

【先天因素】

从受孕后直到胎儿出生前，任何可以导致错𬌗畸形发生的各种发育、营养、疾病、外伤等原因，都称为先天因素。这种牙颌的异常发育虽然表现出先天性，但并不一定具有遗传性。

1.母体因素　母亲妊娠时的状态，影响着胎儿的发育。母体的营养不良、代谢失调，导致胎儿生长发育所必需的钙、磷、铁等矿物质以及维生素 B、C、D 等缺乏，可造成胎儿发育不良或发育异常;妊娠初期母亲患风疹、梅毒及其他传染病可影响胎儿骨的钙化,导致牙齿的发育和萌出异常;母亲在妊娠期间发生内分泌功能失调也可影响胎儿发育,如肾上腺皮质激素的增多,可导致腭裂的出现;母体受到大剂量的放射线照射,也可引起胎儿的发育畸形。

2.胎儿因素 在胎儿发育早期,其内分泌腺已参与本身新陈代谢的调节,如果胎儿的内分泌功能失调,可能造成先天发育异常而出现畸形;胎儿在子宫内的生长发育环境出现异常,如羊水压力失常、胎位不正、脐带缠绕等都可使颜面部受到异常外力的作用,引起发育受阻或两侧发育不对称,特别是子宫狭窄、羊水较少,对胎儿的影响更明显。

3.常见的发育障碍及缺陷

(1)牙齿数目异常:牙齿数目异常可表现为额外牙和先天性缺失牙。

额外牙(又称多生牙)即牙齿数目超出正常范围,一个或多个,可单独或成对发生。额外牙可出现在牙弓的任何部位,常见于上颌中切牙之间,呈锥形。位于侧切牙或前磨牙区域的额外牙,有时与邻牙形状相似,难以区别。有的额外牙长期不萌,埋藏在颌骨内或阻生。额外牙占据了恒牙的位置,常引起恒牙的错位萌出或阻生,造成牙列拥挤或产生间隙。

先天性缺失牙常见于恒牙列,其发生率依次为第三磨牙、下颌切牙、上颌第二磨牙、下颌第二前磨牙及上颌侧切牙,也有先天性牙列缺失者,但较为罕见。缺失牙影响到牙齿的位置和颌骨的生长,牙列中出现散在间隙,严重时使上下牙弓颌骨不协调,影响功能和美观。

(2)牙齿大小形态异常:牙齿巨大,多见于上颌中切牙和侧切牙,颌骨相对小,形成上颌前牙前突或拥挤;牙齿过小,多见于上颌侧切牙,颌骨相对大,形成牙间隙。牙齿形态异常最常见于切牙和尖牙,呈圆锥形;此外,可见一些因缺陷引起的形态异常,如釉质缺损及发育不全、牙瘤、融合牙等,均可造成错殆畸形。

(3)舌形态异常:舌的形态、功能与牙弓大小及形态紧密相关。巨舌症患者由于巨大舌体的压力,可使牙弓扩大,尤其是下牙弓扩大明显,出现牙列间隙,下前牙被推向前形成反殆,舌体停留在上下颌牙齿之间形成开殆。小舌症患者舌体过小,因不能构成对牙弓的正常功能压力,而形成牙弓狭窄及牙列拥挤。

(4)唇系带异常:上唇系带位于口腔前庭牙槽嵴唇侧中线上,由结缔组织构成。婴幼儿时,唇系带较宽,附丽低,随着牙齿的萌出,牙槽嵴增高,系带纤维束逐渐萎缩,变薄变窄,通常到10~12岁时,附着在距离两中切牙龈缘上方约3mm处。若唇系带不能自行萎缩,纤维束仍然存在,则可造成上中切牙间隙。

(5)唇裂和腭裂:唇裂和腭裂既与遗传因素有关,也与出生前的环境因素有关。动物实验证实,母体缺乏核黄素时,可发生下颌短小或腭裂;某些传染病及子宫内损伤,也可引起唇裂或腭裂。腭裂常合并上前牙区的严重错殆,如侧切牙先天性缺失、中切牙或尖牙的易位、埋伏等,由于裂隙的存在,可使上颌骨发育不足,上牙弓狭窄或后缩,出现前牙或后牙反殆。

【后天因素】

个体出生后,尤其是在儿童时期,身体内外的多种因素会影响牙、颌、面软硬组织的生长发育,引起错殆畸形的发生。

1.全身性疾病

(1)某些急性及慢性疾病：一些急性传染病，如麻疹、水痘、猩红热等，由于伴发高热，可影响正常的牙齿钙化过程，造成釉质发育不全，甚至影响颌骨的正常发育；一些慢性消耗性疾病，如消化不良、胃肠炎、结核病等，能降低食物的同化作用，破坏机体的营养状况，妨碍颌骨的生长发育和牙齿的萌出替换，造成错𬌗畸形。

(2)内分泌功能紊乱：在内分泌腺体中，垂体和甲状腺与错𬌗畸形的发生关系密切。

垂体是直接调节生长发育的内分泌腺，在发育期，垂体功能不足，可引起侏儒症。患儿骨骼发育明显迟缓，下颌骨较小，牙弓狭窄，腭盖高拱；牙齿萌出迟缓，乳牙根吸收缓慢，乳牙滞留；恒牙发育迟缓，髓腔及根尖孔大，牙体小而变色，牙根短小，牙槽骨发育不全。垂体功能亢进如发生在骨骺融合之前，全身各部都过度生长，形成巨人症。如发生在骨骺融合之后，可引起肢端肥大症。患者呈特殊面貌，前额、颧骨及下颌前突，上下颌牙弓发生错位，严重者可能成为全牙弓反𬌗，舌体过大而出现牙间隙，牙齿萌出过早，呈灰黄色，恒牙牙根吸收。

甲状腺功能不足时，患者骨骼的生长迟缓，呈伸舌样痴呆，牙弓狭窄，腭盖高拱，下颌发育不足；牙齿拥挤错位，牙齿萌出迟缓，萌出次序紊乱，乳牙滞留，恒牙根吸收，牙齿发育不良，牙槽骨钙化不全。甲状腺功能亢进时，乳牙、恒牙均早萌，乳牙根吸收缓慢，乳牙滞留，牙齿呈青白色。

(3)营养不良：维生素、矿物质等营养成分摄入不足或吸收障碍都可以导致营养不良，影响儿童的身体生长，包括颌面的正常发育。维生素 A 缺乏可引起牙齿萌出迟缓，牙体发育不良。维生素 B 缺乏可使牙齿、颌面生长停滞，牙槽嵴萎缩。单纯维生素 B_2 缺乏后代可能发生腭裂。严重的维生素 C 缺乏可引起维生素 C 缺乏病(坏血病)，导致牙龈水肿、充血、出血，牙体发育不良，成牙本质细胞退化。维生素 D 缺乏可使钙磷代谢失常，引起佝偻病，在颌面部可表现为上颌骨狭窄，腭盖高拱，上前牙拥挤、前突、开𬌗以及乳牙、恒牙萌出迟缓等。

2.口腔及其周围器官的功能因素

(1)吮吸功能异常：婴儿出生时其下颌处于远中位置，借助哺乳时的吮吸动作来调整。若为母乳喂养，能给下颌以适当的刺激，使下颌从远中向前调至中性位置。若是人工喂养，可由于奶瓶位置及喂养姿势不正确，或是橡皮奶头孔大小不适，使婴儿下颌前伸不足或前伸过度，造成下颌远中错𬌗或下颌前突畸形。与吮吸功能有关的翼外肌如功能不足，可产生远中错𬌗；反之，如功能过强，则产生近中错𬌗。

(2)咀嚼功能异常：咀嚼功能的充分发挥，是预防错𬌗畸形自然而有效的方法。儿童的食物如果过于细软，咀嚼肌未能充分使用，牙颌系统发育缺乏足够的生理刺激，会使颌面部发育不足，牙弓发育不良，牙齿拥挤，引起错𬌗畸形。因此儿童的食物除了富有营养外，还应该强调食物的纤维性、粗糙性和耐嚼性。

(3)异常吞咽：正常吞咽时，上下唇闭合，上下颌牙弓紧密地咬合在正中位，舌体位于牙弓之内与牙齿舌面和硬腭接触，唇颊肌与舌肌的协同动作，使牙弓处于内外动力平衡之中。咽喉部疾病常使患者在吞咽时将舌伸向上下前牙之间，以减轻咽部的压力，致使吞咽时唇不能闭合,牙齿不能咬合,唇颊肌对牙弓的压力小于舌体对牙弓内侧的压力,使上前牙唇向倾斜,并将下前牙压低,逐渐形成上牙弓前突及开𬌗畸形;下颌被降颌肌群向后下牵引,可发展成为下颌后缩畸形。

(4)呼吸功能异常:如果鼻呼吸发生困难,迫使以口呼吸代替鼻呼吸。这时,面颊部分肌肉张力增大,舌体被牵引向下,上颌弓外侧受颊肌压迫,内侧失去舌体的支持,内外肌动力平衡被破坏,气流通过口腔使腭顶在生长发育中不能下降,逐渐会导致腭盖高拱,牙弓狭窄,前牙拥挤或前突。当扁桃体肥大时,咽腔变窄,为了减轻呼吸困难,舌体必须前伸,舌根离开会厌,带动下颌向前,会造成下颌前突畸形。

3.口腔不良习惯　据统计,口腔不良习惯造成的错𬌗畸形约占各类错𬌗畸形的1/4。儿童错𬌗畸形的发生及其程度与其口腔不良习惯的作用频率、持续时间和强度等密切相关。

(1)吮指习惯:一般认为在2岁以前的吮指不属于口腔不良习惯,如果这种动作持续到3岁以后,就可能产生不良后果,导致明显的错𬌗畸形。吮指习惯所造成错𬌗畸形的类型与吮指部位、颊肌收缩的张力及吮吸时的姿势有关。其严重程度与吮吸的力量、持续时间、频率等因素有关。吮拇指时,将拇指放在正在萌出的上下前牙之间,会阻止前牙的正常萌出,形成前牙圆形开𬌗。由于吮拇指时颊肌收缩,口腔内气压降低,牙弓外侧的压力大于牙弓内侧的压力,而使牙弓狭窄,上前牙前突,开唇露齿,并伴有单侧后牙反𬌗。吮拇指动作有压下颌向后的作用,可造成远中错𬌗。吮小指或示指时,可形成局部小开𬌗。

(2)咬物习惯:多见咬铅笔、指甲,还可见咬衣角、被角、枕角等。因咬物固定在牙弓的某一部位,常形成该部位的小开𬌗。有些患儿咬衣物时习惯于用前牙咬住而用手抓紧衣物向前用力撕扯,可使上前牙唇向倾斜而造成前牙深覆盖。

(3)咬唇习惯:咬唇习惯多发生在6～15岁,多数情况是咬下唇,也有咬上唇现象。由于咬上下唇对牙齿的压力不同,造成的错𬌗畸形也不同。

咬下唇时,下唇处于上前牙舌侧和下前牙唇侧,从而增加了对上前牙舌侧的压力及对下前牙唇侧的压力,使上前牙向唇侧倾斜移位出现牙间隙,阻碍下牙弓及下颌向前发育,并压下前牙向舌侧倾斜移位呈拥挤状态,在上下前牙之间形成深覆盖。患者颜面表现为上唇短缩,开唇露齿,上前牙前突和下颌后缩等症状。

咬上唇所产生的异常压力及形成错𬌗畸形的机制与咬下唇正好相反,容易造成上前牙舌倾、下前牙唇倾、前牙反𬌗、下颌前突及近中错𬌗等畸形。

(4)舔牙习惯:儿童在替牙期常用舌尖舔弄松动的乳牙、乳牙残根或初萌的恒牙,因而形成舔牙习惯。舔牙习惯可增大舌肌对牙齿的作用力,使局部牙齿倾斜,出现牙间隙,严重时形成反𬌗。如果同时舔上下前牙则可能形成双牙弓或双颌前突。

(5)吐舌习惯:患慢性扁桃体炎、慢性咽喉炎等疾病的儿童,为了使呼吸道畅通,常将舌向前伸,形成吐舌习惯。由吮指、口呼吸等造成开𬌗后,由于开𬌗间隙的存在,舌体习惯于伸向开𬌗间隙,形成继发性吐舌习惯。吐舌习惯大多形成与舌体两侧薄中间厚的形态相吻合的前牙梭形开𬌗畸形,因舌肌对前牙舌面的压力增大,可造成前牙唇倾并出现散在间隙。吐舌习惯常伴有下颌前伸动作,也可能形成下颌前突。

(6)偏侧咀嚼习惯:偏侧咀嚼大多是由于一侧后牙有深龋或有残冠、残根,甚至有缺失牙,影响了该侧的正常咀嚼,患儿习惯用健侧咀嚼食物,日久形成偏侧咀嚼习惯。由于偏侧咀嚼,下颌向健侧偏斜,下中线也偏向健侧,造成健侧后牙远中错殆、对殆或反殆,废用侧趋于近中关系,颜面左右两侧发育不对称。

(7)托腮及单侧枕物习惯:儿童在读书或思考问题时经常用手托腮或撑持颊部,睡眠时经常将手、肘或拳枕在一侧脸下,如此形成习惯,就会阻碍殆、颌、面的正常发育及面部的对称性。

4.乳牙期及替牙期的局部障碍 乳牙期及替牙期的局部障碍,是形成错殆畸形常见的局部原因。这些障碍的发生,常与龋病的存在与发展密切相关。

(1)乳牙早失:乳牙在正常替换前,因龋病、外伤及其他原因丧失或拔除,称乳牙早失。乳牙除咀嚼功能外,在引导恒牙萌出、保持牙弓长度、促进颌骨发育及维持正常颌间关系上起着重要作用。乳牙早失,使局部颌骨得不到足够咀嚼功能的刺激而发育不足,继替恒牙尚未萌出,缺隙可因邻牙移位导致部分甚至全部被占据,以致恒牙错位萌出或埋伏阻生。

下乳尖牙早失,可使下切牙舌侧移位,造成前牙深覆盖;第二乳磨牙早失,可使第一恒磨牙向近中倾斜或移位,造成牙弓长度不足,如果此时第一恒磨牙已建立牢固的中性关系,则不会减少牙弓的长度;上颌乳磨牙早期缺失,可能使上切牙及乳尖牙向远中及舌侧移位,而与下前牙成对刃殆或反殆关系;下颌乳磨牙过早缺失,则下切牙及乳尖牙可能向远中及舌侧移位,使前牙覆殆、覆盖加深。

当乳磨牙多数缺失时,上下牙弓之间失去支持,使颌间高度降低,会增加前牙的覆殆深度,造成内倾深覆殆。

据报道,乳牙早失后,继替恒牙在6个月之内萌出者,发生错位的极少。但乳牙早失发生得越早,错位萌出的发病率则越高,早失2年以上者均有错位发生。

(2)乳尖牙磨耗不足:因功能性磨耗不足,可使乳尖牙明显高于牙弓平面。当咬合时,乳尖牙可能产生早接触而引起创伤性疼痛。为了避免疼痛刺激,患儿常使下颌向前方或侧方移动,日久便形成假性下颌前突、偏殆或反殆畸形。

(3)乳牙滞留:通常随着继替恒牙的发育,乳牙的根部逐渐被吸收,最终自然脱落。个别乳牙在正常替换期过后仍不脱落,称为乳牙滞留。然而乳牙根尖病变常影响乳牙牙根的正常吸收,此外,恒牙牙胚移位、先天无恒牙胚、乳牙根与牙槽骨粘连等都会导致乳牙滞留。由于乳牙滞留,继替恒牙萌出受阻,可能出现埋伏阻生、错位萌出或萌出顺序异常,造成牙齿排列及殆关系的紊乱。

(4)乳牙下沉:乳恒牙替换过程中,乳牙根的吸收过程常是牙根的吸收和根周组织的修复同时进行。若牙槽骨与牙骨质之间发生修复性粘连,乳牙就被固定在这个位置,但其周围的牙槽骨却在继续增长,邻牙因继续萌出而升高,于是形成了该乳牙的下沉状态。恒牙也有"下沉"现象,但临床上少见。

(5)恒牙萌出顺序紊乱:在正常情况下恒牙萌出顺序,上颌为第一磨牙、中切牙、侧切牙、第一前磨牙、第二前磨牙、尖牙、第二磨牙及第三磨牙,下颌为第一磨牙、中切牙、侧切牙、尖牙、第一前磨牙、第二前磨牙、第二磨牙及第三磨牙。一般来说,下颌牙都比上颌同名牙萌出稍早。因乳牙早失、乳牙滞留、乳牙根尖病变或骨性粘连、额外牙及肿瘤等各种原因,可能影响恒牙的萌出顺序,造成错𬌗畸形。如上颌第一磨牙在下颌第一磨牙之前萌出,有可能形成远中错𬌗畸形;上颌第二磨牙比前磨牙或尖牙早萌,使上颌第一磨牙向近中倾斜,缩短了上牙弓的长度,会使后萌的牙齿因间隙不足而拥挤错位。

(6)恒牙早失:因龋病、外伤、炎症或医源性误拔,致使恒牙过早丧失或拔除,称恒牙早失。恒牙早失常使邻牙向缺隙倾斜、对颌牙伸长以及出现散在牙间隙等,也会影响儿童颌骨的发育。第一磨牙龋患率最高,故易早失,危害也最严重。

(7)上颌中切牙间隙不闭合:在上前牙替换时期,上中切牙之间常出现暂时性间隙,待侧切牙、尖牙萌出后,该间隙常自行消失,若不能自行消失,其原因可能是:唇系带附着过低,上颌中切牙间骨板过厚,颌骨中缝未能完全闭合,存在额外牙。

5.其他局部因素

(1)龋齿:乳牙期或替牙期的龋齿,特别是邻面龋,可使牙弓缩短恒牙萌出间隙不足,而造成恒牙拥挤或错位萌出;龋病可影响正常的咀嚼功能,造成某些不良习惯,如偏侧咀嚼。如果牙齿由于龋病早失,如前所述,会影响正常𬌗关系的形成。

(2)牙周病:严重的牙周病常是牙槽骨吸收的重要原因。患牙周病时因牙齿支持组织的持续破坏,致使牙齿失去正常的牙槽骨支持,因而在咀嚼肌的作用下,形成牙齿的错𬌗畸形,常见上下前牙唇向倾斜,并出现大量散在间隙。

(3)肿瘤:颌面部良、恶性肿瘤可引起𬌗、颌、面的畸形,手术治疗时,常会造成严重的颌面缺损,术中或术后的修复也只能使部分形态和功能得以恢复。

(4)外伤:乳牙外伤可引起恒牙的早萌、埋伏、易位及错位萌出。恒牙外伤可致恒牙牙折、脱位,造成牙列缺损畸形。牙齿缺失后,如果不进行义齿修复,日久邻牙可向缺隙侧倾斜移位。严重的口腔颌面部损伤可造成软硬组织的缺损,导致𬌗、颌、面的畸形。

(5)不良修复体:不良修复体可导致𬌗关系紊乱,如固定修复体,如果𬌗面𬌗高早接触,可引起其他牙齿开𬌗;如果修复体面降低缺乏接触,可使其他牙齿过长或移位;可摘义齿的固定卡环对牙齿的卡抱过紧,可造成固位基牙的牙体损坏或牙齿移位。

第二节　错𬌗畸形的预防和早期矫治

绝大部分错𬌗畸形是儿童在生长发育过程中,受遗传及环境因素影响而造成的牙、颌、颅面的畸形。错𬌗畸形可导致颌骨及颜面的形态异常、妨碍口颌系统的正常功能,影响个体的容貌美观甚至心理健康。因此,早期预防畸形的发生,及时对已发生的畸形进行早期治疗,阻断其发展,或通过早期控制,引导牙颌面良性发育,不仅对儿童口颌系统的正常生长发育、儿童心理的健康成长十分重要,而且可简化治疗方法并缩短疗程。错𬌗畸形早期一般可用很短的时间,通过比较简单的矫治方法和矫治器得到矫正,如果没有进行早期防治,畸形可能发展严重,给以后的治疗增加难度,甚至需要成年后采用外科—正畸联合治疗。充分了解并通过各种渠道向广大父母和儿童宣传预防错𬌗畸形的基本知识,掌握早期诊断、早期预防,早期治疗的方法是全体口腔医师的重要任务。

一、错𬌗畸形的预防措施

早期预防是指发生错𬌗畸形以前采取预防性措施,去除可能造成错𬌗畸形的危险因素,终止错𬌗畸形的发生。错𬌗畸形的预防应从妊娠期开始,注意母体的健康和胎儿的保护。婴儿出生后需要及时检查、定期观察,防止错𬌗畸形的发生和发展。

(一)早期预防

【胎儿时期的预防】

胎儿时期母体的健康、营养、心理以及内外环境随时影响着胎儿的生长发育。母亲应注意营养、卫生,保持良好心态,以保证身体健康,避免畸形的形成。母亲在整个妊娠期应摄入丰富的含糖、蛋白质、脂肪及钙、磷、铁等无机盐类的食物和多种人体所需的维生素,以满足胎儿生长发育的需要。妊娠期应避免接触有毒有害物质及污染的环境,如过量的放射线照射,服用某些化学药物,烟、酒、咖啡的过量摄入等。妊娠期还应增强体质,避免患急性发热性疾病,如流感、疱疹等。此外,保证正常分娩,防止分娩时对颅面的创伤而导致面部畸形,也十分重要。

【婴儿时期的预防】

1.正确的喂养方法　母乳中含有婴幼儿生长发育所必需的各种物质,且易消化、吸收,因此提倡母乳喂养。正确的喂养的姿势为约45°的斜卧位或半卧位。如果采用人工喂养时,最好使用与口唇外形吻合的解剖扁形奶嘴,奶嘴孔不宜过大,以便有足够的吮吸功能活动刺激颌面部的正常生长。不论母乳喂养,还是人工喂养,婴儿都不能睡着吃奶,否则可能使下颌过度前伸而形成上下颌骨矢状向位置不调。人工喂养时,注意奶瓶与𬌗平面垂直或稍下10°左右适宜。奶瓶位置过高,会诱导下颌前伸,形成反𬌗畸形;奶瓶位置过低,会压迫下颌,使下颌发育不足,形成下颌后缩畸形。

2.正确的睡眠姿势　从出生开始,应特别注意婴儿的睡眠姿势,必须经常调换位置,不可长期偏向一侧,以免一侧颌面经常受压而形成畸形。

3.破除口腔不良习惯　婴儿时期常因吮吸活动不足或缺乏与亲人的情感交流,而出现口腔不良习惯,如吮拇、吮指、吮咬唇或咬物等。一经发现有口腔不良习惯应及早破除。

【儿童时期的预防】

1.合理的膳食　儿童时期全身和颅、颌面的生长发育很快,饮食要平衡,不能偏食,应摄入富含营养并有一定硬度的食物,以促进和刺激牙颌的正常发育。

2.防治疾病 预防呼吸道疾病及影响全身和牙、颌、面生长发育的疾病,对口颌系统的生长发育十分重要。鼻呼吸可使腭部在发育过程中正常下降,如有扁桃体过大、鼻炎、鼻窦炎等呼吸道疾病时,应尽早治疗以维持呼吸道通畅,避免用口呼吸。长期呼吸功能异常的患儿,可造成上颌前突、腭盖高拱等错殆畸形。此外,一些影响生长发育的疾病,如佝偻病等应及时治疗。

3.防治龋病 儿童时期预防和治疗龋齿,维持乳牙列的健康完整,保障后续恒牙顺利萌出,可有效地减少错殆畸形的发生。要养成良好的口腔卫生习惯和饮食习惯,做到早晚刷牙,用含氟牙膏刷牙,饭后漱口,少吃零食。可用窝沟封闭防龋。定期检查,如已发生龋坏应及时治疗,恢复乳牙冠的正常外形,以保持牙弓的长度及正常刺激,以免骨量的丢失,导致牙列拥挤,牙错位萌出。

4.心理维护 口腔不良习惯也可对幼儿造成不利的心理刺激,尤其是年龄稍大的儿童。当不良习惯及其所形成的牙颌畸形,常引起同学的讥笑和大人的责骂时,可造成儿童一定程度的心理伤害。对此,家长、老师和医师要对患儿进行正确的指导及恰当的治疗,维护儿童的心理健康成长。

(二)预防性矫治

乳牙期及替牙期的局部障碍,如乳牙或恒牙早失、乳牙滞留、恒牙萌出异常等,均可导致错殆畸形的发生。尽早发现这些局部障碍并及时正确处理,可预防由其导致的错殆畸形。

【乳牙或恒牙早失】

乳牙、恒牙早失均影响咀嚼或发音功能,乳牙早失后可导致恒牙错位萌出,邻牙向失牙间隙倾斜,对颌牙伸长,而致上下牙弓咬合关系紊乱。

1.乳牙早失的处理 一般应维持间隙,保持牙弓长度,以便后继恒牙萌出时有足够的间隙,方法是采用缺隙保持器。

(1)缺隙保持器的适应证及要求

1)适应证:①乳牙早失,X线片显示后继恒牙牙根尚未发育或仅形成不到1/2,牙冠殆面有较厚的骨质覆盖,间隙已缩小或有缩小趋势;②一侧或双侧多数乳磨牙早失,影响患儿咀嚼功能者。

2)要求:①不妨碍牙及牙槽高度及宽度的正常发育;②能保持牙弓长度;③能恢复一定的咀嚼功能。

(2)常用的缺隙保持器

1)丝圈式缺隙保持器:适用于个别后牙早失。注意丝圈应离开牙槽嵴1～2mm,不妨碍牙槽嵴正常发育,并与邻牙有良好的接触以保持缺隙的宽度。

磨牙已向近中移动,缺隙变小的患者可在增加前段牙弓支抗后,用螺旋弹簧开展间隙推第一磨牙向远中。

2)活动义齿式缺隙保持器:用于多数乳磨牙早失缺隙的保持,并可恢复一定的咀嚼功能。活动义齿式缺隙保持器,其结构与制作和一般的简单活动义齿类似,可设计双臂卡环,不用殆支托以免妨碍牙槽高度的发育。注意:3～6个月定期观察,不能妨碍新牙萌出,有必要时需重新制作。

2.恒牙早失的处理　视情况采取保持缺隙的方法待以后义齿修复;或待乳牙替换完成后进行全面的矫治计划;对个别恒牙早失亦可经正畸治疗用邻牙代替早失牙。

(1)上中切牙早失:可酌情将侧切牙移至中切牙的位置上,并保持中切牙宽度的间隙,待成年后做全冠修复,恢复中切牙的外形。同时让尖牙前移并磨改外形以代替侧切牙,第一前磨牙顺次前移代替尖牙,其余后牙均顺次前移,使上下颌牙列建立良好的尖窝关系。

(2)第一磨牙早失患者:如缺隙区牙槽宽度足够可利用双侧前磨牙、前牙、健侧第一磨牙作支抗,移动缺失侧的第二磨牙向近中以代替第一磨牙。矫治过程中应仔细观察,注意调𬌗并防止第二磨牙近中移动时牙冠倾斜,同时防止对颌磨牙伸长形成𬌗干扰。酌情让第二磨牙前移代替第一磨牙。

【乳牙滞留的处理】

乳牙未脱,X线片显示后继恒牙胚正常,牙根已形成1/2以上,对侧同名牙已萌,或后继恒牙已错位萌出,应尽早地拔除滞留的乳牙,以便恒牙在萌出的过程中自行调整。乳下切牙滞留,下切牙舌向萌出的患者,在拔除乳下切牙后,由于舌的活动,舌向错位的下切牙可能向唇侧移动到正常的位置。上侧切牙舌向萌出的患者,如与下切牙已建立咬合关系并形成反𬌗时,常需要矫正。乳磨牙粘连的患者拔除粘连的乳磨牙后,应密切观察前磨牙的萌出。如果前磨牙根已基本形成但又缺乏自行萌出的能力时,应根据患者的牙龄、上下牙列拥挤等情况全面考虑后再进行治疗。

【恒牙萌出异常】

1.恒牙早萌的处理　恒牙萌出时间明显提前,临床检查有轻度松动,X线牙片显示牙根刚开始形成,其长度不足1/3或牙根未形成,即可诊断为恒牙早萌。多系先导乳牙根尖周感染破坏了牙槽骨及恒牙胚的牙囊而使后继恒牙过早萌出。由于牙根刚开始形成或尚未形成,过早萌出的恒牙易受外伤或感染而脱落。

对早萌牙的正确处理是阻止其继续萌出,方法是采用阻萌器。阻萌器是在丝圈式缺隙保持器上加焊一根阻萌丝。定期观察牙根发育情况,如牙根已形成1/2以上时,可取下阻萌器让其萌出。

2.恒牙迟萌、阻生及异位萌出的处理　恒牙在应萌出的年龄不萌,而对侧同名牙已萌出时为迟萌。X线牙片显示未萌恒牙牙根已大部分形成,位置异常,部分或全部阻生在牙槽骨中。常见原因有萌出间隙不足、乳牙滞留、恒牙萌出道异常等。

分析迟萌、阻生的原因,尽早拔除迟脱的乳牙、残根、残冠、额外牙,切除囊肿、牙瘤和致密的软硬组织。如恒牙牙根已形成2/3以上而萌出力不足时,可用外科手术开窗、导萌阻生牙及迟萌牙。

3.恒牙萌出顺序异常的处理　恒牙萌出顺序异常,如第二磨牙先于前磨牙、尖牙萌出可用第一磨牙前的固定舌弓维持牙弓长度,以便后继尖牙、前磨牙替换后有足够的间隙自行调整、排齐。如上颌第二磨牙已向前移或形成远中关系,则需设计矫治器将上颌第二磨牙推向远中,以便保持磨牙中性关系。

【系带附着异常的处理】

对唇系带附着异常致上中切牙间间隙者,临床上需做唇系带修整术。常先用固定矫治器使左右侧切牙中切牙向中线靠拢关闭间隙,待将间隙关闭后,从牙槽嵴顶仔细地切除附着的异常唇系带及全部纤维组织,以保持间隙关闭后效果。通常不主张先行唇系带手术再关闭间隙,因为手术瘢痕会影响间隙的关闭。舌系带过短的患者常发生下牙弓过宽、前牙开𬌗,在矫治错𬌗的同时,做舌系带延长术,使舌恢复正常的功能活动。

二、错𬌗畸形早期阻断性矫治

阻断性矫治是对乳牙期及替牙期因遗传、先天或后天因素所导致的正在发生或已初步表现出的牙、牙列、咬合关系及骨发育异常等,采用简单的矫治方法进行治疗,或采用矫形的方法引导其正常生长,达到阻断畸形的发展,建立正常的牙颌面关系为目的的矫治。

(一)混合牙列期的暂时性错𬌗

混合牙列期由于恒牙的萌出和乳牙的替换,出现的暂时性错𬌗一般可在生长发育中自行调整,不需矫治。但必须仔细分析,跟踪观察,以便及时正确处理。常见的混合牙列期暂时性错𬌗有:上颌左右中切牙萌出初期,左右中切牙间常出现一间隙。上颌侧切牙初萌出时,牙冠向远中倾斜。中、侧切牙萌出初期,可能出现轻度拥挤。上下颌第一磨牙在建𬌗初期,为偏远中𬌗关系。混合牙列期常出现前牙深覆𬌗。

上颌左右中切牙萌出初期,左右中切牙间常出现一间隙。这是由于上颌侧切牙牙胚挤压中切牙根,使中切牙牙根向近中倾斜所致,当侧切牙萌出后间隙即逐渐消失。

上颌侧切牙初萌出时,牙冠向远中倾斜。是由于上颌尖牙牙胚压迫侧切牙牙根,使侧切牙牙根向近中倾斜所致。当尖牙萌出后,侧切牙即可恢复正常。

中、侧切牙萌出初期,可能出现轻度拥挤。主要是因为恒牙比乳牙宽度大。当乳磨牙被较小的前磨牙替换时,其余留间隙可供前牙调整,加上颌骨前部的宽度增长,因此前牙的拥挤可自行调整而排列整齐。

上下颌第一磨牙在建𬌗初期,为偏远中关系。在乳磨牙被前磨牙替换时,可利用剩余间隙自行调整,但下颌第一磨牙向近中移动的距离比上颌第一磨牙为多,可能使上下第一磨牙调至中性𬌗关系。

混合牙列期常出现前牙深覆𬌗。主要是因切牙冠长度较大,同时后牙垂直生长不足所致。当第一磨牙高度生长及前磨牙冠全萌出后,深覆𬌗可能自行调整。

(二)不良习惯的矫治

口腔不良习惯在生长发育过程中破坏了正常的肌力、𬌗力的协调平衡,使口颌系统受到异常的压力,造成牙弓、牙槽骨及颌骨发育异常。口腔不良习惯持续的时间越长,错𬌗畸形发生的可能性和严重程度越大。因此,应尽早破除口腔不良习惯,阻断畸形的发展。

1.吮指习惯　婴儿时期可在吮吸的手指上涂抹小檗碱等苦味药水或将手指戴上指套以阻断其条件反射。有的可在拇指戴金属丝制的指套或金属指套。国外还采用在口中放入奶嘴形橡皮乳头的方法,这种方法造成的损害较吮指习惯小。儿童时期,可采用说服教育,鼓励儿童自行改正。绝不能责备和打骂,以免影响患儿的心理健康。必要时可戴唇挡,如由于吮拇指所引起的上颌前突、深覆盖、牙弓狭窄等,可戴前庭盾。由于吮指习惯引起前牙开𬌗并伴有继发性吐舌习惯者,可戴具有腭刺、腭网或腭屏的舌习惯矫治器。

2.舌习惯　舌习惯主要有吐舌、舔牙和伸舌三种不良习惯。主要采用附有腭刺的舌习惯破除器矫正。此矫治器可防止舌前伸,不能吐出,久之即可矫正舌的不良习惯,而牙也能向𬌗方萌出,矫正开𬌗畸形。

3.唇习惯　唇习惯以咬下唇多见,易形成前牙深覆盖、深覆𬌗。幼年儿童可先用前庭盾,使唇与牙隔离,可防止吮咬。如前庭盾不能固位,可用胶布封闭嘴唇,前牙改观后,唇肌张力加强了,则前庭盾可自行在口内固位。纠正咬下唇习惯,也可用矫正舌习惯的矫治器,在矫治器上附加双曲唇弓焊唇挡丝,同时利用双曲唇弓矫治上前牙前突及牙间隙。

4.口呼吸习惯　对口呼吸的儿童,须首先检查和治疗鼻咽部的疾病,去除引起口呼吸的诱因。疾病治疗后如仍有口呼吸习惯,需随时提醒患者闭口用鼻腔呼吸,也可用前庭盾或夜间用不干胶封闭嘴唇矫正口呼吸。前庭盾可做唇肌锻炼以增强其肌力,使其能自然闭合。口呼吸导致的错𬌗畸形,在矫正口呼吸后可进行矫治器矫治。

5.偏侧咀嚼习惯　对具有偏侧咀嚼的儿童,首先必须去除病因,治疗龋齿,缺牙作缺隙保持器,必要时进行修复,错𬌗也应进行矫治。然后教患儿加强废用侧的咬肌锻炼,使用该侧咀嚼。全口进行调𬌗,去除𬌗干扰。及早戒除偏侧咀嚼,可改善颜面偏斜畸形。

(三)牙齿数目异常的处理

1.牙数目过多　由于牙胚在发育过程中发生异常而形成一个或数个额外牙。牙弓中存在额外牙常使正常的恒牙迟萌或错位萌出。临床检查可见已萌出的额外牙大多形状异常,位于牙弓内或牙弓外,常伴恒牙错位,牙弓内数目较正常多。未萌额外牙常使恒牙分开,牙弓中出现间隙。临床检查发现额外牙,一般均应照X线牙片或全颌曲面体层X线片确诊。

矫治:尽早拔除额外牙。多数额外牙早期拔除后,错位恒牙可自行调整;如恒牙舌向错位,个别牙反𬌗,或恒牙间间隙较大,可用简单的矫治器矫治;阻生的额外牙和冠根倒置于牙槽骨中的额外牙,如果位置高不压迫恒牙牙根,不妨碍恒牙的移动,同时外科手术拔除困难时,可以定期观察暂时不予处理。

2.牙数目过少　乳牙列中先天性缺牙较少,多见于恒牙列中。外胚叶发育不全的患者有多数牙先天缺失,并伴有毛发稀少,皮脂腺与汗腺分泌减少,指甲发育不全等。牙齿缺失的原因包括:遗传因素与先天发育异常。外胚叶发育不全的患者常有明显的家族史。

矫治:先天性缺牙与恒牙早失的处理类似。在混合牙列期可以定期观察其自行调整,待恒牙列期问题明确后再根据错𬌗的情况酌情处理。原则上对个别牙缺失的患者,尽量选用后牙前移的替代疗法,而多数牙缺失的患者则只能用义齿修复的方法恢复牙列和咬合,以恢复其咀嚼功能。

(四)牙列拥挤的早期矫治

【轻度牙列拥挤的矫治】

对于轻度牙列拥挤可在替牙期、恒牙早期利用乳恒牙交替后的剩余间隙进行及时的早期矫治。尤其对于临床上可拔牙与可不拔牙的临界病例,在此时大多可采用不拔牙矫正,达到外形满意,咬合理想,事半功倍的作用。

1.适应证　混合牙列末期,恒牙早期;轻度拥挤 4mm 以内;软组织侧貌无前突。

2.方法　对于轻度拥挤又很难自行调整的错𬌗畸形,采用固定矫治器,主要利用前磨牙与乳磨牙替换后的剩余间隙或其他间隙矫正拥挤牙,同时也可利用口外弓推磨牙向后开拓间隙,因为此时第二磨牙尚未萌出。

【中度牙列拥挤的矫治】

混合牙列期中度牙列拥挤患者,一般不进行早期矫治,可以定期观察至恒牙列期再酌情按牙列拥挤矫治法矫治。

【严重牙列拥挤的矫治】

混合牙列期经间隙分析诊断为严重牙列拥挤的患者,矫治前应十分慎重。因为疗程长达3～4 年,患者必须合作,应在有丰富临床经验的正畸医师监控下进行。如果医师经验不足,患者不能坚持定期复诊时,宁可观察,等待恒牙替换完,拥挤程度确定后再进行矫治。如果患者及家长要求矫治的心情十分迫切,可考虑用序列拔牙法,早期解除牙列拥挤。

由于序列拔牙需治疗数年,至少每半年应拍摄全颌曲面体层片,取牙模型一副,观察患儿的牙𬌗生长发育情况。由于序列拔牙法疗程太长,难以取得患者的合作,且对儿童全身与颌骨的发育常常估计不足,很多人不主张用此法来矫治牙列拥挤。目前用现代固定矫治器技术对牙列拥挤的矫治并不困难,宁可到恒牙列早期畸形明确后作一次性矫治。

(五)反𬌗的早期矫治

早期反𬌗的患儿多为牙性及肌性反𬌗,如果不进行治疗,上颌骨的生长长期受障碍,下颌骨不断往前生长,则可形成安氏Ⅲ类骨性反𬌗,同时随着时间的增长,牙颌畸形将越来越严重,治疗也越来越困难。因此,反𬌗患者应尽早矫治以阻断畸形的发展。

【多数乳前牙反𬌗的矫治】

多数乳前牙反𬌗是乳牙列期常见的错𬌗畸形。乳前牙反𬌗应尽早矫治,可以早到患儿合作的时候,一般在 4 岁左右即可进行矫治。如果矫治的时间太晚(6～7 岁),乳牙根已吸收则给治疗带来困难。

1.调𬌗　乳前牙反𬌗,反覆验浅者,可采用调磨法即调磨下切牙切缘的舌侧部分、上切牙切缘的唇侧部分,使上下前牙解除反𬌗锁结关系。特别应注意调改未磨耗的乳尖牙,以便下颌闭合运动时无咬合干扰而回到正常的位置,同时应训练患儿克服前伸下颌的习惯。

2.上颌𬌗垫式矫治器 乳前牙反𬌗,反覆𬌗中度者,可选用附双曲舌簧的上颌𬌗垫式活动矫治器推上前牙向唇侧并后退下颌,𬌗垫的高度以脱离前牙反𬌗的锁结关系为宜,注意双曲舌簧的弹簧平面应与上切牙长轴垂直,靠近牙颈部,使用轻微的矫治力。当反𬌗解除后应及时磨低𬌗垫以免𬌗垫压低后牙且有利于治疗效果的稳定。矫治器一般7~10天复诊加力一次,每次打开舌簧1mm,嘱吃饭时必须戴用矫治器,反𬌗解除后应注意调改上下乳前牙的咬合早接触点,特别是过高的乳尖牙牙尖,一般在3~6个月内可完成矫治。

3.下颌联冠式斜面导板 乳前牙反𬌗,反覆𬌗较深者,可以设计下颌联冠式斜面导板,一般在6个下前牙上做,下前牙联冠向后上延伸一斜面至反𬌗的上切牙舌侧,斜面与上切牙长轴成45。以引导上切牙向唇侧,下颌后退至正常位置。斜面不能太平,否则会造成垂直压入分力过大,不仅压低了切牙,也无引导上切牙向唇侧的力;斜面的斜度也不能太大,斜度过陡时,上切牙受力过大,不利于上切牙调整。特别注意有时个别反𬌗患儿戴用联冠斜面导板后,前伸下颌将斜面咬在上切牙的唇侧,加重了畸形并使下颌更向前伸。由于戴下切牙联冠斜面导板后,后牙咬合打开,后牙可以继续萌出,对改正前牙深覆𬌗有利。下颌联冠斜面导板一般是粘接在下前牙上,2~3周内畸形可明显改善,有时可在反深覆𬌗改正之后,为方便患者进食改为𬌗垫式矫治器继续推上切牙向唇侧,使前牙反𬌗完全纠正。以上各矫治器必要时均可配合头帽、颏兜,特别对反覆盖大,反覆𬌗浅者。

【混合牙列期个别切牙反𬌗的矫治】

混合牙列期个别切牙反𬌗,多系乳牙迟脱而使个别上颌切牙舌向错位与下切牙呈反𬌗关系或下切牙唇向错位与上切牙呈反𬌗关系。

1.咬撬法 适用于1~2个刚萌出且反𬌗的切牙,上切牙长轴垂直或内倾,下切牙可能轻度唇向错位,反覆盖小,正在建立反覆𬌗或反覆𬌗小,牙弓内有足够空间容纳错位牙。

在家长的监护下,教患儿手持一个略窄于反𬌗上切牙宽度、有一定弹性的木片或竹片,将其一端放置于反𬌗上颌牙的舌面,嘱患者闭嘴,则木片咬于下颌错位牙的切缘唇面。然后用手压木片的另一端,其力的大小以反𬌗牙唇面龈组织稍发白色、患儿感觉牙齿发胀为度。每次饭前若能坚持有节奏地重复此动作20次,1~2周后,反𬌗上牙即向下牙的唇面逐渐萌出。如果无效,反覆𬌗加深,可改用其他矫治方法。

2.上颌𬌗垫式矫治器 主要用上颌𬌗垫双曲舌簧活动矫治器,解除牙的锁结关系后,用双曲舌簧推反𬌗牙向唇侧移动。

【骨性反𬌗的早期矫治】

骨性反𬌗是上下颌骨大小不调所致的上下颌矢状向关系异常的错𬌗畸形,常为上颌骨发育不足,或下颌骨发育过度所致。使用面罩前牵引矫治器,口内矫治器可设计为上颌活动矫治器附后牙平面𬌗垫,增加卡环或邻间钩以增强固位,基托包绕上颌后结节,在尖牙远中放置牵引钩。采用橡皮圈以一侧300~500g的重力前牵引,牵引方向为向前、下与𬌗平面呈向下约30°,可促进上颌骨周围骨缝的缝间生长,使上颌骨向前、下方生长;如果牵引方向与𬌗平面平行,上颌除向前移外还将产生旋转(前份上旋,后份下旋),同时随着面罩向后方的反作用力,可将下颌向后移并抑制下颌生长。

【后牙反𬌗的早期矫治】

乳牙和混合牙列时期,都可能出现单侧或双侧多数后牙反𬌗。

1.调𬌗 仔细调改尖牙及乳磨牙咬合的早接触点,以便下颌尽早地回到正常的闭合道位置。

2.治疗龋齿 及时治疗后牙区龋齿,改正单侧咀嚼习惯。

3.单侧后牙反𬌗采用单侧𬌗垫式活动矫治器 在健侧做𬌗垫升高咬合,双曲舌簧移舌向错位的后牙向颊侧。

4.双侧后牙反𬌗 乳牙列期双侧后牙反𬌗较少见,矫治方法为仔细调𬌗,去除𬌗干扰,使下颌恢复正常的功能运动,并观察牙弓的调整。如果第一恒磨牙萌出后仍为反𬌗时则应采用矫治器进行矫治,通常是扩大上牙弓以纠正后牙反𬌗,可选用以下矫治器:①活动式扩弓矫治器:附双侧上颌后牙平面𬌗垫,腭侧用分裂弹簧或扩大螺旋以扩大牙弓,改正后牙反𬌗;②固定式扩弓矫治器:可采用 W 形扩弓矫治器或四角圈形扩弓矫治器扩大上牙弓,纠正双侧后牙反𬌗。真性上颌发育不良的骨型反𬌗,则应使用矫形力分开腭中缝,以达到真正扩大上颌骨的目的。

第三节 牙列拥挤的矫治

牙列拥挤主要是由于牙量、骨量不调,牙量大于骨量,即牙弓长度不足以容纳牙弓中全部牙齿而引起。拥挤不仅出现在Ⅰ类错𬌗畸形中,各类错𬌗畸形中都可出现拥挤,约占错𬌗畸形的 $60\%\sim70\%$,表现出牙齿错位、低位、倾斜、扭转、埋伏、阻生或重叠等。而上下牙-牙槽前突则可视为牙列拥挤的一种前牙代偿性排列。

牙列拥挤除牙齿排列不齐,影响功能和美观外,还常常导致龋齿、牙周病及颞下颌关节异常的发生,并影响心理、精神健康。一般而言,临床上可以把牙列拥挤分为单纯拥挤和复杂拥挤两类,以便于在治疗中制订计划和估计预后。单纯拥挤是指由于牙体过大、乳牙早失、后牙前移、替牙障碍等原因造成牙量与骨量不调(牙量过大或牙槽弓量不足)所致的拥挤。单纯拥挤可视为牙性错𬌗,一般不伴有颌骨与牙弓关系不调,面型基本正常,也没有肌肉及咬合功能的异常和障碍。复杂拥挤除由于牙量,骨量不调造成的拥挤外,还存在牙弓及颌骨发育不平衡,有异常的口颌系统功能或咬合功能障碍失调,并影响患者的面型。

一、牙列拥挤的病因

造成牙列拥挤的原因是牙量、骨量不调,牙量(牙齿总宽度)相对大,骨量(牙槽弓总长度)相对小,牙弓长度不足以容纳牙弓中的全数牙齿。牙量、骨量不调主要受遗传和环境因素的影响。

（一）进化因素

人类演化过程中咀嚼器官表现出退化减弱的趋势。咀嚼器官的减弱以肌肉最快，骨骼次之，牙齿最慢，这种不平衡的退化构成了人类牙齿拥挤的种族演化背景。

（二）遗传及先天因素

颌骨的大小、形态和位置及相互关系在很大程度上受遗传因素的影响，这也是家族中有类似牙列拥挤的患者非拔牙矫治后易复发的原因。此外，先天因素在颌骨的生长发育过程中，对其形态的形成也产生十分重要的影响。凡是影响出生前胚胎期发育的因素，例如母体营养、药物、外伤和感染等都会影响后天颌骨、牙及𬌗的发育，导致牙列拥挤畸形。牙齿大小、形态异常，通常有遗传背景。过大牙、多生牙常造成牙列拥挤。

（三）环境因素

乳恒牙替换障碍在牙列拥挤的发生中起着很重要的作用。

1.乳牙早失　乳牙因龋齿、外伤等原因过早丧失或拔除，后继恒牙尚未萌出，可造成邻牙移位，导致缺隙缩小，以致恒牙错位萌出或阻生埋伏，形成牙列拥挤。特别是第二乳磨牙早失造成第一恒磨牙前移，将导致牙弓长度减小，恒牙萌出因间隙不足而发生拥挤。

2.乳牙滞留　乳牙因牙髓或牙周组织炎症继发根尖周病变时，引起牙根吸收障碍（牙根部分吸收或完全不吸收，甚至与牙槽骨发生固着性粘连形成乳牙滞留）。乳牙滞留占据牙弓位置，使后继恒牙错位萌出发生拥挤。

3.牙萌出顺序异常　牙齿萌出顺序异常是导致牙列拥挤等错𬌗的常见原因。例如第二恒磨牙比前磨牙或尖牙早萌，第一恒磨牙近中移位，缩短了牙弓长度造成后萌的牙齿因间隙不足而发生拥挤错位。

4.咀嚼功能不足　食物结构也对牙量、骨量不调产生影响。长期食用精细柔软的食物引起咀嚼功能不足，导致牙槽、颌骨发育不足、磨耗不足而出现拥挤。

5.肌功能异常　口唇颊肌的肌功能异常，如吮唇、弄舌、下唇肌紧张等均可导致牙列拥挤，以及拥挤矫治后的复发。

二、牙列拥挤的诊断

（一）牙列拥挤分度

即牙弓应有弧形长度与牙弓现有弧形长度之差，或必需间隙与可利用间隙之差可分为：

1.轻度拥挤（Ⅰ度拥挤）　牙弓中存在 2～4mm 的拥挤。

2.中度拥挤（Ⅱ度拥挤）　牙弓拥挤在 4～8mm。

3.重度拥挤（Ⅲ度拥挤）　牙弓拥挤超过 8mm。

（二）单纯性牙列拥挤的诊断

全面的口腔检查，并结合 X 线头影测量，模型分析及颜面美学（特别是面部软组织侧貌，即上下唇与审美平面的关系,鼻唇角的大小)是正确诊断的基础。通过 X 线头影测量,结合模型测量可排除骨性畸形的存在,从而区分单纯拥挤和复杂拥挤并计测出拥挤度。在模型计测中,除牙不调量(拥挤量)的计测外,还应加入 Spee 曲线曲度,切牙唇倾度等因素的评估,即:牙弓内所需间隙＝拥挤度＋平整 Spee 曲线所需间隙＋矫治切牙倾斜度所需间隙等。

一般而言,牙弓平整 1mm,需要 1mm 间隙;切牙唇倾 1mm,则可提供 2mm 间隙。此外,Bolton 指数的计测可了解上下颌牙量比是否协调,明确牙量不调的部位;Howes 分析可以确定患者的根尖基骨是否能容纳所有牙齿;并以此全面预测其切牙及磨牙重新定位的可能位置及关系,预测牙弓形态改变及支抗设置时可能获得的间隙量。而头影测量结合颜面及肌功能运动分析,则可以判断肌肉及咬合功能是否异常,特别是唇的长短、形态、位置和肌张力是否能容纳牙排齐后的牙弓空间变化量,是否能达到较满意的面容,这对治疗预后是非常重要的。最后,综合分析决定是否用非拔牙或拔牙矫治。在临床中对拥挤的治疗,关键在于确定是否拔牙。

(三)复杂拥挤的诊断

复杂牙列拥挤是指合并有牙弓及颌骨发育不平衡,唇舌功能异常或咬合功能障碍失调的牙列拥挤畸形。

在这类拥挤中,除由于牙量、骨量不调可造成牙列拥挤外,颌骨生长发育异常导致的牙齿代偿移位,更加重了拥挤程度。因此,在诊断中首先应确定治疗骨骼发育异常对拥挤的影响及预测生长可能导致的进一步拥挤。结合模型使用 X 线头测量分析,特别是 Tweed-Merrifield 的间隙总量分析法、Steiner 的臂章分析和综合计测评估表以及 Ricketts 的治疗目标直观预测(VTO),对这类拥挤的诊断和治疗设计很有帮助。

三、牙列拥挤的矫治

(一)单纯性牙列拥挤的矫治原则

牙列拥挤的病理机制是牙量、骨量(可利用牙弓长度)不调,一般表现为牙量相对较大,而骨量相对较小。因此,牙列拥挤的矫治原则是减少牙量或(及)增加骨量,使牙量与骨量基本达到平衡。

1.减少牙量的方法 ①减少牙齿的宽度,即邻面去釉;②拔牙;③矫治扭转的后牙可获得一定量的间隙。

2.增加骨量的方法 ①扩大牙弓(包括牙弓的长度和宽度);②功能性矫治器如唇挡、颊屏等刺激颌骨及牙槽的生长;③推磨牙向远中,可增加牙弓的可用间隙;④外科手术延长或刺激颌骨的生长,如下颌体 L 形延长术、牵张成骨术(DO)等可增加骨量。在制订矫治计划时应对病例做出全面分析,决定采用减少牙量或增加牙弓长度或两者皆用的矫治方案。一般而言,单纯拥挤的病例,轻度拥挤采用扩大牙弓的方法,重度拥挤采用拔牙矫治,中度拥挤可拔可不拔牙的边缘病例应结合颌面部软硬组织的形态、特征及切牙最终位置的控制和家属的意见,严格掌握适应证,选择合适的方法,也可不拔牙矫治。

(二)不拔牙矫治

对轻度拥挤或一些边缘病例,甚至中度拥挤者,通过扩大牙弓长度和宽度及邻面去釉等以提供间隙解除拥挤,恢复切牙唇倾度和改善面型。但扩弓是有限的,应注意扩弓的稳定性,其横向扩弓量一般最大不超过 3mm,特别是原发性拥挤(指遗传因素所致)扩弓的预后不如继发性拥挤(环境因素引起的拥挤)的效果好。

1.扩大牙弓弧形长度

(1)切牙唇向移动:适于切牙较舌倾,覆殆较深,上下颌骨与牙槽骨无前突、唇形平坦的病例。多采用固定矫治器,也可用活动矫治器及唇挡等。

1)固定矫治器:其方法是在各牙上黏着托槽,用高弹性的标准弓丝(0.36mm,0.4mm,β-钛丝)或设计多曲弓丝,或加 Ω 曲使弓丝前部与切牙唇面部离开 1~2mm 左右间隙,将弓丝结扎入托槽内;每次加力逐渐打开 Ω 曲;对内倾性深覆殆的病例,可用摇椅形弓丝,上颌加大 Spee 曲线,或多用途弓,将内倾的切牙长轴直立,同时增加了弓牙弓长度,达到矫治拥挤的目的。

2)活动矫治器:用活动矫治器时,在前牙放置双曲舌簧推切牙唇向移动排齐前牙。切牙切端唇向移动 1mm,可获得 2mm 间隙,较直立的下切牙唇间移动超过 2mm,可导致拥挤的复发。这是因为唇向移动的切牙占据了唇的空间位置,唇肌压力直接作用在下切牙的唇面的结果。临床中,下切牙的拥挤是最常见的错殆畸形。据报道,对 15~50 岁(白人)研究结果表明:下切牙无拥挤及拥挤度在 2mm 以内者占 50%,中度拥挤(拥挤度在 4mm 以上)者占 23%,严重拥挤为 17%。下切牙的拥挤随年龄增加而增加(有些正常殆也发生拥挤)且主要发生在成人早期,第三磨牙的萌出与拥挤增加是否相关尚有争议,有学者认为可能系多因素(包括种族、年龄、性别以及第三磨牙的存在等)所致,但还应进一步研究。下前牙拥挤矫治后容易复发且很普遍,复发原因为多种混合因素作用的结果。尤其是下前牙区,嵴上纤维组织对矫治旋转的复发有重要作用。除口周肌肉作用外,还包括矫治计划、牙齿的生理性移动、牙周组织的健康、咬合、唇张力过大等,建议下前牙拥挤矫治后戴固位器至成年初期以保持治疗效果。

3)唇挡:传统常用于增强磨牙支抗,保持牙弓长度,矫治不良习惯等。现代正畸临床中对替牙期或恒牙列早期可用唇挡矫治轻到中度牙列拥挤,多用于下颌,也可用于上颌;既可单独作为矫治器使用,也可与固定矫治器联合使用。

唇挡常用直径为 1.14mm(0.045 英寸)的不锈钢丝制成。两端延伸至第一恒磨牙并于带环颊面管近中形成停止曲,以便调整唇挡位置,末端插入颊面管。唇挡大致分为有屏唇挡和无屏唇挡。有屏唇挡于两侧尖牙间制作自凝塑胶屏,无屏唇挡则于不锈钢丝上套制的一塑料管,以及多曲唇挡。多曲唇挡的制作方法为:用直径 1mm 的不锈钢丝从上下颌两侧尖牙间形成前牙垂直曲和前磨牙区的调节曲,上颌前牙垂直曲高 7~8mm,宽 4~5mm 共 4 个或 6 个曲(避开唇系带);下颌前牙区在尖牙区形成高 5~6mm,宽 3~4mm 的垂直曲,前牙区可形成连续波浪状;前磨牙区的调节曲高、宽均为 3~4mm。前牙垂直曲和调节曲的底部应在一个平面上,在紧靠颊面管前形成内收弯作为阻止点。唇挡及其延伸部分将唇颊肌与牙齿隔开,消除了

唇颊部异常肌压力,而舌肌直接作用于牙齿和牙槽上,从而对切牙唇向扩展(切牙前移1.4mm/年,切牙不齐指数减少 2.2mm/年),牙弓宽度的扩展(有屏唇挡磨牙间宽度增加 4.2mm/年,特别是前磨牙间宽度增加最明显:3|3 扩展2.5mm,4|4 4.5mm,5|5 5.5mm),由于唇挡位于口腔前庭,迫使唇肌压力不再直接作用于前牙,而是通过唇挡传至磨牙。唇肌作用在唇挡上的压力为 100~300g,测得唇挡作用在下磨牙的力在休息状态下为 85g,下唇收缩时的最大力值为 575g,一般大于自然状态下 1.68g 的力即可使牙齿移动,因此,唇挡可产生推磨牙向远中、直立或整体移动(2mm 左右)。同时唇挡伸至前庭沟牵张黏骨膜,刺激骨膜转折处骨细胞活跃,骨质增生。用唇挡矫治牙列拥挤可获得 4~8mm 间隙,因此,唇挡是早期解除轻到中度拥挤的一种有效方法,为牙列拥挤的早期非拔牙治疗提供了一条新思路。

唇挡的形态、位置以及与唇部接触面积等因素对切牙的作用影响很大。一般唇挡置于切牙的龈 1/3 且离牙面和牙槽 2~3mm;后牙为 4~5mm。唇挡应全天戴用,必须提醒患者经常闭唇,以便发挥唇挡之功效,1 个月复诊 1 次,并进行必要的调节。对拥挤的病例建议用有屏或多曲唇挡更为妥当。因为,有屏唇挡与唇部接触面积大,唇挡受力也大,从而对牙的作用越大,疗效更好。

(2)局部开展:对个别牙错位拥挤的病例,可在拥挤牙部位相邻牙齿之间用螺旋推簧进行局部间隙开拓,排齐错位牙,注意增强支抗。

(3)宽度的扩展:牙列拥挤的患者牙弓宽度比无拥挤者狭窄,采用扩大基骨和牙弓宽度的方法可获得一定间隙供拥挤错位的牙排齐并能保持效果的稳定。但是后牙宽度扩大超过 3mm 效果不稳定,且可能导致牙根穿破牙槽骨侧壁的危险。牙弓宽度的扩大有以下方法:

1)功能性扩展:对轻度或中度牙列拥挤伴颌弓宽度不足者,可采用功能性扩展。多用功能调节器或下唇挡达到目的。牙弓外面的唇颊肌及其内面的舌体对牙弓-牙槽弓的生长发育及形态,牙齿的位置起着重要的调节和平衡作用。功能调节器(FR-Ⅰ)由于其颊屏消除了颊肌对牙弓的压力并在舌体的作用下牙弓的宽度增加。此外,唇挡、颊屏等对移行皱襞黏膜的牵张也可刺激牙槽骨的生长,建议采用此种方法通常需要从混合牙列中期开始治疗并持续到生长发育高峰期结束。

2)正畸扩展:扩弓矫治器加力使后牙颊向倾斜移动可导致牙弓宽度的增加。常用于牙弓狭窄的青少年及成人。扩弓治疗每侧可获 1~2mm 间隙。常用唇侧固定矫治器为:增加弓丝宽度、以一字形镍钛丝或等配合四眼圈簧(QH)及其改良装置扩弓,同时排齐前牙;也可在主弓丝上配合直径 1.0mm 不锈钢丝形成的扩大辅弓(如 Malligan 骑师弓);还可根据患者颌弓、牙弓大小、腭盖高度、需要扩大的部位及牙移动的数目选用不同形状、大小、数目的扩弓簧,放置在舌侧基托一定位置的活动矫治器,舌侧螺旋扩大器及附双曲舌簧扩大矫治器达到治疗目的。

3)矫形扩展:上颌骨狭窄,生长发育期儿童(8~15 岁)通过打开腭中缝,使中缝结缔组织被牵张产生新的骨组织,增加基骨和牙弓的宽度,后牙弓宽度最多可达 12mm(牙骨效应各占1/2),上牙弓周长增加 4mm 以上,可保持 70% 左右的效果。患者年龄越小,新骨沉积越明显,效果越稳定。成年患者必要时配合颊侧骨皮质松解术。在生长发育期儿童腭中缝开展时,产生下颌牙直立,牙弓宽度增加的适应性变化;而有些病例应同时正畸扩大下牙弓,才能与上牙弓相适应。在腭开展治疗以后,停止加力,应保持3～6个月,让新骨在打开的腭中缝处沉积。去除开展器后更换成活动保持器,开展后复发倾向较明显,部分患者在未拆除扩展器时就会发生骨改变的复发,建议患者戴用保持器4～6年。

腭中缝扩展分为:①快速腭中缝开展:每日将螺旋开大0.5～1.0mm,每日旋转2次,每次旋转1/4圈,连续2～3周,所施加的力最大可达2000～3000g,使腭中缝快速打开,可获得10mm以上的开展量,其中骨变化9mm,牙变化1mm。快速腭中缝开展其矫形力的大小和施力速度超过了机体反应速度,学龄前儿童一般不能用重力开展,否则并发鼻变形(呈弓形隆起),影响美观。②慢速腭中缝开展:加力慢、小,每周将螺旋打开1mm,(每周旋转1～2次,每次旋转1/4圈),产生约1000～2000g的力,在2～3个月内逐渐打开腭中缝。可获及10mm的开展量(骨、牙各5mm)。以较慢的速度打开腭中缝,腭中缝组织能较好地适应,近似于生理性反应,且效果两者基本相同,但慢速扩展较快速扩展更稳定。最常采用的方法是Hyrax扩弓矫治器和Hass扩弓矫治器。

(4)推磨牙向远中移动:适应证为:①上颌牙列轻、中度拥挤;②第二乳磨牙早失导致第一磨牙近中移动,磨牙呈轻远中关系;③上颌结节发育良好,第二恒磨牙未萌,且牙根已形成1/2,无第三磨牙或拔除的患者;临床上多通过X线片显示第三磨牙形态,当第三磨牙形态位置基本正常时,拔除第二磨牙,将来以第三磨牙替位。磨牙远中移动常用的方法有以下几种:

1)Pendulum矫治器:即钟摆式矫治器,基本设计为:Nance腭托增加支抗,及插入远移磨牙舌侧的弹簧。

2)JonesJig矫治器:Nance腭托增强支抗,0.75mm颊侧活动臂钢丝,其远中附拉钩以及可自由滑动的近中拉钩,中间为镍钛螺旋弹簧。滑动拉钩在向后与第二前磨牙托槽结扎时压缩螺旋弹簧,产生约70～150g磨牙远移的推力,每月复诊一次。

3)DistalJet矫治器:腭托管上安置滑动的固定锁,其内的滑动弓丝插入磨牙舌侧管,压缩弹簧产生磨牙远中整体移动的推力。

4)Lupoli矫治器:加力的螺钉焊接在前磨牙和磨牙带环上,压缩腭侧反折钢丝的螺旋产生推力并锁定。患者自行调节螺钉加力;方法为每日2次,每次1/4圈。优点:磨牙快速整体移动,能控制牙移动方向,基本无支抗丧失,效果稳定。

5)磁斥力远移磨牙:用改良Nance腭托增加支抗,1.14mm(0.045英寸)不锈钢丝形成蛇形曲,曲的近中焊接在第一前磨牙带环唇侧,远中抵住磨牙带环颊面管近中,磁铁被分别用0.014英寸结扎丝紧扎固定在磨牙带环牵引钩近中和蛇形曲上,此时磁铁应相互接触产生225g起始推力,形成蛇形曲的目的在于随着牙齿的移动,近中磁铁可在曲上向远中滑动,确保磁力的持续和恒定。

6)Ⅱ类牵引推磨牙向远中:上颌弓丝上的滑动钩,并用约100gⅡ类颌间牵引推上磨牙向远中移动,但下颌用与锁槽沟大小密合的方丝弓以防止下切牙唇倾并保持牙弓宽度。

7)螺旋弹簧推磨牙向远中:下颌磨牙因其解剖位置和下颌骨的结构特点,推磨牙向远中较难,其移动量取决于第二、第三磨牙是否存在。某些病例,可照 X 线片,如果 $\overline{8}$ 形态、位置基本正常或 $\overline{7}$ 不能保留,此时可拔除 $\overline{7}$ 以减少磨牙远移阻力,将来以 $\overline{8}$ 替位 $\overline{7}$。一般采用固定矫治器的磨牙后倾弯,螺旋弹簧,下唇挡等配合 Ⅲ 类颌间牵引,远移或直立下磨牙,防止下切牙前倾;还可采用 MEAW 技术。

8)活动矫治器:活动矫治器采用分裂簧或螺旋扩大器推磨牙向远中,其反作用力使切牙唇向移动。

9)口外弓推磨牙向远中:口外弓附螺旋弹簧配合口外牵引,12～14 小时/天,300g 左右的力推磨牙向远中可获得较多的间隙,但应根据患者的面部垂直向发育调整牵引方向。

10)骨支抗推磨牙向远中:采用骨支抗力系移成人的下颌磨牙向远中,局麻下将微种植体植入下颌支前缘或下颌体(上颌颧牙槽嵴根部、腭部等)种植体与骨发生骨整合效应形成绝对骨支抗单位。如果第三磨牙存在应拔除,为磨牙远移提供间隙,采用固定矫治器平整,排齐牙齿后用硬的 $0.018'' \times 0.025''$ 或 $0.019'' \times 0.025''$ 不锈钢丝和螺旋弹簧推磨牙向远中,第一前磨牙与种植体紧结扎增强支抗,下颌第一磨牙向远中移动平均约 3.5mm,最大可达 7.1mm。

(5)邻面去釉(IPR):邻面去釉不同于传统的片磨或减径。此法一般是对第一恒磨牙之前的所有牙齿,而不是某一、两个或一组牙齿;邻面去除釉质的厚度仅为 0.25mm,而不是 1mm 或更多;此外,两者使用的器械和治疗的程序也有区别。牙齿邻面釉质的厚度为 0.75～1.25mm,同时邻面釉质存在正常的生理磨耗,这是邻面去釉法的解剖生理基础。在两个第一恒磨牙之间邻面去釉最多可获得 5～6mm 的牙弓间隙。

1)适应证:邻面去釉的适应证要严格掌握。主要针对:①轻中度拥挤,不宜拔牙的低角病例;②牙齿较大或上下牙弓牙齿大小比例失调;③口腔健康,少有龋坏;④成年患者。

2)治疗程序:邻面去釉须遵循正确的程序并规范临床操作。①固定矫治器排齐牙齿,使牙齿之间接触关系正确。②根据拥挤或前突的程度确定去釉的牙数,去釉的顺序从后向前。③使用粗分牙铜丝或开大螺旋弹簧,使牙齿的接触点分开,便于去釉操作;最先分开的牙齿多为第一恒磨牙和第二前磨牙。④使用涡轮弯机头,用细钻去除邻面 0.2～0.3mm 釉质,再做外形修整,同时对两个牙齿的相邻面去釉;操作时在龈乳头方颊舌向置直径 0.51mm(0.020 英寸)的钢丝,保护牙龈和颊、舌软组织,去釉面涂氟。⑤在弓丝上移动螺旋弹簧,将近中牙齿向去釉获得的间隙移动。复诊时近中牙齿的近中接触被分开,重复去釉操作。⑥随着去釉的进行,牙齿逐渐后移,并与支抗牙结扎为一体。整个过程中不用拆除弓丝,当获得足够间隙后前牙能够排齐。⑦整个治疗时间 6～12 个月。

(6)无托槽隐形矫治器:此种矫治器是 20 世纪开展的一种新的正牙技术,其基本原理是:牙齿移动时经过若干微小阶段才能达到最终位置。在牙移动的每个微小阶段精制一个新的透明塑胶托称排牙器,患者通过戴一系列排牙器,牙齿通过若干个微小移动,则可达到排齐的目的。

排牙器采用计算机辅助技术,通过扫描患者的研究模型,获得三维图像,通过 tooth

shaper 软件、treat 等系列软件处理,得到操作程序化的有效治疗方案并提供有效治疗装置,必要时可进行修改得到最终治疗方案。正畸医师可给患者及家属演示治疗过程,进展和最终治疗结果对牙齿的移动进行直观的三维观察,医患之间进行交流,达到教育,激励增强患者信心的目的。一般而言,患者每 14 天或按医嘱更换一副矫治器,1 个月复诊一次,直到牙齿排齐并进行固位。该方法最适用于轻度拥挤或拥挤的边缘病例通过扩大牙弓排齐拥挤牙。此种矫治器美观、舒适、卫生,深受患者(特别是成人)的欢迎。但是,作为一种新的治疗方法,尚在进一步研究完善中。

(三)拔牙矫治

拔牙问题在诊断设计中是一个十分重要的问题,决定每一个患者是否拔牙,拔多少牙,拔哪些牙,即拔牙设计是否正确,将直接影响矫治效果,而拔牙设计取决于矫治设计的理念。由于早期 X 线头影测量技术尚未引入正畸,对生长发育的认识不足及正畸治疗的对象主要是生长期儿童患者。正畸之父 Angle 主张不拔牙(即保留全口牙齿),以确保矫治后牙齿排列整齐、美观和良好的口腔功能。后来,Tweed 研究证明,矫治时过度扩大牙弓,追求保留全口牙齿,则矫治后导致复发。20 世纪 20 年代 Begg 研究结果表明,原始人由于食物粗糙,牙齿在咬合面及邻面均发生磨耗,与现代人比较,原始成年人的牙列在近远中面磨耗量每侧大致相当一个前磨牙的宽度。而现代人由于食物精细,导致咀嚼功能降低,表现出咀嚼器官不平衡退化,表现出牙量相对大于骨量,所以拔牙矫治逐渐为人们接受,到 20 世纪 70 年代拔牙病例占的百分比很高。20 世纪 80 年代对拔牙病例进行纵向回顾性研究发现,拔牙矫治并不能防止复发,特别是防止下前牙拥挤的复发,以及矫治技术的提高,检查诊断更加先进科学,设计更加严密;对一些有生长潜力的患者,即使有明显拥挤,也常采用不拔牙矫治达到理想的疗效。拔牙矫治还与医师的诊治水平、设计倾向及患者家属的意向有关。尽管如此,拔牙矫治应根据严谨的生理学基础:即咀嚼器官在颌骨、肌肉、牙齿等部位退化的不平衡因素,或口腔不良习惯作用下造成的骨量小于牙量以及不良习惯引起上下牙弓形态、大小或者牙弓与基骨形态、大小失调而造成上前牙前突,并且应严格遵循拔牙的普遍原则及方法。

1.拔牙目的 牙列拥挤是最常见的错𬌗症状,正畸拔牙的主要目的是为解除拥挤和矫治牙弓前突提供足够的间隙,此外,上下牙弓的近远中关系不调,磨牙关系的调整通常也需要用拔牙的方法提供必要的间隙才可能达到目的。单纯牙列拥挤只涉及牙和牙槽,拔牙的主要目的是解除拥挤,是否拔牙主要根据拥挤的严重程度。一般而言,轻度拥挤采用扩大牙弓的方法;中度拥挤(多数)要拔牙,其中可拔牙可不拔牙的边缘病例结合面部软硬组织形态,选择合适的手段,能不拔牙的尽可能不拔牙,重度拥挤通常采用拔牙矫治。复杂拥挤拔牙的目的除消除牙列拥挤外,还要改善上下牙弓之间近远中关系不调和垂直不调,以掩饰颌骨畸形达到全面矫治牙颌畸形的目的。

2.考虑拔牙的因素 在诊断中通过模型和 X 线头颅侧位片进行全面分析。在决定拔牙方案时应考虑以下因素:

(1)牙齿拥挤度:每 1mm 的拥挤,需要 1mm 间隙消除。拥挤度越大,拔牙的可能性越大。

（2）牙弓突度：前突的切牙向舌（腭）侧移动，每内收 1mm，需要 2mm 的牙弓间隙。

（3）Spee 曲线的曲度：前牙深覆𬌗常伴有过大的 Spee 曲线，为了矫治前牙深覆𬌗，需使 Spee 曲线变小或整平需要额外间隙。

（4）支抗设计：是拔牙病例必须考虑的首要问题。在矫治时应根据前牙数量、牙列拥挤量及磨牙关系调整等情况，严格控制磨牙前移量，采用强支抗（即后牙前移应控制在拔牙间隙的 1/4 以内），中度支抗（即矫治中允许后牙前移的距离为拔牙间隙的 1/4～1/2，弱支抗至少 1/2 以上）。

（5）牙弓间宽度不调：上下牙弓间牙量不调或 Bolton 指数不调。在决定拔牙矫治时，除了考虑上述牙槽因素外，面部软硬组织结构，特别是上下颌骨的形态，相互关系及其与牙槽间的协调关系等重要因素也需考虑。因为拔牙矫治既影响牙槽结构，也通过牙槽、牙弓变化影响面颌部的形态及其相互关系。这包括垂直不调和前后不调的程度。

1）垂直不调：垂直发育过度即高角病例拔牙标准可适当放宽，而垂直发育不足即低角病例拔牙应从严。其原因有三点：①下颌平面与下切牙间的补偿关系：多数高角病例颏部显后缩，治疗时切牙宜直立，使鼻-唇-颏关系协调，轻直立的切牙还可代偿骨骼垂直不调，同时建立合适的切牙间形态和功能关系；反之，多数低角病例颏部前突，切牙应进行代偿性唇倾有利于面型和切牙功能。②拔牙间隙关闭的难易：高角病例咀嚼肌不发达，颌骨的骨密度低，咀嚼力弱；支抗磨牙易前移、伸长，关闭拔牙间隙较容易且磨牙的前移有利于高角病例伴有前牙开𬌗倾向患者的矫治。相反低角病例咀嚼肌发达，咀嚼力强，骨致密，支抗磨牙不易前移、伸长。主要由前牙远中移动完成拔牙间隙的关闭，而前牙的过度内收不利于前牙深覆𬌗的矫治。③磨牙位置改变对下颌平面的影响：采用远移磨牙或扩大牙弓的方法排齐牙列时，可造成下颌平面角的开大，这对高角病例的面型和前牙覆𬌗均产生不利影响，但对低角病例有利。

2）前后不调：面颌部前后不调的程度，对上下颌骨基本正常时常采用对称性拔牙以保持上下颌骨关系的协调。但 Bolton 指数明显不调则可进行非对称性拔牙；当上颌前突或正常，下颌后缩恒牙列早期病例，首先采用功能性矫治器协调上下颌骨关系，然后根据上前牙前突程度，牙列拥挤度及磨牙关系的调整等决定上下颌对称性或非对称拔牙或只拔上颌牙齿；当上颌正常或发育不足（后缩），下颌前突治疗时，可轻度前倾上切牙和舌倾下切牙以代偿Ⅲ类骨骼不调，此时可考虑下颌拔牙，但上颌拔牙要慎重，必要时可拔除第二前磨牙有利于磨牙关系的调整。当上下颌及牙弓均前突可采用上下颌对称性拔除前磨牙以利于内收前牙。此外，拔牙矫治还要考虑上下唇的突度和中线的对称性等。

利用 Kim 拔牙指数即垂直向异常指数（ODI）与前后异常指数（APDI）之和结合上下中切牙间夹角及上下唇的突度的指标决定患者是否拔牙。

$$拔牙指数 = ODI + APDI + \frac{|上下中切牙夹角-130|}{5} - （上下唇突度之和）$$

其中|上下中切牙夹角-130|：表示上下中切牙夹角与 130 之差的绝对值。上唇突度：上唇突点位于审美平面之前为"＋"，之后为"－"；下唇突度：下唇突点位于审美平面之前为"＋"，之

后为"－"，单位为 mm。当拔牙指数＞155 时，不拔牙的可能性大(尽可能避免拔牙)；当拔牙指数＜155 时，拔牙的可能性较大。

3.拔牙部位的选择　对确定需要拔牙的患者，重要的是拔牙部位的选择。此选择主要是从牙齿的健康状况，拔牙后是否有利于牙齿的迅速排齐，间隙的关闭和侧貌观唇是否前突及错𬌗的类型等考虑。拔牙愈靠前，更有利于前牙拥挤，前突的矫治；拔牙越靠后、后牙前移越多，有利于后牙拥挤的解除和前牙开𬌗的矫治。一般而言，临床中常采用的拔牙部位首先拔除病牙，然后为第一前磨牙、第二前磨牙、第二磨牙以及第三磨牙等。

(1)拔除 $\frac{4|4}{4|4}$ 或 $\frac{}{4|4}$：最适于前牙拥挤或前突，鼻唇角小，唇前突的患者。当拔除第一前磨牙后可提供最大限度的可利用间隙，明显地简化前牙排齐的第一阶段的治疗过程，改善唇部美容效果。同时还能最小量地改变后牙咬合，从而有利于维持后牙弓形的稳定和后牙的正常关系。在矫治设计时，拔牙间隙的利用的预测，估计非常重要，应严格根据患者的牙弓形态，充分考虑选择不同的支抗设计才能达到理想的治疗目标。此外，在关闭拔牙间隙应注意保持牙弓宽度以及尖牙、第二前磨牙的接触和牙根平行，以获得永久稳定的效果。

(2)拔除 $\frac{5|5}{5|5}$：对前牙区拥挤或牙弓前突较轻，颜面及唇形较好，不需要改变前牙倾斜度及唇位，但后牙拥挤或磨牙关系需要调整，特别是下颌平面角大的前牙开𬌗或开𬌗趋势的患者。此外，第二前磨牙常在形态表现出畸形及阻生错位等必须首先拔除。但是如果牙列拥挤主要表现在前牙区或分布较广泛时，会给治疗带来很大困难，延长疗程。此时必须十分谨慎地设计支抗以防止磨牙前移，间隙丧失。

(3)拔除 $\frac{4|4}{5|5}$：适于上前牙拥挤或前突明显，下切牙轻度拥挤或前倾，磨牙呈远中关系，需要调整磨牙关系的患者。

(4)拔除 $\frac{5|5}{4|4}$：适于上前牙区拥挤或前突较轻，不需改变上切牙倾斜度和唇倾度，下颌平面角较大的Ⅲ类患者。

(5)拔除第二恒磨牙：对单纯拥挤的患者很少选择拔除第二恒磨牙。但是，有时为了简化疗程和达到更好的治疗效果也可选择拔除该牙。如上牙唇倾前突，但侧貌正常或上颌及上牙弓前突，但下颌基本正常，或因第二乳磨牙早失，造成第一磨牙近中移位导致磨牙关系异常，而第二磨牙已经建𬌗，或前牙轻度拥挤伴开𬌗以及开𬌗趋势高角病例可以选择拔除该牙矫治开𬌗。但一般而言，由于拔除第二磨牙间隙远离需矫治的拥挤部位，同时，也使第三磨牙的萌出变得复杂，造成在第三磨牙萌出后还需进行再次矫治，因此使疗程延长。但对后牙弓发育差，第三磨牙严重阻生的患者，由于拔除第二磨牙后，有助于第三磨牙的替位萌出，因此可选择拔除二磨牙。但此时第三磨牙形态，位置正常，以便将来替位萌出。如果第三磨牙先天缺失，原则禁忌拔除第二恒磨牙。

(6)拔除下切牙：适于单纯下切牙拥挤，拔 1 个下切牙可达到迅速排齐和稳定的结果。也适于上下前牙 Bolton 指数不调，例如上颌侧切牙过小，下前牙量过大，拔除 1 个下切牙，有利于建立前牙覆𬌗覆盖关系并保持稳定结果。

(7)其他:在拔牙矫治的病例中,临床上大多采用对称性拔牙,但也可由于一些牙的畸形、严重错位、龋坏、牙周病、𬌗障碍等必须首先拔除丧失功能的病牙。此外,在单纯拥挤治疗中除非第一恒磨牙严重龋坏外,通常严禁拔除第一恒磨牙,特别是决不能考虑对称性拔牙而拔除对侧第一恒磨牙,因为从生理功能、疗程和治疗难度、结果都不能这样选择。上颌中切牙严重弯根、骨内横位阻生压迫邻牙根或外伤折断线在龈下 1/3 以上无法保留者可拔除,上中切牙拔除后,可利用拔牙间隙解除拥挤,或以侧切牙近中移位并修复为中切牙外形,同时应以尖牙前移代替侧切牙并改形;对于侧切牙完全腭侧错位,尖牙与中切牙相邻已无间隙,或侧切牙呈锥形、严重错位,且上中线可接受者,可拔除锥形侧切牙,以尖牙近中移动代替侧切牙,可以简化疗程;第三磨牙与下牙列的拥挤有无关系尚存争议,所以第三磨牙的拔除与否,不应它是否引起牙列拥挤而决定,而应以它是否成为“病原牙”为依据。

(四)复杂拥挤的矫治

对复杂拥挤的治疗,此时拔牙的目的除解除牙列拥挤外,还要改善上下牙弓之间前后向关系、横向关系和垂直关系不调,以掩饰颌骨畸形,因此正确选择拔牙部位特别重要,除上述单纯拥挤中拔牙考虑外,还必须结合对其他畸形的矫治设计。例如对伴Ⅱ类上颌前突的拥挤病例,当仅在下牙弓存在拥挤时,可拔除上颌第二磨牙和下颌第一前磨牙(但此时必须有形态及位置正常的上颌第三磨牙牙胚存在),这样既有利于推上颌牙列向远中,也有利于下颌拥挤的矫治;而当下颌无拥挤,仅上颌前突伴拥挤时,则考虑只拔除上颌第一前磨牙,可在矫治上颌拥挤的同时,则上切牙代偿后移,以解除上颌前突畸形。在伴有其他牙颌畸形的复杂拥挤中,牙列拥挤的矫治,应在治疗第一阶段进行。与常规正畸步骤一样,随着拥挤的解除,应进一步精确地控制间隙的关闭,平行牙根,转矩牙轴,建立稳定的咬合关系,最后达到全面矫治牙颌畸形的目的。

第四节 双颌前突的矫治

一、双颌前突的病因

病因尚不清楚,一般认为与遗传有关系。唇肌张力不足及口呼吸也是重要病因,此外,与饮食习惯有些联系,例如长期吮吸海螺等壳类、吮吸某些有核小水果,如桂圆、荔枝、杨梅等。南方沿海地区发病率较高。此类畸形还常伴有吮颊、异常吞咽等不良习惯。伸舌吞咽习惯对垂直生长型可至开𬌗,而对水平生长型则可致双牙弓前突。

双颌前突也是临床常见的牙颌畸形之一。双颌前突可为双颌骨(上、下颌骨)的前突或双牙-牙槽骨的前突,前者较少见,但在临床中,通常均将其统称为双颌前突。双颌前突畸形(双颌牙-牙槽的前突)可视为牙量-骨量不调,即前牙拥挤的一种代偿性前突排列形态,磨牙关系多为Ⅰ类关系,但也有Ⅱ类、Ⅲ类关系者。本文仅讨论磨牙为Ⅰ类关系的临床问题。

二、双颌前突的诊断

双颌前突患者表现为明面的凸面型,上下颌骨或牙槽骨前突,上下前牙唇倾,唇肌松弛,闭唇困难。头影测量显示:∠SNA与∠SNB均大于正常值(上、下颌前突者),上下前牙唇倾,上下切牙间角小于正常值。但是,上、下颌骨的正常前突具有明显种族差异,通常黑种人比黄种人显突,而黄种人又比白种人显突,我国广东一带的人具有典型的凸面型。因此,在进行双颌前突的诊断时,应根据国人的标准进行头测量分析,并充分考虑种族、年龄、面型及唇形的特征,不可盲目沿用西方人的标准。双颌牙-牙槽前突可单独存在,也可在骨性双颌前突中存在,诊断一般容易,X线头测量分析可提供上、下牙倾斜前突的定量信息。

三、双颌前突的矫治

即时消除不良习惯,进行唇肌训练,必要时使用矫治器矫治。

(一)双颌骨前突的治疗

对上、下颌骨前突患者的治疗,在恒牙列早期多采用牙代偿以掩饰骨前突的方法,通常在上下颌同时对称拔牙(多为第一前磨牙),缩短上下前段牙弓(内收上下前牙)以掩饰骨骼发育异常。治疗的手段是采用固定矫治器,因为它不仅能有效控制前牙的后退,牙根的平行,还能通过切牙转矩有效地改善牙槽部的前突状态。通常对轻、中度患者,单独用固定正畸治疗多能获得较好的效果及满意的面型改善。对较严重病例,从牙的代偿上可获得很满意的咬合关系,但面容的改善常常不足,而对于更严重的患者及具有明显遗传倾向的病例,则应待成年后考虑正畸-正颌联合治疗的方法,例如局部截骨术等进行矫治,正畸治疗的目的是改善牙齿美观及咬合,而外科则矫治其骨骼的畸形及改善侧貌,最终达到完美的效果。

(二)双颌牙-牙槽前突的治疗

恒牙列早期上下颌的牙-牙槽前突患者的治疗,除早期应消除不良习惯,训练唇肌外,主要采用固定矫治器矫治。此时,前牙舌向移动是治疗其病因而不是代偿,因此效果更佳。

1.扩大牙弓内收前牙　对轻度双颌牙-牙槽前突伴牙弓狭窄的患者采用扩大上下牙弓(必要时配合减径,或邻面去釉法),利用间隙内收前牙。

2.拔牙矫治　对中、重度双颌前突采用拔 $\frac{4|4}{4|4}$ 用固定矫治器治疗双颌牙前突,其常规步骤如下:

(1)拔除 $\frac{4|4}{4|4}$,以利前牙舌向内收。

(2)支抗设计多应考虑中等及最大支抗设计,即在上颌采用口外支抗或口内支抗(如Nance腭托,腭杠以及弓丝支抗弯曲等),也可延迟拔除 4|4,待下尖牙到位后再拔除,以利于

在牵引中保持后牙Ⅰ类关系的稳定。

(3)下牙弓作后牙支抗弯曲,用Ⅲ类牵引先移动下尖牙向远中到位后,将其与下后牙连续结扎成一个支抗整体。

(4)待下尖牙到位后,再移动上尖牙向远中。尖牙到位后将其与上后牙连续结扎成一个支抗整体。

(5)关闭下前牙间隙,用Ⅲ类牵引切牙向后关闭切牙远中间隙。

(6)关闭上前牙间隙,用Ⅱ类牵引向后关闭上切牙远中间隙。

(7)调整上下牙弓关系及咬合、关闭剩余间隙,达到理想弓。

(8)保持。

对双颌牙前突伴有拥挤或Ⅱ类畸形或Ⅲ类畸形病例的治疗。在矫治设计中除按上述方法消除前牙前突外,还要同时考虑拥挤及磨牙关系的矫治。此时,除注意拔牙部位的选择外,更应考虑支抗的设计及牵引力的使用,使其能充分利用拔牙间隙,达到同时矫治拥挤及牙颌前后关系不调等畸形的目的。矫治方法可参考拥挤,Ⅱ类及Ⅲ类各种畸形矫治方法进行。

第五节　牙列间隙的矫治

牙列间隙是指牙与牙之间有空隙为特征的一类错殆畸形。由于除先天性多数牙缺失及一些先天综合征外,大多数牙列间隙患者多表现为后牙Ⅰ类磨牙关系。牙列间隙的机制多为牙齿的大小与牙弓及颌骨大小不调,即牙齿的总宽度小于牙弓的总长度,牙排列稀疏、牙间形成间隙,间隙的位置、数目、大小,视形成因素而异。

一、牙列间隙的病因

(一)遗传因素

遗传因素导致的牙间隙,常见于颌骨发育过大或牙体过小畸形,个别牙过小如上侧切牙锥形,形成局部间隙(多数牙过小形成全牙列间隙),个别患者造成骨量明显大于牙量,表现为全牙列间隙。此外,由于肢端肥大症等全身疾病所致的颌骨发育过度,也可形成散在性小间隙。

(二)不良习惯

因舔牙、吮吸拇指、咬唇等所致的牙间隙多表现为前牙唇倾,前牙间散在间隙,前牙深覆殆、深覆盖。

(三)舌体过大和功能异常

舌体过大(如巨舌症)和功能异常,作用于牙弓内侧的舌肌力大于牙弓外侧的口周肌的功能作用力,从而形成牙列间隙。

(四)先天性缺牙

因缺牙部位不同,临床表现也不同。先天性缺牙部位以上颌侧切牙、下切牙、前磨牙多见。

切牙先天缺失导致邻牙移位,可见中线偏斜。如果上切牙先天缺失,前牙可出现浅覆盖或对刃
𬌗关系。下切牙先天缺失时,常见局部邻牙移位,出现局部较大间隙,前牙深覆𬌗、深覆盖。

(五)拔牙后未及时修复

因龋齿、外伤、牙周病等原因拔除后,未及时修复,则出现邻牙移位,倾斜及对𬌗牙伸长,从
而出现间隙及𬌗紊乱。

(六)牙周组织疾病

因牙周病所致间隙表现为前牙唇倾,前牙散在间隙。此外,唇系带异常、多生牙拔除、恒牙
阻生等也可出现间隙。牙列间隙影响美观,是造成食物嵌塞、损伤牙周组织引起牙周病。

二、牙列间隙的诊断

一般而言,临床上可以把牙列间隙分为中切牙间间隙和牙列间隙,以便于在矫治中制订正
确矫治计划。

诊断时,首先要注意牙齿的数目,其次是牙齿的大小、形态、先天性缺牙、阻生牙、多生牙,
颌骨发育过大,判明造成牙间隙的不良习惯等,计测出牙列间隙的总量对矫治的设计和预后估
计是十分重要的。其方法为:

(一)直接测量法

间隙较大或集中时,可用双脚规或游标卡尺直接测量各间隙的大小,并求其总和。

(二)间接测量法

间隙小或分散,例如 3|3 散在牙间隙,可用软铜丝,从尖牙的远中触点开始,沿尖牙尖及切
牙切嵴,至对侧尖牙远中触点止,弯成一弧形,然后拉直此丝,测量其长度,即 3|3 牙弓的长度。
再分别测量 3|3 各牙牙冠宽度总量,两者之差即牙间隙总量。

三、牙列间隙的矫治

矫治原则:去除病因,即破除不良习惯,舌体过大导致的间隙,必要时做舌部分切除术。增
加牙量或减小骨量:增加牙量是指集中间隙修复,但应遵循美观、咬合接触好的原则;减少骨量
是指减小牙弓长度关闭间隙。在临床矫治设计中究竟是采用集中间隙修复或关闭间隙,要根
据缺牙数患者的年龄,形成间隙的原因,间隙所在部位与𬌗关系和患者及家属协商决定。

(一)中切牙间间隙的关闭

临床中,因中切牙间多生牙,唇系带纤维组织粗壮,附丽纤维过多嵌入切牙间而导致中切
牙间隙的患者多见。一般在混合牙列进行治疗,但恒牙列早期就诊者也较多。对多生牙所致
间隙的治疗原则及方法如后述(见多生牙)而对系带异常所致的中切牙间隙则必须适时结合外
科系带矫治术。应当注意,仅通过手术使中切牙间隙自动关闭的观点是错误的。相反,由于手
术后瘢痕的形成,将使中切牙间隙关闭更难。

最好的方法,是在系带矫治手术前(或手术后立即进行)排齐牙齿及关闭间隙治疗。常采用中切牙托槽间弹簧关闭法、局部弓丝加橡皮圈牵引滑动关闭法及磁力关闭法。一般而言,若中切牙间隙小,在手术前就可以将间隙完全关闭;如果间隙大,而且系带粗壮附着位置低,间隙关闭困难,则应在正畸治疗中(剩小量间隙时)施行手术,术后立即继续进行正畸关闭间隙,这样完全关闭剩余间隙与伤口愈合同时完成,将能使不可避免的手术瘢痕稳定在牙齿的正确位置内,才不会产生关闭障碍和复发。

应当注意,系带矫治手术的关键是牙间纤维组织的切除,并不需要将系带本身组织大量切除,只需做一简单切口,并深入中切牙间隙区,仔细切除与骨连接的纤维,然后精细地缝合,就完全能达到预定的治疗目的。此外,中切牙间隙关闭后大多有复发趋势,因此建议用嵴上韧带环切术(CSF),或嵴间韧带切断术,以及舌侧丝黏着固定进行长期的保持。

(二)牙列间隙的矫治

1.缩小牙弓关闭间隙　若前牙间隙,牙弓又需要缩短的患者,可内收前牙关闭间隙。若同时存在深覆𬌗,深覆盖应在内收前牙间隙时打开咬合。内收前牙可用活动矫治器的双曲唇弓加力,若存在深覆𬌗,可在活动矫治器舌侧加平面导板,先矫治深覆𬌗,然后再内收前牙关闭间隙。如需要矫治不良习惯,可在活动矫治器上附舌屏,舌刺或唇挡丝。若关闭间隙需要牙齿进行整体移动或需要调整磨牙关系,采用固定矫治器通过间隙关闭曲或牙齿沿弓丝滑动缩小牙弓,关闭间隙并配合颌间牵引矫治后牙关系。

对上下前牙散在间隙需关闭的病例,一般应先关闭下颌间隙后,再关闭上颌间隙,同时应充分估计间隙关闭后的覆𬌗、覆盖关系,必要时压低切牙。此处,还应随时注意保持磨牙的正常𬌗关系。当间隙关闭后,保持十分重要,应按保持的要求戴用,调改咬合,才能防止畸形的复发。

2.集中间隙修复或自体牙移植　当牙弓长度正常牙齿总宽度不足(例如先天性缺牙、拔牙后及牙体过小)导致的牙间隙,则应集中间隙采用修复(例如义齿、冠桥、种植)或自体牙移植的方法。在进行矫治设计时,应根据间隙分布、牙体形状、咬合关系等决定修复或自体移植的部位和牙齿移动的方向,应尽可能不影响上牙弓中线,并保持对称关系。在下牙弓可不必考虑中线,主要考虑有利于咬合关系和修复或自体移植。临床上集中间隙多采用固定矫治器,因为多数病例常见邻牙倾斜移位,对𬌗牙伸长,前牙深覆𬌗等问题。此外,邻牙应竖直,移动牙牙根应平行,正畸治疗中对缺失牙较多的病例,很难获得支抗,可采用微种植体支抗法,或者固定矫治器与活动矫治器联合应用的方法,即在活动矫治器上设计后牙义齿,使前牙深覆𬌗打开,以便在下前牙上黏着托槽。同时有义齿的活动矫治器可增加后牙支抗,防止关闭间隙时后牙近中倾斜移动,矫治结束尽快处理间隙。这样既可恢复功能和美观,又可保持矫治效果。

第六节　开𬌗的矫治

开𬌗系牙-牙槽或颌骨垂直向发育异常。临床上主要指表现为前牙-牙槽或颌骨高度发育不足,后牙-牙槽或颌骨高度发育过度,或两者皆有的前牙开𬌗;前牙开𬌗常伴有长度、宽度不调,神经肌功能异常。临床中表现为在正中殆位及下颌功能运动时前牙及部分后牙均无殆接触。此类畸形常伴有形态、功能及面容障碍,直接影响患者的心理状态,甚至影响未来的职业选择。因此,及时地预防、诊断及治疗开殆具有深远的社会意义。开殆在人群中的发病率约为6%,是正畸临床中常见的一类复杂且治疗后易复发的一类畸形。

一、开殆的病因

(一)遗传

开殆病因为多因素综合作用的结果。目前对遗传导致开殆的畸形,学者们尚有争论,尚待进一步研究。但是在临床上,不能忽视遗传因素在开殆形成的作用,包括以下方面:

1.遗传因素　常为多基因遗传。许多学者对开殆的遗传学研究发现,有的开殆患者有家族性开殆趋势,头影测量表明,其颅面结构相似。有的患者在生长发育过程中,上颌骨前部向上旋转,下颌向下后旋转的不利生长型,可能与遗传有关。

2.遗传病

(1)常染色体畸变:如先天愚型,先天性的卵巢发育不全综合征常伴有开殆畸形。

(2)基因突变:如锁骨颅骨发育不全症,抗维生素D性佝偻病患者常伴开殆畸形。

(3)多基因遗传病:如大多致唇腭裂患者的牙槽裂区呈开殆畸形。

(二)口腔不良习惯

长期口腔不良习惯造成开殆患者约占造成开殆总病因68.7%。其中,吐舌习惯占43.3%。舌的大小姿势和舌肌功能是形成前牙开殆的重要因素,其形成的前牙开殆间隙呈梭形,与舌的形态一致。此外,吮拇、吮指习惯占10.1%,伸舌吞咽、咬唇、咬物、口呼吸等肌功能异常均可造成前牙开殆。开殆导致口唇闭合障碍,从而形成代偿性舌过大。

(三)末端区磨牙位置异常

常见末端区后牙萌出过度及后牙区牙槽骨垂直间发育过度。多见于下颌第三磨牙前倾或水平阻生,其萌出力推下颌第二磨牙向殆方,使其殆平面升高而将其余牙支开,若患者同时伴有舌习惯,则可形成广泛性开殆。

(四)佝偻病

严重佝偻病患儿由于骨质疏松,在下颌升降肌群的作用下使其下颌骨发育异常,形成仅少数后牙接触的广泛性开殆。

(五)颞下颌关节疾病

髁突良性肥大、外伤等所致的关节疾病改变正在生长发育的髁突及下颌骨生长的进程和方向,从而导致开殆。

(六)医源性开殆

临床中由于对畸形的诊断,矫治计划或矫治力的使用等不当,造成支抗丧失,后牙伸长前倾等造成开殆。

（七）内分泌疾病

甲状腺功能不全者常呈张口姿势，舌大而厚并伴伸舌习惯形成开𬌗。垂体疾病，儿童在骨骺未融合之前垂体分泌生长激素过多形成垂体性舌巨大畸形，因而造成开𬌗和牙间隙。在骨骺融和之后发生肢端肥大症。

二、开𬌗的诊断

开𬌗是一笼统的临床现象，此类畸形除开𬌗外，还有其他表现不一的临床特征，为了更好地分析畸形产生的原因和形成机制，制订出合理的矫治计划，进行有效的治疗，必须对开𬌗分类。前牙开𬌗有很多种分类法。

（一）按开𬌗形成的病因和机制分类

1.功能性开𬌗　由口腔不良习惯如舌习惯、吮指等造成的开𬌗。主要发生在乳牙列和混合牙列期。

2.牙-牙槽性开𬌗　牙-牙槽性开𬌗，在临床上较为常见，多因长期不良习惯产生的压力限制了前牙-牙槽正常生长发育，从而导致前牙开𬌗。一般面型，骨骼基本正常。

3.骨性开𬌗　骨性开𬌗可由于颌骨垂直发育异常，颌骨旋转等因素造成，开𬌗常导致唇舌肌功能异常以适应骨骼发育的异常，此时口腔不良习惯是这些发育异常的结果而并非病因。骨性开𬌗可分为：

（1）骨性Ⅰ类开𬌗：患者表现为开𬌗，颌骨在矢状向为正常的Ⅰ类关系。

（2）骨性Ⅱ类开𬌗：患者表现为开𬌗，颌骨在矢状向为Ⅱ类关系。

（3）骨性Ⅲ类开𬌗：患者表现为开𬌗，颌骨在矢状向为Ⅲ类关系。

（二）Angle 分类

1.Angle Ⅰ类开𬌗上下颌第一磨牙为中性𬌗关系，前牙开𬌗。

2.Angle Ⅱ类开𬌗上下第一磨牙远中𬌗关系，前牙开𬌗。

3.Angle Ⅲ类开𬌗上下颌第一磨牙为近中关系，前牙开𬌗。

（三）垂直向开𬌗分度

正中𬌗位时，上、下前牙切缘之间在垂直向存在的间隙，分为三度：Ⅰ度：间隙＜3.0mm，Ⅱ度：间隙在3～5.0mm，Ⅲ度：间隙＞5.0mm。

（四）诊断

开𬌗的形态改变取决于后下面高的大小并反映在下颌支、下颌角及下颌高度的改变。

1.功能性开𬌗　主要与口腔不良习惯紧密相关，常见于乳牙列及混合牙列早期。

2.牙-牙槽性开𬌗　此型开𬌗系指牙-牙槽垂直关系异常，即前牙萌出不足，前牙槽高度发育不足或（和）后牙萌出过度，后牙槽高度发育过度，颌骨发育基本正常，面部无明显畸形。

3.骨性开𬌗　主要表现为下颌骨发育异常，下颌支短，下颌角大，角前切迹明显，下颌平面角(FH-MP)大,PP、OP、MP 三平面离散度大,Y 轴角大,下颌呈顺时针旋转生长型,前上面高/前下面高<0.71,S-Go/-N-Me<62%,面下 1/3 过长,严重者呈长面综合征。上牙弓狭窄,后牙槽高大,可能伴有上下前牙及牙槽高度代偿性增长,常有升颌肌功能活动低下,甚至出现肌功能紊乱。侧貌可显示为正常面型、凹面型或长面型,这是骨骼近远中不调所致。

临床上将牙颌畸形垂直向异常指数(ODI)、前面高比等作为诊断有无前牙开𬌗及开𬌗趋势较好的指标。对国人而言,当 ODI 72.8°时,表现为开𬌗或具有开𬌗趋势。ODI 越小,骨性开𬌗的可能性越大。乳牙开𬌗的特征为:ODI、ANB 角均小,下颌支(Ar-Go)短,其中 ODI 是一敏感的指征有助于诊断开𬌗趋势,以达到早期诊断,早期治疗的目的。临床中评价开𬌗患者的预后对此类患者是选择正畸治疗或正颌外科非常重要。除考虑畸形的严重程度,年龄、生长发育状态和生长潜力,结合医师的水平及患者的要求外,可采用面高指数(ANS-Me/N-Me<0.57,指数愈小,预后越差),下颌平面角(FH-MP 在 16°～18°时,正畸治疗效果很好,在 28°～30°疗效欠佳;在 32°～35°效果不肯定,大于 35°效果差);1-MP 角等于或大于 89.5°时常常选择正畸治疗。对年龄较大,生长发育基本停止,下颌角前迹较深,1-MP 角较小,颏部前突的前牙骨性开𬌗病例多采用正颌外科矫治。

三、开𬌗的矫治

前牙开𬌗特别是骨性开𬌗的治疗和保持是最困难的正畸问题之一。因为许多患者不仅有牙-牙槽或颌骨异常,还伴有神经肌肉的异常。一般认为牙-牙槽型开𬌗比骨性开𬌗容易治疗,预后也好。矫治开𬌗的原则是找出病因,并尽可能抑制或消除,根据开𬌗形成的机制,对患者前牙及后牙-牙槽骨进行垂直向调控是成功治疗的关键。同时肌功能训练是非常重要的辅助手段,可达到消除或改善开𬌗,稳定疗效的目的。

(一)功能性及牙性开𬌗的矫治

这类开𬌗主要由不良习惯引起。特别是舌肌功能异常所致的伸舌吞咽、吐舌习惯及肌功能异常所导致开𬌗。首先判明和消除局部因素,从 7～9 岁 80%的儿童可自行关闭开𬌗,进行肌功能训练,关闭开𬌗间隙。

1.医疗教育 首先对患儿及家属说服教育,说明不良习惯的危害性,请家长、老师监督提醒儿童戒除不良习惯。

2.治疗与开𬌗发生有关的疾病 治疗扁桃体炎、鼻炎、腺样增殖、舌系带异常、巨舌症、关节病等相关的疾病。

3.矫治器破除不良习惯 对舌习惯、舌位置异常、伸舌吞咽等不良习惯的儿童戴用带有舌刺(舌屏、腭网)的矫治器,咬唇习惯的儿童戴用唇挡,年幼患者一般在破除不良习惯后,上下切牙可自行生长萌出关闭开𬌗间隙。

4.肌功能训练 颅面形态受咀嚼肌大小、形态和功能的影响,提下颌肌影响面部的宽度和高度,被拉长的肌肉可辅助矫治开𬌗。因此,开𬌗儿童进行咀嚼肌训练,可导致颌骨形态发生改变,下颌明显自旋。所以肌功能训练是改善口腔周围肌肉异常功能,利用口腔周围的肌力来改善开𬌗,稳定效果十分重要的手段。

(1)口腔周围肌肉功能异常:在做肌功能训练时,必须判明患者在吞咽及姿势位时各肌肉异常状态。例如舌异常的患者,在吞咽时舌向前伸出,在安静时舌位于上下前牙之间。

(2)咀嚼肌异常:伸舌吞咽时舌位于上下前牙之间,所以,在吞咽时不能保证下颌在咬合位,因此,咀嚼肌力逐渐减弱,口不闭合,口轮匝肌力常常较弱。

(3)肌肉训练方法:异常的肌功能大多是无意识状态下发生的,并反复持久地存在,要去除很困难,若患者不合作,训练不会获得成功。所以,让患者充分了解训练的目的,认识到目前异常肌肉状态及其危害性,以激发患者产生改变这种异常功能的愿望后,再教患者肌肉处于何种状态才是正常的,而且必须开始正确的训练。①舌训练:教患者学会舌摆在正确的位置并能进行正确运动,例如正确吞咽及在语言、吞咽和休息时使其舌放在正确位置和正常运动并养成习惯。但有的病例,舌已适应了牙齿的位置并行使相应功能。此时,则首先矫治开𬌗后,再进行肌功能训练(如在腭盖处放置口香糖,然后用舌将其压贴压开,并保持舌在此位置进行吞咽的训练方法)以保持疗效。②咀嚼肌训练主要指颞肌、咬肌的强化训练。儿童学咬软糖,每天咬5次,每次1分钟。青少年及成人尽可能做紧咬牙,并做大张闭口运动或做正常吞咽动作时紧咬牙,使咀嚼肌伸长、强壮以达到治疗和防止开𬌗复发的目的。

5.矫治器治疗　单纯采用上述方法已难以矫治已形成的开𬌗畸形,并且这种开𬌗间隙反过来可导致不良习惯的加重。所以,应尽早关闭开𬌗,阻断其开𬌗和不良习惯的恶性循环。在临床治疗中,牙性前牙开𬌗矫治比较容易,多采用固定矫治器治疗(特别是 MEAW 技术),在上下牙列黏着托槽,用上下协调弓丝。①一般上弓丝应作成反纵𬌗曲线,下弓丝作成过度的Spee 曲线拴入,同时在开𬌗区的弓丝上形成颌间牵引钩;②多曲弓丝,在后牙区形成水平多曲并加大后倾弯,前牙区采用颌间垂直橡皮圈牵引矫治;③或在 Ni-Ti 方丝或不锈钢方丝上形成"摇椅形"弓丝。加前牙垂直牵引矫治开𬌗,均可达到关闭前牙开𬌗隙的疗效。

当开𬌗关闭后,应用咬合纸检查是否所有的牙都恢复了接触关系并进行调𬌗。固定矫治器一般保持到获得正常吞咽和唇舌功能后才更换为活动保持器。常用 Hawley 式保持器、前牙粘结式牵引唇弓及后牙𬌗垫等保持。

(二)骨性开𬌗的矫治

骨性开𬌗主要由于颌骨垂直向发育异常、颌骨旋转等因素造成,临床中骨性开𬌗常导致唇、舌肌、咀嚼肌功能异常以适应骨骼发育的异常,此时口腔不良习惯是这些发育异常的结果而不是病因。因此,尽早解除开𬌗病因,控制颌骨的异常生长发育和改变其生长方向,关闭开𬌗间隙非常重要。

在青春发育高峰期前改变生长治疗的关键是抑制上颌骨和上后牙的垂直生长,并辅以咀嚼肌训练。常采用的矫形装置包括:后牙𬌗垫颏兜垂直向牵引,𬌗垫式功能性矫治器,腭托式垂直加力矫治器,固定功能性矫治器,种植支抗压入,𬌗垫式功能性矫治器高位牵引,头帽(压后牙,改变𬌗平面)高位牵引,磁斥力𬌗垫式矫治器头颏牵引及固定矫治器高位牵引等(必要时辅以后牙颊侧骨皮质松解术),将后份牙-牙槽骨压入或限制其生长,使下颌前上旋转,以调整颌骨关系,但需保持到生长发育停止。此外,同时尽可能地利用前牙区牙-牙槽骨的代偿性伸长,以关闭开𬌗间隙(方法同牙-牙槽开𬌗,采用颌间牵引)。对生长发育停止的成人患者,轻、中度开𬌗采用增加牙代偿的掩饰骨骼的畸形及 MEAW 技术。严重者采用微植体骨支抗压入磨牙的技术;对由于下颌向下后旋转或(和)后牙萌出过度造成的成人严重骨性前牙开𬌗病例,可采用钛螺钉种植体(直径 2.3mm,长 14mm)植入上颌双侧颧突和下颌颊侧牙槽骨,3 个月后用链状橡皮链或密螺旋弹簧牵引,上下磨牙压入,下颌向前上旋转,后缩的颏前移,开𬌗关闭,面下 1/3 减少,达到类似正颌外科的疗效,且植入术的创伤很小,疗程短。

对特别严重的骨性开𬌗(例如长面综合征,Ⅲ类骨性开𬌗),则应在成人后采用外科-正畸的方法才能完全矫治畸形。

(三)拔牙矫治

1.拔除第三磨牙或第二磨牙　拔除第三磨牙或第二磨牙(以第三磨牙替位)适用于面型较好无明显前牙拥挤或前突的病例。后牙前移引起"楔状效应",使咬合接触点前移,有助于前牙开𬌗的关闭。拔除第三磨牙有利于第二磨牙的萌出,有利于第一、第二磨牙向远中竖直;有些病例第三磨牙过度萌出或近中阻生升高,第三磨牙拔除后可降低后牙高度,消除病因。如果第三磨牙未萌,X 线片牙冠形态基本正常可拔除第二磨牙以第三磨牙替位。采用 MEAW 技术,通过直立压低磨牙改变异常的𬌗平面达到关闭开𬌗的目的。

2.拔除前磨牙　对突面型,有明显前牙拥挤或伴双颌前突的病例拔除前磨牙,前牙内收的"钟摆效应"使上下切缘的距离减少,有助于关闭开𬌗。这一拔牙模式多采用滑动技术在平整和关闭间隙的过程中就可关闭开𬌗,同时也应常规施用前牙垂直牵引。

3.拔除第一恒磨牙　常用于第一恒磨牙龋坏、釉质发育不良、错位、缺失,而后牙槽过长的病例。应注意治疗中后牙的垂直向控制及注意防止其后牙前移而影响前牙的内收。

第七节　安氏Ⅱ类错𬌗畸形的矫治

安氏Ⅱ类错𬌗是临床上较为常见的错𬌗畸形,其形成机制复杂,影响因素较多,在临床治疗中较为困难。

一、病因

安氏Ⅱ类错𬌗产生的机制是上下颌(牙弓)矢状关系不调,上颌(牙弓)过大或位置靠前、下颌(牙弓)过小或位置靠后。上下颌骨(牙弓)关系不调受遗传与环境两方面的影响。

1.遗传因素　因牙齿大小、数目异常所造成的错𬌗受遗传控制,如上前牙区多生牙、下切牙先天缺失造成前牙深覆𬌗、深覆盖等。严重的骨骼畸形,如下颌发育过小、上颌发育过大与遗传因素有关。

2.环境因素 主要是局部因素,包括口腔不良习惯和替牙障碍。

一些口腔不良习惯如长期吮拇、咬下唇等可造成上前牙前突,下前牙舌倾、拥挤、前牙深覆盖;下乳磨牙早失可导致下牙弓前段变小,前牙覆盖增大;萌牙顺序异常,例如上第一恒磨牙早于下第一恒磨牙萌出,或者上第二恒磨牙早于下第二恒磨牙或上尖牙萌出,均有可能造成远中𬌗,而使前牙呈深覆盖。

3.全身因素 有咽部疾患,例如慢性鼻炎、腺样体肥大等造成上气道狭窄而以口呼吸代之,逐渐形成口呼吸习惯。口呼吸时可形成上牙弓狭窄、前突、腭盖高拱,下颌后缩畸形。最终表现出前牙深覆盖、磨牙关系远中。

全身疾病如钙磷代谢障碍、佝偻病等,肌肉及韧带张力弱,引起上牙弓狭窄,上前牙前突和远中𬌗关系。

二、形态特征

安氏Ⅱ类错𬌗常被误认为是一个单纯的错𬌗类型,但事实上它包含了矢状向、垂直向、水平向三维骨骼和牙弓关系的不协调,使Ⅱ类错𬌗表现出许多分型和形态学差异。

1.矢状关系异常 矢状关系异常分为上颌骨位置异常、上牙弓位置异常、下颌骨位置异常及下牙弓位置异常。

(1)上颌骨位置异常:通常用SNA角和鼻唇角的大小来反映上颌骨的位置。上颌骨位置异常比较少见。安氏Ⅱ类错𬌗大多数上颌骨位置是正常的,多是下颌不足造成的。有统计数据表明,上颌前突所占的比例仅10%~13.5%。即使患者存在上颌骨位置的异常,上颌后缩者明显多于上颌前突者。

(2)上牙弓位置异常:以上前牙唇面至过A点所作的FH平面垂线的距离测量,在安氏Ⅱ类错𬌗中,上牙弓位置正常者占48.6%,30%表现为上牙弓后缩,只有20%表现为上牙弓前突。

(3)下颌骨位置异常:最常测量SNB。国外调查显示,安氏Ⅱ类错𬌗中约60%的患者下颌后缩,国内报道为50%左右。

(4)下牙弓位置异常:安氏Ⅱ类错𬌗中约2/3患者下牙弓位置正常,20%患者表现为下牙弓后缩,15%表现为下牙弓前突。

2.垂直向关系异常

(1)垂直高度不足:常见于下颌向上向前旋转的病例,可掩饰安氏Ⅱ类错𬌗的严重程度。

(2)垂直高度过大:常见于下颌向下向后旋转的病例,可加重Ⅱ类面型。

3.水平方向关系异常 大多数安氏Ⅱ类错𬌗在正中𬌗位时,后牙水平方向关系正常。但临床发现,当Ⅱ类错𬌗在达到Ⅰ类关系时,一些患者的上下牙弓宽度存在3~5mm的不协调关系,因此可以考虑对Ⅱ类错𬌗早期采用扩弓治疗。

三、矫治原则

安氏Ⅱ类错𬌗矫治与Ⅰ类错𬌗矫治有所不同,牙弓前后关系不调是安氏Ⅱ类错𬌗主要的表现。因此,除了可能需要矫治牙列拥挤、排列不齐及局部异常外,Ⅱ类错𬌗矫治的一个主要内容是矫正牙弓前后关系不调。

安氏Ⅱ类错𬌗主要分为安氏Ⅱ类1分类和Ⅱ类2分类错𬌗,两者在颅、颌、面结构上基本相同,主要区别仅在于上切牙的倾斜度。

安氏Ⅱ类错𬌗的基本类型及矫治原则:

1.上牙列-齿𬌗骨前突型　即上牙列前突,下牙列正常。若上牙列前突不严重,可考虑不拔牙矫治,通过推上牙列向远中及颌间牵引来矫正上下牙列关系;若上牙列前突严重,则应拔除上颌第一前磨牙,内收上前牙,最后达到完全远中的磨牙关系,前牙覆𬌗、覆盖关系正常。

2.下牙列-齿槽骨后缩型　即上牙列基本正常、下牙列后缩。若下牙列后缩不严重,或患者仍有一定生长潜力时,应导引下颌或下牙列前移,建立磨牙中性关系;若下牙列后缩较严重且无生长潜力时,应在导引下牙列前移的同时,推上牙列向远中,或上颌拔牙以内收前牙,从而建立协调的上下牙列间关系。

3.上颌骨前突型　即Ⅱ类错𬌗是由上颌骨性前突所致,但下牙列及下颌骨位置基本正常。此时的综合性治疗属掩饰性矫治,即通过上下牙列间牙齿的相对移动来掩饰骨性上颌前突。当上颌前突不严重时,可不拔牙矫治,即推上牙列向远中,导引下牙列向近中。若上颌前突较严重时,则应拔牙矫治,即上颌拔除第一双尖牙,内收前牙,建立正常的覆𬌗、覆盖关系,磨牙关系则维持完全远中关系。

4.下颌后缩型　上颌骨基本正常,仅下颌后缩。若下颌后缩不严重时,可导引下牙列前移,掩饰下颌发育不足。当下颌后缩较严重时,则需推上牙列后移,必要时上颌减数,内收前牙,以掩饰下颌后缩畸形。

5.混合型　在临床工作中,像上述典型的4种类型仅占少数、多数Ⅱ类错𬌗是4种类型的混合型。我国儿童中最常见的Ⅱ类错𬌗类型是:上颌骨前突、下颌骨后缩、上牙列前突,下牙列轻度前突。相应的矫治原则是:推上牙列向远中,拔上下颌第一前磨牙(某些完全远中Ⅱ类𬌗,可拔除下第二前磨牙),通过上下牙齿的移动来矫治Ⅱ类𬌗关系。掩饰上下颌骨间的不协调。

四、安氏Ⅱ类1分类错𬌗的矫治

1.矫治目标　矫治的目标主要包括:①解除拥挤和排列不齐;②减少切牙覆𬌗;③减少切牙覆盖;④矫正后牙Ⅱ类𬌗关系。

安氏Ⅱ类1分类错𬌗的矫治目标取决于错𬌗的主要表现及错𬌗原因。大多数病例的切牙深覆盖是可以完全矫正的,有些则需要减少深覆𬌗,后牙的𬌗关系矫正也是重要的,当然并非所有病例都需要。一些因骨骼,肌肉因素造成的严重畸形要完全矫治较为困难,这些病例矫治后可能覆𬌗、覆盖仍稍大,应以外科手术的方法矫正。

2.安氏Ⅱ类1分类错𬌗矫治的考虑因素 虽然Ⅱ类错𬌗矫治的最显著改变是上切牙位置,但是治疗成功的关键却是下切牙位置和尖牙𬌗关系的矫正,在稳定、无拥挤的下切牙牙弓上,如能形成正常的上下尖牙关系就能形成良好的切牙关系和满意的后牙关系。下牙弓是治疗成功的关键,因为下唇、舌、下颌功能等都直接与下牙弓的位置相关。

(1)下牙弓:了解下切牙位置是否正确,考虑牙轴倾斜度及其与唇舌的位置关系。许多Ⅱ类1分类错𬌗的患者下切牙前后位置并不需要改变,仅需要解除拥挤或减小深覆𬌗。对于由吮指或唇因素造成的下切牙舌向倾斜则需使其唇向倾斜,伴有深覆𬌗需减少垂直高度及拥挤而矫正排列不齐时除外。因此,Ⅱ类错𬌗的矫治设计应综合考虑以下因素:①下牙弓的位置和形态;②下牙弓拥挤程度;③是否存在牙间隙及其关闭方向;④下切牙倾斜度,需要舌倾还是唇倾;⑤牙弓垂直向的发育情况。

(2)上牙弓:安氏Ⅱ类1分类上切牙通常表现为唇向倾斜,上牙弓可表现为拥挤或有牙间隙,Ⅱ类关系的磨牙可能仅是因其近中舌向扭转造成,即非骨性Ⅱ类关系,检查时应仔细鉴别。

(3)上下颌骨关系:面型、软组织形态检查和头颅X线侧位片为检查上下颌关系提供了重要的依据。

(4)生长发育状况:除了牙弓检查、X线头影测量检查和面部软组织检查外,Ⅱ类错𬌗检查设计中最重要的考虑便是患者的生长型和生长潜力。

(5)拔牙的作用:Ⅱ类错𬌗的矫治中,最多见拔除第一前磨牙,因其提供间隙的位置是在牙弓每一象限的中心,最为合适。拔牙可以消除牙弓中的拥挤;为前牙后移提供间隙;为𬌗间牵引提供间隙。

(6)后牙关系的矫正:Ⅱ类1分类错𬌗的矫治中,对于后牙是否必须要成为Ⅰ类𬌗关系尚存有争论。通常较易接受的是后牙良好功能性𬌗。对于有尖窝关系的𬌗能否接受,也是有争论的。在条件不好情况下,完全远中尖窝关系优于尖对尖接触关系,故后牙的矫治目标应是矫正尖对尖的接触关系。

1)上后牙远中移而形成Ⅰ类𬌗关系。这需要有较大的颌骨能容纳全数牙远中移位,偶尔可在拔除上第二恒磨牙后而成功。

2)下后牙近中移动而形成工类关系。可通过拔除下颌两侧前磨牙完成。

3)上后牙的近中移动,形成尖窝相对的完全远中关系。这适合于下牙弓完好的轻度Ⅱ类1分类错𬌗。上颌每侧拔除一颗前磨牙,使用颌内牵引使上前牙向后移及上后牙向前至拔牙间隙。

3.矫治方法

(1)解除拥挤和排列不齐:根据拥挤程度可选择扩弓、唇向开展、推磨牙向后、邻面去釉和拔牙。具体适应证和治疗方法见安氏Ⅰ类错𬌗的矫治。

(2)减小切牙覆𬌗:对于前牙深覆𬌗病例,若不先减小覆𬌗则不可能充分减小深覆盖,因此减小深覆𬌗是治疗早期的任务之一。具体方法如下:

1)上前牙平面导板。适用于低角和平均生长型的Ⅱ类深覆𬌗。其作用机制为导板抑制下前牙伸长、促进下后牙的萌出,从而减小深覆𬌗、增加下面高。

2)固定矫治器压低下切牙,升高上下后牙𬌗。方丝弓矫治器、Begg矫治器、直丝弓矫治器均使用第二序列弯曲、反Spee's曲来矫正深覆𬌗。临床研究表明,一般固定矫治器矫正深覆𬌗的机理为伸长后牙和压低前牙。

3)片段弓技术压低上下前牙。片段弓技术的原理是将后牙(包括第二前磨牙、第一磨牙、第二磨牙)用粗方丝连成后牙片段左右两侧用舌、腭杆连成一整体,形成后牙强支抗单位,压低辅弓采用0.018×0.025英寸不锈钢丝,辅弓不必入槽沟。为防止切牙在压低时唇倾,可采取后抽辅弓使之产生舌向力或调节压低辅弓的着力点,使压入力接近前牙段的抗力中心。即使采用这样的强支抗,后牙也有可能有轻度的伸长,但切牙的压入量可以为磨牙伸长量的4倍。

(3)减小前牙覆盖:可通过改善上下颌矢状关系和上下前牙位置及角度的变化来实现。

1)改变上下颌骨矢状关系。上下颌骨矢状关系能否改善取决于患者下颌骨的生长型和生长潜力。对明显水平生长型患者,简单的平面导板即可在减小深覆𬌗的同时矫正深覆盖;对平均生长型者,功能性矫治器和口外弓矫治器有助于抑制上颌骨向前的发育并刺激下颌骨的正常生长潜力,从而矫正Ⅱ类骨性关系,减小深覆盖。

2)改变上下前牙的位置和角度。对于明显的垂直生长型或非生长期的患者,不能期望通过颌骨关系的改变来减少深覆盖,而只能通过内收上前牙、前倾下前牙的方法来改善前牙覆盖关系,即通过牙齿的移动来掩饰骨性畸形。如果必须内收上前牙,常需拔除上颌第一双尖牙,并使用固定矫治器。

(4)矫正后牙Ⅱ类关系:最常用方法是口外弓矫治器、Ⅱ类牵引和功能性矫治器。

1)口外弓矫治器。临床常用的口外牵引装置有颈牵引、枕牵引、联合牵引、J形钩等。口外弓矫治器在三维方向的作用介绍如下。

矢状方向的作用:①上颌骨位置:口外牵引矫正Ⅱ类错𬌗的主要作用是限制上颌骨的生长,改变其生长方向,使上牙槽座A点向前向下的正常生长方向改变为向下的生长,从而减小上颌的突度。②上牙弓位置:推磨牙向后是口外弓矫治器的另一个重要功能。研究表明,低位颈牵引比高位牵引更能有效地移动牙齿,仅这种牙齿的移动主要表现为上磨牙的远中倾斜,对上颌骨的影响不大。③下颌骨位置:颏部的前后向位置与下颌骨垂直向张开或闭合的程度有关。如果在治疗过程中发生了下颌骨的向下、向后旋转,则颏点的位置会更加靠后,加重Ⅱ类面型。

垂直方向的作用:①下颌平面角和下前面高,一般无明显变化;②解剖:𬌗平面通常随年龄增大而减小,口外弓治疗可能使其增大或保持不变。③腭平面角:一般认为口外弓会加大腭平面角,也有学者认为此角相对稳定。

水平方向的作用:口外弓治疗会增加左右磨牙间和尖牙间的宽度。因口外弓在口内的着力点在磨牙上,故不可避免地远中颊向力。对于不受口外弓直接作用的尖牙间宽度增加的原因,可能是由于口外弓矫治器的内弓部分对唇颊肌的屏挡作用所致。

2）Ⅱ类牵引

Ⅱ类牵引可以推上磨牙向后并牵引下磨牙向前。对矫正Ⅱ类关系来说,在Ⅱ类牵引力的作用下,下牙弓的前移量要大于上牙弓的后移量,因此,如果希望远移上磨牙,应在上唇弓上增加滑动杆,使Ⅱ类牵引的力首先作用在上第一磨牙上,而下牙弓以粗方丝弓连成一整体支抗,牵引力约100g即可。在上磨牙远移后,将滑动杆调节至推第二前磨牙,直至关闭上牙弓间隙。

Ⅱ类磨牙关系也可借助于拔除四颗前磨牙后,前移下后牙,内收上前牙的方式来矫正。此时Ⅱ类牵引在矫正磨牙关系的同时,也减小了前牙覆盖,这一方式在 Begg 技术上得到了最好的体现。

必须注意的是,Ⅱ类牵引的垂直分力会伸长下磨牙和上前牙,导致𬌗平面角加大。如果磨牙的伸长超过了下颌升支的垂直向生长,则下颌会产生向下、向后的旋转,从而加重Ⅱ类骨面型。因此,长期使用大的Ⅱ类牵引力不利于Ⅱ类骨面型的改善。

3）功能性矫治器。常用的有:Activator,FRⅡ、Bionator、双𬌗垫矫治器、Herbst 矫治器等。它们矫治Ⅱ类错𬌗矫治具有以下特点:

①加速下颌骨的生长,这种加速可能仅表现在功能性矫治器的治疗期间。一旦治疗停止,这种加速作用可能会随之消失。

②限制上颌的生长(类似头帽作用)。

③后倾上前牙、前倾下前牙及下牙弓(类似类Ⅱ牵引的作用)。

④控制前后牙的萌出量。如限制下前牙萌出,引导下后牙向上、向前萌长。

注意:功能性矫治器的生长改建作用仅适用于生长期的青少年患者,其治疗作用只是改变了颌骨生长的表达,而不能改变颌骨的生长型。因此,功能性矫治器的治疗应开始于生长高峰之前,并在整个生长期加以维护。

五、安氏Ⅱ类2分类错𬌗的矫治

安氏Ⅱ类1分类的矫治方法,很多都适用于安氏Ⅱ类2分类。错𬌗的基本原因是相同的,矫治中的减数及矫正磨牙关系的原则也基本相同,但对切牙的位置关系及其矫正还是有些不同。

1.安氏Ⅱ类2分类的特征　安氏Ⅱ类2分类的切牙位置具有明显的形态学特征,前牙舌向倾斜及深覆𬌗是Ⅱ类2分类错𬌗的主要症状。严重Ⅱ类骨骼不调时,上下前牙牙槽垂直向过度发育出现深覆𬌗,上下切缘可能咬伤上颌腭侧与下颌唇侧牙龈。Ⅱ类磨牙关系伴有上切牙轴的舌倾及切牙的深覆𬌗,是这类错𬌗的基本特征,一般下颌角较小,因而面部侧貌较直。大多数病例,在息止𬌗位时唇可闭合。尽管水平方向上是Ⅱ类骨性畸形,唇在上切牙前可达到完全闭合,因此,骨性畸形越重,上中切牙轴的舌倾就越严重。上下唇的闭合处常位于上中切牙唇面较高的部位,如果上牙弓拥挤,上侧切牙或尖牙就可能支开下唇,以至于形成明显的颏唇沟。

2.矫治目标　安氏Ⅱ类2分类错𬌗畸形的矫治目标包括:①解除拥挤和排列不齐;②解除

前牙牙龈创伤和矫正切牙倾斜度;③矫正后牙远中关系。

3.切牙关系的矫治

(1)减小切牙覆𬌗:减小切牙覆𬌗的方法参见安氏Ⅱ类1分类错𬌗的深覆𬌗矫治。不同的是,唇倾上下切牙通常有助于覆𬌗的减小。

(2)改变切牙轴倾度:通过前牙唇向开展或通过方丝产生根舌向转矩来实现。后者较难实现,但稳定性大于前者。

以上所述为正畸方法能够治疗的Ⅱ类错𬌗,对于严重的Ⅱ类骨性错𬌗,只能借助正颌外科的方法才能获得满意的疗效。

第八节　安氏Ⅲ类错𬌗畸形的矫治

安氏Ⅲ类错𬌗指磨牙关系近中、前牙反𬌗(或对刃)的一类错𬌗。前牙反𬌗、磨牙关系中性者,按安氏分类为Ⅰ类错𬌗,但 Salzmann 等根据其尖牙为近中关系仍将其归入安氏Ⅲ类错𬌗,也成为临床默认分类。磨牙关系不同,前牙反𬌗的严重程度有差别,但治疗原则却相同。

安氏Ⅲ类错𬌗是我国儿童常见的一种错𬌗畸形。我国某医学院对全国的一项研究资料表明,乳牙期、替牙期和恒牙期的患病率分别为 8.4%、4.6% 和 5.5%,较白种人高,而与日本人接近。安氏Ⅲ类错𬌗对患者口腔功能、颜面美观和心理健康有较严重的影响,并随患者年龄增长而逐渐加重,因此应受到患者及口腔医师的重视。

一、病因

1.遗传因素　安氏Ⅲ类错𬌗有明显的家族遗传倾向。据有关资料报道,近一半的患者一至三代的血缘亲属中有类似错𬌗发生。错𬌗畸形是一种多基因遗传病,受到遗传因素和环境因素两方面影响。最近研究证明,安氏Ⅲ类错𬌗,无论是"骨骼性"还是"功能性"的,都受遗传和环境双重影响,患者家族史阳性者,骨骼畸形并不比家族史阴性者更为严重,也没有更多的几率发展成为严重骨性Ⅲ类错𬌗。因此,临床上不能通过简单地询问家族史来区别患者错𬌗的类型并估计预后,只有仔细亲代尤其是父母的𬌗型、骨型,才能提供有价值的参考。

一些单基因的遗传疾病也会影响到颅骨和牙齿的发育,安氏Ⅲ类错𬌗可以是该类疾病的表征之一。这样的遗传疾病主要有:先天愚型(Down's综合征)、颅骨-锁骨发育不全综合征、Crouzon 综合征、虹膜-牙齿发育不全综合征等。

2.先天性疾病　先天性唇腭裂是安氏Ⅲ类错𬌗的重要病因之一。由于唇腭裂影响骨缝和骨表面的增生,同时手术瘢痕组织对颌骨发育有一定限制,唇腭裂伴有的错𬌗畸形中,最多见的是因上颌骨发育不足造成的前牙反𬌗或全牙弓反𬌗。反𬌗的发生率、出现部位及严重程度与唇腭裂的类型有关,一般来说,骨缺损越多,反𬌗的发生率越高,反𬌗涉及双侧牙的可能性越大,畸形也越严重。

某些先天性疾病也可能是Ⅲ类错𬌗的病因,如先天性梅毒可引起上颌骨发育不足,先天性巨舌症可造成下颌发育过大,上颌恒牙先天缺失也常伴有前牙反𬌗。

3.后天原因

(1)全身性疾病:垂体功能亢进产生过量生长激素,如持续到骨骺融合之后,或者在骨骺融合之后发病,可表现为肢端肥大、下颌前突、前牙或全牙弓反𬌗;佝偻病,由于维生素D缺乏,影响钙磷代谢而使骨代谢紊乱,可因下颌骨发育畸形表现出前牙反𬌗、开𬌗。

(2)呼吸道疾病:慢性扁桃腺炎、腺样体增生肿大,为保持呼吸道通畅和减小压迫刺激,舌体常向前伸并带动下颌向前,造成前牙反𬌗、下颌前突。

(3)乳牙与替牙期局部障碍:乳牙龋病及其引起的乳牙与替牙期的局部障碍,是安氏Ⅲ类错𬌗形成的一个重要的后天原因。

1)乳磨牙邻面龋:邻面龋使牙冠近远中径减小,牙齿的位置发生改变,形成早接触和𬌗干扰。乳牙期𬌗关系不稳定,颞下颌关节形态未发育完成、可动范围大,神经肌肉反射也易于改变,任何原因造成的早接触和𬌗干扰都易诱发下颌关闭路径向前、向前侧方改变,形成Ⅲ类错𬌗,或者前牙与一侧后牙反𬌗。

2)上颌乳切牙早失:因缺少功能刺激,切牙部位牙槽骨的发育受到影响,当恒侧切牙萌出时位置常偏向舌面与对𬌗牙产生早接触,诱发下颌关闭时向前移位,形成Ⅲ类错𬌗。

3)多数乳磨牙早失:因被迫用前牙进行咀嚼,下颌逐渐向前移位,日久形成下颌前突、前牙反𬌗。

4)上颌乳切牙滞留:恒切牙常被迫腭侧萌出,与对𬌗牙形成反𬌗关系。

5)乳尖牙磨耗不足:因早接触可形成前牙反𬌗或前牙与一侧后牙反𬌗。

(4)口腔不良习惯:伸舌、吮指、咬上唇、下颌前伸等习惯和不正确人工喂养姿势,使翼外肌功能亢进,都可造成前牙反𬌗、下颌前突畸形。

二、临床表现

1.𬌗关系异常　磨牙关系近中,多数情况下反𬌗涉及6颗上前牙或4颗切牙。反𬌗涉及一侧后牙时,表现为下颌偏斜。据报道,安氏Ⅲ类错𬌗病例中(除外唇腭裂),合并双侧后牙反𬌗者约占7%。上前牙常有不同程度的拥挤,下前牙无或轻度拥挤。下牙弓较上牙弓发育的大,特别是在矢状方向上。

2.颌骨发育与颜面关系异常　恒牙早期安氏Ⅲ类错𬌗的颌骨颅面异常可归纳如下:

(1)下颌。下颌生长过度,不仅下颌综合长度增加,而且下颌体长度也比正常者大。下颌形态发育异常,表现为下颌角开大,颏角减锐。下颌整体位置前移,颌关节、升支、下颌角、颏部都靠前。

(2)上颌与中面部。上颌向前发育不足,造成上颌长度减小,位置后缩。由于上颌向前发育不足,上颌与颞颌关节的位置相对聚拢,面中部紧缩。

(3)上、下颌间关系异常,呈Ⅲ类骨面型。

（4）后颅底相对于前颅底向前向下倾斜。颅底位置异常促进了下颌前突。

（5）上中切牙唇向倾斜、下中切牙舌向倾斜，以代偿前牙反𬌗关系。

3.面部软组织异常 安氏Ⅲ类错𬌗面部软组织厚度发育基本正常，并可见到唇部、颏部软组织厚度改变以代偿相应部位的骨骼畸形。然而，由于参与代偿的部位和代偿量有限，不可能全部掩盖其颌骨关系的异常，软组织侧貌仍呈明显的Ⅲ类（凹面型）。

4.口颌系统功能异常

（1）咀嚼肌活动不协调。有关研究表明，与正常𬌗相比，Ⅲ类错𬌗患者正中𬌗位时颞肌后束低电压，正中𬌗最大咬合时颞肌后束以及嚼肌活动均减小；Ⅲ类错𬌗患者咀嚼活动的不协调还表现在咀嚼期中静止期和放电期的节律变动较大，从而造成了咀嚼节律的紊乱。

（2）咀嚼效能减低。根据有关研究结果，安氏Ⅲ类错𬌗患者的咀嚼效率约为正常𬌗者的1/2。此外，食物咽下之前的咀嚼次数和咀嚼时间也比正常𬌗者多。

（3）颞下颌关节功能紊乱。安氏Ⅲ类错𬌗患者中伴有颞下颌关节功能紊乱综合征者并不多见，一些患者关节X线片上虽表现出髁突前移，但临床症状却不明显。值得注意的是，下颌前突但前牙不反𬌗而呈浅覆盖的患者，由于浅覆盖关系限制了下颌向前发育的强烈趋势，髁突位置被迫后移，容易造成颞下颌关节紊乱综合征。

三、分类

1.按牙型分类 安氏根据磨牙关系将磨牙关系近中的前牙反𬌗列为Ⅲ类错𬌗，将磨牙关系中性的前牙反𬌗列为Ⅰ类错𬌗。在临床应用中也有人将磨牙关系中性但尖牙近中关系的也列入Ⅲ类错𬌗。

2.按骨骼型分类 根据骨骼型（通常依据于X线头颅定位侧位片的测量），安氏Ⅲ类错𬌗分为两种类型：①骨骼Ⅰ型：ANB≥0°；②骨骼Ⅲ型：ANB<0°。一般情况下牙型和骨型是一致的，但骨型与牙型不一致的病例也不少见。

3.按病因机制分类

（1）牙性Ⅲ类错𬌗：多由牙齿萌出或替换过程中的局部障碍所致。常表现为前牙反𬌗，磨牙中性关系，上下颌骨形态、大小基本正常，颜面侧貌基本正常。矫治容易，预后良好。

（2）功能性Ⅲ类错𬌗（也称假性Ⅲ类错𬌗）：可以说，凡后天获得、神经-肌肉参与、下颌向前移位所形成的安Ⅲ类错𬌗称为功能性Ⅲ类错𬌗或假性Ⅲ类错𬌗，其所伴有的下颌前突症状称为功能性或假性下颌前突。咬合干扰和早接触是诱发功能性Ⅲ类错𬌗的主要原因。此外，由口腔不良习惯、不正确哺乳、扁桃腺肥大等引起的下颌位置前伸形成的Ⅲ类错𬌗和下颌前突也属于这种功能性错𬌗。功能性Ⅲ类错𬌗，磨牙关系多为轻度近中，一般反覆盖较小，反覆𬌗较深，虽然下颌骨大小及形态基本正常，但位置前移，显示出轻度的下颌前突和Ⅲ类骨面型。很重要的一点是下颌可后退至上下前牙对刃关系。当下颌后退或处于姿势位时，侧面形较正中𬌗时改善。其矫治较容易，预后良好。

（3）骨性Ⅲ类错𬌗（也称真性Ⅲ类错𬌗）：骨性Ⅲ类错𬌗是由于上、下颌骨大小、形态不协调造成的颌间关系异常,常表现为前牙反覆盖大,磨牙呈完全近中关系,同时还可以伴有上颌发育不足、下颌发育过大、颜面呈不同程度的凹面型,下颌前突且不能后退等骨骼异常。其矫治难度较大,预后较差。有的需要配合外科手术治疗。临床调查结果显示,在恒牙建𬌗之后,单纯牙性及功能性的Ⅲ类错𬌗较为少见,绝大多数Ⅲ类错𬌗都存在不同程度的骨骼异常。这是因为,在替换过程中,由于牙反𬌗的存在可影响上下颌骨的发育,而导致了不同程度的上颌发育不足或下颌发育过度畸形。

骨性Ⅲ类错𬌗的颅面类型按三维方向可分为:

1)矢状类型。骨性Ⅲ类错𬌗中最常见者为上颌发育正常、下颌前突型(46%),其次为上颌后缩、下颌正常型(21%),上颌后缩、下颌前突型(13%)。

2)垂直类型。Ⅲ类错𬌗根据面部垂直关系分为三型:

①高角型:下颌平面陡、下颌角大、前牙反覆盖较小、开𬌗或开𬌗倾向。

②低角型:下颌平面平、下颌角正常或较小、前牙反覆盖较大、反覆𬌗较深。

③均角型:下颌平面角适中、前牙反覆𬌗、反覆盖适中。

在恒牙期骨性Ⅲ类错𬌗中颅面垂直发育正常者占52%,高角型者占40%,低角型者占8%。

四、诊断

1.骨性Ⅲ类错𬌗的诊断　骨性前牙反𬌗的临床诊断标准包括:①近中磨牙关系,下颌不能后退至前牙对刃;②ANB角小于0°;③伴有不同程度的颌骨大小、形态和位置异常;④面部侧貌为凹面型。

2.功能性Ⅲ类错𬌗的诊断

(1)检查下颌关闭道,确定牙位与肌位的不协调,发现可能存在的𬌗干扰或早接触。

(2)嘱患者尽可能后退下颌,看是否可达到或接近上下前牙对刃关系。若能达到切对切咬合,则表示Ⅲ类错𬌗有明显的功能因素。

(3)年龄较小的患者,因𬌗、关节及神经肌肉发育不成熟,同时理解力较差,常常需用𬌗蜡记录肌位。

(4)X线头影测量。分别拍摄牙尖交错位和姿势位两张X线片,将两张X线片重叠,再测量两张X线片下中切牙切点(I)连线与前颅底平面的交角(I'-I-SN)。当牙位与肌位一致时,此角平均76.60°;若下颌关闭过程中有向前的移位,此角将明显减小,可能为功能性Ⅲ类错𬌗。

下颌是否可后退到上下前牙对刃关系对功能性Ⅲ类错𬌗的诊断和预后判断有重要意义。

3.骨性Ⅲ类错𬌗正畸与正畸-正颌联合治疗病例的鉴别　影响鉴别诊断的因素很多。患者方面包括:骨骼不调的严重程度、软组织外貌、𬌗与咬合功能、本人的意愿等;医师方面包括:能力、医疗技术水平、经验及观念喜好等。这些因素中患者的客观症状和主观意愿应是首先考虑的。

有研究表明,在恒牙早期Ⅲ类错𬌗病例中,需要正畸-正颌联合治疗的病例至少占12%～

14％。这些病例与可单纯使用正畸手段完成的病例相比，表现为近中磨牙关系、下颌过大、颏部前突、中面部矢状发育不足、Ⅲ类骨面型、下切牙代偿性舌倾等特征更为显著，同时伴有面高失调、前牙开𬌗或开𬌗倾向。在决定治疗手段时，ANB 角小于−4°、L1-MP 角＜82°、SNP 角＞83°、颏角 IDP-MP＜69°、联合变量 CV＜201°是外科治疗的指征。非手术治疗的Ⅲ类错𬌗适用于那些下颌没有严重的矢状或垂直异常的病例。随着正畸技术的发展，对于轻、中度的骨性Ⅲ类病例可采用多曲方丝弓技术，或以种植体作为支抗后移并压低下磨牙；对上颌轻度后缩、下颌位置正常的患者通过牙齿槽代偿可获得明显的改善。对严重的骨性Ⅲ类错𬌗，即使早期使用头帽、颏兜，也只能取得暂时性改善而无法维持到成年，采用外科正畸则可得到良好稳定的结果。

五、颅面生长和预后估计

1.颅面生长　前牙反𬌗患者，有些颅面结构异常在早年就已出现，并在以后的自然生长过程中与正常𬌗可能保持相似的生长行为。一部分颅面结构异常主要包括后颅底前倾、上颌位置靠后、下颌体长度增大、面部生长靠前，它们对错𬌗的形成起重要作用，但并不随生长发育而加重。另外一些颅面结构异常，有的在生长发育过程中出现稍迟（如下颌角变大），有的出现较早且随生长发育加重（如上颌长度不足、下颌位置前突、Ⅲ类骨面形），对错𬌗的形成和症状的进行性发展都起到重要作用。

相关研究认为，安氏Ⅲ类错𬌗的下颌前突在青春期前已经确定并且基本不会再改变；患者下颌和上颌的生长量在青春期前、青春期中、青春期后均与正常𬌗者相似。同时，由于安氏Ⅲ类错𬌗患者的𬌗平面并不像正常𬌗那样随生长发生向上、向前的逆时针旋转，因而以颌平面为参照的上下颌间关系（wits 值）明显恶化。

安氏Ⅲ类错𬌗颅面生长发育仍是一个研究中的问题。对于一个年龄较小的患者，如何预测其颅面畸形的发展、最终的严重程度以及可能采取的对策，常常依靠医生的临床经验。

2.预后估计（表 10-1）

表 10-1　预后估计表

		预后较好	预后较差
根据病史	年龄	小	大
	发病	替牙期	乳牙期
	乳牙龋坏	有	无
	乳牙早失	有	无
	乳牙滞留	有	无
	家族史	无	有
根据临床检查	磨牙关系	中性/轻度近中	完全近中
	上前牙	舌倾或较直立	唇倾

续表

		预后较好	预后较差
	下前牙	唇倾、有散隙	舌倾
	反覆盖	较小	较大
	反覆𬌗	较深	开𬌗或开𬌗倾向
	牙齿拥挤	以下牙弓为主	上牙弓严重拥挤
	后牙反𬌗	无	有
	下颌后退	能退至前牙对刃𬌗	不能
	下颌偏斜	无	有
	ANB 角	≥0°	<0°
根据 X 线	下颌角	正常	大
	颌骨长度	正常	下颌过大,上颌过小
	颌关节位置	正常	靠前
	颏部前后径	正常	较小
	颏角	正常	较小

六、矫治

1.矫治特点　与其他类型的错𬌗畸形相比,安氏Ⅲ类错𬌗的矫治有三个特点:

(1)迫切性。未矫治的安氏Ⅲ类错𬌗有随生长逐渐加重的趋势,牙性和功能性错𬌗可能发展成骨性错𬌗,所以早期矫治尤为重要。早期矫治方法相对简单,且有利于颌面部向正常方向发育。

(2)复杂性。有的Ⅲ类错𬌗病例矫治简单,伴有牙列拥挤、牙弓宽度和高度不调以及颜面不对称的病例矫治难度较大。

(3)反复性。安氏Ⅲ类错𬌗特别是骨性Ⅲ类错𬌗,矫治后随生长发育有再出现Ⅲ类错𬌗的可能,因此不少病例要分阶段治疗,矫治时间比较长。

2.安氏Ⅲ类错𬌗的治疗原则　安氏Ⅲ类错𬌗是临床上较常见的错𬌗畸形,也是较难治疗的一种错𬌗类型,在矫治原则上有其特殊性。同时在Ⅲ类错𬌗病例中,因存在着下列变异因素,使其矫治原则又存在着差异:①牙弓近远中向Ⅲ类错𬌗的程度;②上下颌骨前后向不协调的程度;③牙弓间宽度不协调的程度;④前牙反𬌗或开𬌗的程度;⑤下颅骨的生长型:高角、低角;⑥牙列拥挤程度。

Ⅲ类错𬌗之所以表现出上述变异,主要受该类错𬌗的病因因素的影响,即牙齿、骨骼和功能因素。

制订矫治计划时要根据各方面收集到的资料分析患者的现状,评估治疗的难易程度,预测预后。

(1)上颌发育不足的Ⅲ类错𬌗:对于牙性Ⅲ类错𬌗,一般通过扩展上前牙,内收下前牙即可矫正牙性错𬌗问题。但当有上颌发育不足存在时,若患者尚有一定生长潜力,则应先以前方牵引装置前移上颌骨和上牙列。若患者无生长潜力时,则只能通过前移上牙列,内收下牙列来解除前牙反𬌗,掩饰上下颌骨间的长度不协调问题,但不可能真正矫治颌骨的异常。若上颌后缩非常严重时,只能实施正畸与外科联合治疗的方法。

(2)下颌发育过渡性Ⅲ类错𬌗:即上颌骨和上牙列基本正常,Ⅲ类错𬌗的原因是下颌发育过度。这是较难治疗的骨性错𬌗,因目前尚无有效的办法限制下颌的生长,更不可能使下颌后退。而在恒牙𬌗建立后,仍有一些骨性Ⅲ类错𬌗者,其下颌前突会进一步加重。这也是骨性下颌前突的另一个发育特征,因而,治疗难度很大。对于这类错𬌗的治疗主要有两种观点,一种观点认为,对于恒𬌗初期的下颌前突型Ⅲ类错𬌗,不应急于治疗,因其生长发育尚未停止,还有很多不确定的因素,应等到生长发育结束后,全面评价牙、颌、面形态,如能单纯正畸治疗解决的,则以拔牙矫治,即以牙齿移动掩饰颌骨间不调问题。若是颌骨畸形严重,则采用正畸与外科联合治疗的方法。另一种观点认为,对于骨性下颌前突不严重且预计下颌进一步前突的可能性不太大的患者,应积极进行综合性治疗。对于处在掩饰性矫治和外科正畸之间的“边缘病例”,则进行诊断性治疗,即不急于决定拔牙设计,视不拔牙矫治一段时间后的牙颌反应,再做出进一步的矫治方案。对于严重骨性下颌前突的患者,则应等到生长发育停止后进行正畸与外科联合治疗。

下颌前突畸形主要分为2个亚型:①下颌向前过度生长,即属低角或平均值角面型;②下颌向前向下过度生长,属高角面型,前牙为开𬌗,面下1/3较长。对于前一种下颌前突畸形,我们应进行积极而慎重的掩饰性矫治,具体方法有2种:①内收下牙列,开展上前牙,矫治前牙反𬌗;②促后牙-齿槽骨长高,使下颌骨产生向下、向后旋转,从而达到矫正下颌前突的效果。对于高角型下颌前突畸形,目前单纯以正畸方法治疗,常不能取得满意的效果,因高角病例,面下1/3已过长,不适于进一步旋转下颌加重面下部过长畸形。理想的矫治方法是正颌手术。

(3)矫治方法:患者即使起初是功能性Ⅲ类错𬌗,在恒牙早期时就已经或多或少伴有骨畸形了。由于恒牙早期颌骨和牙的发育大部已完成,很难通过改变生长来调整颌骨关系,移动颌骨的可能性也不大,口外力已不常使用,只能采用掩饰性治疗方法,通过牙齿位置的改变建立适当的覆𬌗、覆盖关系,为此常常需要减数拔牙,并且采用固定矫治器。

轻度前牙反𬌗,上下颌骨基本协调,下牙弓无明显前突,此时可用固定矫正器,解除前牙反𬌗,排齐牙列。严重前牙反𬌗的矫治,常伴有上牙列明显拥挤、下牙列前突、上下颌骨轻度不协调,应以拔牙矫治来解除此类前牙反𬌗。

拔牙的选择取决于两个因素:

a.拥挤:如果上牙弓明显拥挤,生长潜力又不大,可以减数四颗双尖牙,在矫治反𬌗的同时调整磨牙关系。如果上牙弓不存在拥挤,可以减数下颌两颗双尖牙,或者一颗下切牙,矫治前牙反𬌗而不考虑磨牙关系调整。在治疗中要防止下前牙的过度舌倾和上前牙的过度唇倾,过度倾斜的切牙对功能、美观和稳定都不利。

b.牙弓突度：在我国儿童中，"双牙弓前突型"的Ⅲ类错𬌗并不罕见。对这一类患者，即使牙弓中不存在拥挤，也可减数四颗双尖牙，在矫治前牙反𬌗的同时，减少牙弓突度、调整磨牙关系，得到较满意的功能和面形。

恒牙早期Ⅲ类错𬌗中有少数患者因骨骼畸形比较严重需要在成年之后手术，若患者年龄较大，可开始术前正畸。

3.矫治器的选择　安氏Ⅲ类错𬌗的矫治涉及各种类型的矫治器，并包括外科矫正手段。不同类型的Ⅲ类病例适用不同的矫治器。

(1)𬌗垫矫治器：上颌𬌗垫矫治器，主要用于以牙齿因素为主的Ⅲ类错𬌗。患者反覆𬌗较浅、反覆盖较大，上前牙牙轴较直并可有轻度拥挤不齐。伴有双侧后牙反𬌗时可在矫治器上设计分裂簧开展上牙弓。恒牙早期需要减数矫治的Ⅲ类病例也可配合使用上颌𬌗垫矫治器。

下颌𬌗垫矫治器，使用于恒牙早期因下前牙唇向错位并有散在间隙、而上前牙轴基本正常的Ⅲ类病例。

(2)口外上颌前方牵引器：恒牙早期病例也可试用。有报告与快速腭中缝开展合并使用疗效更好。治疗的长期稳定性不确定。

(3)固定矫治器：对恒牙早期需要拔除四颗双尖牙矫治的Ⅲ类病例，固定矫治器如方丝弓矫治器、直丝弓矫治器等可以在建立适当的前牙覆𬌗、覆盖关系的同时，排齐牙列、矫治前牙反𬌗并调整磨牙关系，是一种较好的选择。治疗期中要使用Ⅲ类颌间牵引。由于Ⅲ类牵引有使上磨牙伸长的作用，易使咬合打开，因此对高角病例的使用应慎重。

4.保持　有对替牙期Ⅲ类错𬌗矫治后 5～10 年的追踪研究发现 10.7% 的患者有明显的复发，表现为多数前牙反𬌗重新出现，下颌前突加重。看来Ⅲ类病例矫治后是否复发主要与患者下颌的生长有关，而与保持与否的关系不太大。尽管如此，一般主张对乳牙期和替牙期有骨性Ⅲ类倾向的患者，矫治后要定期复查，观察颌骨生长与𬌗的发育，处理出现的牙弓拥挤，并在进入生长快速期前使用一段时间的头帽颏兜抑制下颌生长，防止反𬌗复发。对于恒牙期病例，口外力对颌骨的作用有限已不再使用，口内常规保持器用于稳定牙弓中已关闭的拔牙间隙。

第九节　成人修复前正畸治疗

除以矫治错𬌗畸形为主诉的患者外，临床中大部分成人患者是因其他口腔科室的要求而协助处置的患者，包括前述为治疗牙周、关节，以及其他如以修复、正颌、外伤、美齿等为主诉的患者。鉴于转诊者的口腔条件和要求，全面正确地诊治设计，应根据主治科室的要求会商决定，属于多学科综合矫治，而正畸仅作局限性地配合处置，属辅助性正畸治疗的范畴。其技术方法力求简单、便捷，多采用小范围牙移动方式进行局部调整。

一、修复前正畸治疗

由于一般以成年作为制作最后永久性固定修复体的前提条件,故在成人辅助性正畸治疗中,为修复而进行的正畸牙移动准备治疗是其重要内容,且多见于年龄偏大的失牙患者,主要有以下方面:

1.开拓缺牙间隙

(1)适应证:个别切牙缺失,邻牙向缺牙隙倾斜、间隙缩小、中线偏移、影响美观者;后牙长期缺失后,邻牙倾斜,间隙缩小,对𬌗牙伸长、种植体或修复体难以设计及就位者。

(2)矫治要点:通常采用螺旋弹簧来开拓失牙间隙,但局部开拓前应先矫治邻牙拥挤、扭转,排平牙弓咬合曲线,去除移动干扰。必要时考虑减数或片切。然后再上螺簧扩拓。此时,选择的主弓丝应较硬、以防止变形,片段弓最好用方丝。螺簧推力不可太大,注意移动后必要的调𬌗以去除干扰。当间隙扩够后,还应在X线片下确定邻基牙牙根的平行直立、就位道顺畅后再进行修复。在前牙拓隙中,应最大限度关注切牙中线的纠正或维持。

2.集中间隙镶牙

(1)适应证:遗传性牙量小(过小牙)、先天或后天失牙后常导致牙列间隙,临床上需将分散开的间隙集中于一处(常为原过小牙或失牙间隙位置)以便修复。当分散的牙被移动集中后,还应使其牙轴直立、牙根平行,才能达到共同分担修复牙的受力负荷。

(2)矫治要点:主要采用固定矫治器进行。先应排齐整平牙列,然后换较粗的唇弓丝,在希望集中的间隙位置用螺旋弹簧扩拓,并同时关闭不需要的其他牙隙。应注意在牙移动过程中避免咬合创伤,维护牙中线、尽力恢复上下咬合对应接触关系。当牙移动到位间隙集中后,还应注意牙轴的平行。

3.竖直倾斜基牙

(1)适应证:常见为第一恒磨牙缺失后,第二恒磨牙近中倾斜,或同时伴有第二前磨牙远中倾斜,造成修复体戴入困难。以及因后牙的牙轴不正,修复后可致咬合受力不均。为了达到修复后桥基牙平行、𬌗力分配均衡及恢复良好的正常功能,应当在修复前矫治基牙的倾斜。

(2)矫治要点:对邻牙倾斜及牙列尚有可用间隙者,应先用弹性弓丝预排齐排平,然后换0.45mm的硬不锈钢丝作主弓丝,在间隙处用开大螺簧加力,可在关闭牙弓中其他散在间隙的同时,转正倾斜基牙;对仅有第二磨牙近中倾斜的直立,常用辅弓或竖直弹簧插入待转正磨牙颊侧辅管加力的方法;对需将倾斜磨牙的根更多向近中移动者,可采用方丝T形曲、附水平曲的垂直关闭曲等。同时,为利于基牙竖直,一定要充分注意对颌伸长牙的处置。

4.压入伸长的对𬌗牙

(1)适应证:后牙早期丧失后,对𬌗牙大多伸长,不但可造成创伤性咬合,干扰下颌运动,而且给修复带来困难,可通过压低并调位伸长的对𬌗牙,为修复创造条件。

(2)矫治要点:常见为对𬌗牙早失后第一恒磨牙的伸长,使𬌗面空间缩小无法修复。若第二恒磨牙存在,可直接用弹性主弓丝或设计水平的压低;若第一恒磨牙为游离端牙则可用设计长臂水平曲,此时,主弓丝多采用方丝,前牙区应作垂直牵引,通过逐渐加大后倾度,压低并调整伸长的磨牙;对伸长牙也可设计微种植钉支抗,用橡胶圈弹力压入;对双侧对殆第一恒磨牙均伸长者,还可在其舌侧设计横腭杆(TPA),利用舌的压力压低磨牙。

5.打开前牙深覆殆

(1)适应证:牙-牙槽性的深覆殆,特别是下前牙过长、Spee 曲线过陡、上切牙内倾性深覆殆,应先通过正畸的方法压低前牙打开前牙过深的覆殆。下切牙压入是为上切牙内收及修复预留间隙,而上切牙通过压入后除改善覆验并可改善前牙暴露过多后,再修复前牙列,可起到美观、稳定的效果,但成人牙齿的压入移动应十分谨慎进行。

(2)矫治要点:应根据修复要求选择是压低前牙、还是升高后牙。压低前牙的方法可采用水平曲、多用途弓、压低辅弓、种植体骨支抗牵引,以及 J 钩等。升高后牙的方法可采用平面殆板、摇椅弓、多曲弓等。

6.调整牙齿位置

(1)适应证:扭转牙、错位牙、异位牙常影响修复设计,故在修复前多需排齐转正。当中切牙缺失考虑用侧切牙代替,或侧切牙缺失需由尖牙前移代替时,都应先进行牙位置调整,以使修复牙颈缘更协调美观。

(2)矫治要点:常用固定唇弓矫治器、固定舌弓矫治器、局部片段弓进行牙移动等,方法与常规矫治技术相同。牙移动过程中应注意保持原牙弓长度(用舌弓)、暂时义齿掩饰拔牙部位等,除留足修复间隙外,应注意支抗设计,防止中线的偏移、防止牙的倾斜、旋转,尽量将要移动修复的牙放置于最适的修复位置。同时应注意使用轻力,尽量防止因施力不当造成的牙根吸收。

上述修复前的正畸治疗,多系在小范围内对局部牙齿进行的小量移动。在成年人的矫治中,这种仅需小量牙齿移动,就能达到矫治目标的正畸治疗还比较多见,因此也称之为小范围牙移动(MTM)。由于这类正畸治疗的目的明确、治疗方法比较简单、矫治原理不很复杂,治疗对象可包括健康牙周及一些非健康牙周患者,特别具有临床实用意义。

二、小范围牙移动治疗

1.成人 MTM 的概念　从字义上理解,小范围的牙移动治疗(MTM),系指牙齿移动范围及距离较小,矫治目标单一、方法较简单的一类单纯牙性畸形的正畸治疗。按字义应包括未成年儿童及青少年期诸如乳牙列及替牙列期的前牙反殆、切牙间隙、个别牙错位等简单牙性畸形的早期阻断性矫治等。但在此,我们主要是指局限在成年人中进行的,畸形程度相对较小,牙齿移动范围不大,以矫治成人简单牙性畸形,改善前牙局部美观、改善咬合平衡及维护牙周健康为目标的正畸治疗。其治疗内容,除包括前已述的修复前正畸治疗外,还包括成人中个别牙错位、牙间隙等的矫治以及作为牙周病、TMD 等辅助治疗的小范围内的牙调整治疗等。成人 MTM 正畸治疗的牙移动范围较小、方法较单一、矫治设计不很复杂,临床上简易可行,因此,作为一种有效实用的矫治手段,应是从事一般口腔执业、有一定矫治经验的普通口腔科医师都应学习了解的有关正畸专业的知识和技能。

2.MTM 矫治的注意点

(1)移动牙齿的数量及范围小:MTM 的矫治对象应仅涉及一些简单、局部的牙性畸形。应以解决局部的问题,如个别前牙错位、中切牙间隙、个别牙反殆等为目标。因此不需要全面涉及及移动过多的牙齿,特别是不要随意全面改变牙弓形态,否则将破坏整个牙列原已建立的殆平衡和代偿协调关系。这一点是选择成人 MTM 与成人全面的常规综合性正畸治疗的主要差别。

(2)不需进行太复杂的设计:MTM 矫治的设计应尽量简单,主要着重于局部问题的解决即可。矫治器应简单易清洁,矫治过程不宜太长。由于成人的口腔环境、生态平衡较儿童更难恢复和适应,更易发生牙龈炎及菌斑附着,发生细菌对牙周的破坏,因此,简单局部的矫治设计和治疗过程有益于维护成人口腔卫生和保障正常口腔功能。

(3)个体最适力的应用:成年人多有不同程度的牙周炎症,此外,随年龄增大牙槽骨的增龄性萎缩吸收越严重,临床牙冠增长,加之牙周膜的反应性及改建能力已下降,因此矫治力的应用需十分小心。提倡采用较小的个体相适的微力、间断力,延长复诊时间,严密观察,定期牙周护理,以利于牙移动中组织的适应性改建和恢复,而不至于造成牙周损伤、牙松动,甚至牙丧失。

(4)需要患者积极配合:成年人社会活动多,而目前多数正畸矫治方法需在牙面黏结托槽,必然在一定程度上影响其美观和社交活动。这就需要患者能克服心理上不必要的压力,对治疗有正确的心态,切不能急于求成,甚至自行加力,自行拆去矫治器,从而造成牙周损害、牙松动及治疗反复等。因此,端正治疗前的认识和让患者全面了解矫治方法和时间过程是保障矫治成功的关键。

(5)不良习惯的改正:与儿童患者一样,成年人中也存在不良习惯,有些是继发性的,如开殆所致的吐舌代偿、鼻炎所致的口呼吸,以及牙松动后的舔舌习惯等。有的是原发性的,如咬烟斗、剔牙等。如果未能改正这些习惯或治愈造成这些习惯的病因。在 MTM 治疗结束后,畸形可能复发,这一点也应充分注意。

(6)口腔卫生的维护:成人口腔组织再生及抵抗力较之儿童及青少年弱,易罹患牙龈炎等,特别是牙周炎患者,矫治器戴入后易加重牙周萎缩吸收等。故刷牙、漱洗、洁治等口腔卫生的维护应特别注意和加强。

(7)及时保持及调殆:MTM 治疗后验位的稳定和保持十分重要。如系为修复而进行的治疗,例如,压低下前牙改善深覆殆或集中间隙后,应及时戴上修复体。如果系个别牙扭转的改正,应及时固定保持或设计固定修复,以防止其复发。并且,正畸矫治结束后应注意调验,去除早接触点,去除咬合创伤,必要时应降低临床牙冠,以维护牙齿的正常受力和履行其功能。

3.MTM 的适应证　成人小范围牙移动治疗主要是局部的牙-牙槽性的改建移动,其牙移动的范围及距离均应是有限度的,因此,在治疗病例的选择上应充分掌握其适应证。临床上

MTM 主要解决的问题有：

(1)改善前牙区局部美观及咬合

1)个别前牙反𬌗：适于因个别前牙唇(舌)向错位所致的反𬌗，其牙弓内有足够间隙或间隙差不大者。

2)中度前牙反𬌗：多数前牙反𬌗，机制为牙性、功能性，反覆𬌗深、反覆盖小、可退回至切对切关系者。

3)前牙间隙：系由不良习惯、先天性缺牙、多生牙拔除等所致，其前牙间隙可通过简单牙移动关闭且不至于造成牙过度倾斜及牙周损伤者。

4)前牙扭转、错位：个别前牙或多数前牙的扭转、唇向、舌向、高位、低位等，只要牙弓间隙足够，均系 MTM 的适应证，但如果系需拔除多个后牙进行治疗，则应属于全面的正畸治疗范围。

5)牙-牙槽性前牙开𬌗：特别是长期不良习惯(如咬烟斗等)所致的牙性开𬌗，可以通过 MTM 治疗得以矫治，但应注意矫治后不良习惯的去除及保持，否则可能复发。

(2)改善牙周受力环境及缓解关节疾病

1)创伤性𬌗：矫治造成牙周创伤、松动的错位牙、过长牙，恢复其正常的位置和正常的生理性牙咬合刺激，可使牙周恢复其形态和功能，这类牙的矫治无论在前牙区或后牙区，都应是 MTM 的指征。

2)牙轴不平行：对牙轴倾斜侧牙槽骨水平吸收比较严重的牙齿，通过 MTM 竖直牙轴，可重新恢复其正常的生理压力，避免新的牙周损伤。否则，持续不利的侧方压力，将造成进一步的牙槽骨吸收甚至牙齿丧失。

3)前牙Ⅲ度深覆𬌗：由于下前牙咬触在上前牙腭侧黏膜上，可造成上前牙根部的炎症及牙周组织的损害。对此，应通过竖直后牙或压低下前牙打开咬合，从而阻断其不利的牙周刺激和创伤。对有牙周吸收、有间隙、牙冠过长的下切牙，应尽可能关闭间隙、固定并磨减降低临床牙冠。

4)𬌗因素所致关节疼痛：配合关节科医师制作𬌗板、用简单矫治器去除咬合干扰。

(3)修复前正畸治疗。

(4)其他：如外伤所致牙/牙槽移位的唇弓固定、牵引复位；因牙齿扭转、拥挤、错位等造成牙间隙，导致食物嵌塞、牙周乳头炎、牙龈炎的情况，也是 MTM 的适应证。

4.MTM 常用矫治方法

(1)活动矫治器治疗：该装置在小范围牙移动治疗中应用较多。如后牙𬌗垫式矫治器、舌簧式、弓簧式活动矫治器等。由于采用黏膜及牙齿共同作为支抗，有利于个别牙的调整移动，而且装置设计简单，易清洁，复诊操作调节容易。最适于前牙反𬌗、个别牙扭转、错位的改正等矫治，但不适于牙位、牙轴的精细调整。因为，其移动牙齿的方式主要是牙冠的倾斜移动。

(2)固定矫治器的应用

1)固定舌弓或腭托:在磨牙带环腭侧焊舌弓或 Nance 腭托,在舌弓或腭托上附置弓簧、舌簧、牵引钩等可进行牙齿的唇(颊)向及近远中移动。适于牙齿错位、扭转、倾斜等的改正。该装置因固定在舌侧,比较隐蔽,不妨碍美观。但调节施力及对口腔卫生的维护较困难是其缺点。

2)局部弓:属于唇侧弓技术之一。在需要矫治牙的局部牙弓的牙面上黏结托槽并设计局部弓丝,利用弓丝的弯曲及附设的弹簧附件、牵引力移动牙齿。适于局部间隙的关闭、扭转、基牙的竖直改正等。片段弓多采用方形丝,以便进行力的调整和牙移动方向的控制。

3)局部牵引:利用橡胶圈、弹力线、结扎钢丝等加力移动牙齿。应首先在牙面黏结托槽或在唇面设计活动钩等,然后再轻力牵挂或结扎加力。多适用于关闭前牙间隙。但应注意:在关闭前牙间隙时,决不能直接将橡胶圈套入切牙邻间加力,这将导致橡胶圈滑入牙根部而致牙齿脱落。

4)简单多托槽固定矫治器:如 2×4、2×6 技术等。可以运用轻力首先矫治错位牙,阻断不良咬合干扰。最适用于前牙的竖直、前牙反𬌗的改正、牙位的微小调整,以及咬合的打开等。

(3)功能性矫治器治疗

1)前牙平面𬌗板:适用于下切牙过长的深覆𬌗的治疗。通过前牙平面牙板压低并抑制下前牙生长,同时也有让后牙伸长的作用。但应注意,由于成年人关节及牙周的适应范围已不如青少年,平面设计不宜太厚,打开的高度不宜太大,特别是对于有牙周病的前牙,使用前牙平面𬌗板更应十分慎重和小心。

2)斜面导板:常用的为下颌斜面导板。适用于牙周健康无疾患的个别前牙及牙-牙槽性前牙反𬌗,反覆盖小、反覆𬌗较深的病例。矫治中应注意斜面角度的调整并注意设计中应包括较多的下切牙甚至后牙增加𬌗垫以利于固位、支抗和减小创伤。

3)舌挡:适用于有吐舌、吐物习惯成人患者的矫治后保持及功能训练。

(4)其他

1)邻面去釉:在某些牙扭转、拥挤的情况,可以通过少量的邻面去釉获得间隙。对于后期要进行修复的牙齿,可以根据情况进行较多量的片切以便于后期的牙面形态修复。但片切的多少应与修复科医师会诊后再定。

2)正位器:一般用做常规全面正畸治疗的矫治后期,进行牙齿的小范围最后调整及保持用。在 MTM 治疗中,对一些个别的错位轻微的牙齿也可采用该装置进行矫治。

3)透明塑胶矫治器:利用压膜式透明塑胶保持器的塑料基板作为基托固位,通过黏结附件、局部剖断、牵引,进行牙移动。适用于关闭中切牙间隙及个别牙错位的微小牙移动矫治。

4)无托槽隐形矫治器:其形态及作用原理类似正位器,系一种计算机辅助设计和制作的透明塑胶活动矫治装置,不使用托槽和弓丝,通过一系列装置,不断地小范围牙移动,达到矫治错𬌗畸形的目的,适于成人患者,特别是对托槽矫治器有心理负担或特殊职业患者尤其适用。

第十节 正畸治疗与牙根

一、正畸相关牙根吸收分类及发病率

(一)正畸治疗相关牙根吸收的分类

在口腔正畸临床治疗过程中,牙根吸收是伴随正畸牙移动而产生的一种比较常见的病理性过程。从患者的 X 线片的表现来看,与正畸治疗相关的牙根吸收常见于根尖区域,表现为由外向内的吸收,因此又被称之为根尖外牙根吸收(EARR)。从病理学角度来看,在正畸治疗中,正畸医师施加的正畸矫治力在受力牙齿牙根尖局部会形成一个包括所有炎症特点的炎性过程:局部红、肿、热、痛,以及很小程度上的功能障碍,这种炎症过程对于牙齿的移动是必需的。炎症过程过后,同样伴随有组织的修复过程。因此,与正畸矫治力相关的牙根吸收(RRAOF)其实质就是一种炎症性牙根吸收。

从严重程度上来分类,可将 RRAOF 分为三类:①外层牙骨质吸收:这种牙根吸收仅累及外层牙骨质,可以完全修复或改建,其过程与松质骨的改建非常类似;②牙本质吸收:这种牙根吸收除了累及全层牙骨质之外,还深入到外层的牙本质;也可以由牙骨质样物质来修复,但是吸收和修复后,牙根形状往往有异于其初始形状;③根尖周组织的完全吸收:这种牙根吸收累及全层的牙骨质及牙本质,导致牙根明显缩短。当发生这种吸收后,只有外层牙骨质可以被部分修复,因而在 X 线片上会形成边缘尖锐的根尖影像。而随着时间推移,这种尖锐的边缘又会被逐渐吸收,最终在 X 线片上表现出牙根吸收变短后圆钝的根尖影像。

(二)正畸相关牙根吸收的发病率

回顾以往的文献,根据不同学者所采用的不同的研究方法和标准,RRAOF 的发病率从 $0\%\sim100\%$ 都曾有过报道。在大多数正畸相关的牙根吸收的病例报道中,上颌中切牙是最常受累的牙齿。大约有 1/3 的病例其牙根吸收大于 3mm,$2\%\sim5\%$ 的严重病例牙根吸收超过 5mm。

二、正畸相关牙根吸收及修复过程的细胞和分子生物学机制

相关研究证实正畸治疗导致的牙根吸收是透明样变组织清除过程的一个组成部分。正畸力的施加导致局部牙周组织发生透明样变的无菌性坏死,从这种无菌性坏死组织中会释放出相关细胞因子,从而激活与牙根吸收相关的巨噬细胞。透明样变组织的清除是从其周围开始的,因为那里血供仍基本正常甚至略有增加,从而保证清除过程所必需的巨噬细胞来源。在巨噬细胞清除透明样变组织的过程中,紧邻牙根且富含成牙骨质细胞的细胞层也被破坏,从而暴

露出其下方的牙骨质,继而导致牙根受累吸收。当然,目前也不能排除正畸力直接导致富含成牙骨质细胞的细胞层被破坏的可能性。还有研究证实除了单核巨噬细胞之外,有些无皱褶缘的多核巨细胞也参与了透明样变组织的清除和牙根的吸收,这些细胞可能是没有完全分化成熟的破骨细胞前体或破牙骨质细胞前体。

这种牙根吸收的过程一直要持续到透明样变组织完全被清除或牙根周围压力降低才会停止。牙根表面因吸收而产生的凹陷也会增大牙根的表面积,从而降低牙根单位面积上所受到的压力,缓解牙根吸收。

有研究表明,紧邻牙根且富含成牙骨质细胞和未钙化的前期牙骨质的细胞层对牙根具有一定的保护作用,这是因为这个细胞层中基本不含有胶原类物质,从而对胶原酶具有较强的抵抗作用。

在牙根受到的正畸应力消失或减小2周后,原来的无细胞牙骨质逐渐被细胞性牙骨质所代替,牙根的修复过程开始。在骨组织中,破骨细胞凋亡后,会在骨陷窝的底部留下一层由骨桥蛋白和骨唾液蛋白组成的蛋白层,称为黏合线,其作用是趋化成骨细胞来完成骨形成。同样,最近有研究在牙骨质中也发现了一种牙骨质黏合蛋白,它对矿化的牙根具有很强的黏附性,可能与牙根的修复过程有关。但是它在成牙骨质细胞的趋化及牙骨质的形成中所起到的作用还有待进一步的研究。

三、影响正畸治疗相关牙根吸收的因素

(一)遗传因素的影响

目前认为,与正畸治疗相关的牙根吸收现象是环境因素与宿主因素等多因素共同影响的结果。而在宿主因素中,遗传因素发挥着很大的作用。Newman 在 1975 年首次报道了牙根吸收的家族性聚集现象。Hams 等于 1997 年首次采用同胞配对分析的方法研究并报道了遗传因素对牙根吸收的影响。根据他的研究,牙根吸收的遗传率从 0～0.76 不等,平均约 0.7,表现为一种中高度遗传力的数量遗传性状。

AI-Qawasmi 等的研究发现,白介素-1β(IL-1β)等位基因多态性与正畸相关牙根吸收之间存在显著的连锁和连锁不平衡现象:IL-1β_1 型等位基因纯合子的个体,其发生大于 2mm 正畸相关牙根吸收的几率是 IL-1β_1/IL-1β_2 型等位基因杂合子个体或 IL-1β_2 型等位基因纯合子个体的 5.6 倍之多。根据 Pociot 等的研究,IL-1β_2 型等位基因纯合子个体的单核细胞产生的 IL-1β 含量是 IL-1β_1 型等位基因纯合子的个体的 4 倍,IL-1β_1/IL-1β_2 型等位基因杂合子个体产生的 IL-1β 含量也有 IL-β_1 型等位基因纯合子的个体的 2 倍,这一结果提示个体体内 IL-1β 含量可能与正畸相关牙根吸收呈负相关关系;此外,微卫星多态性标记位点 D18S64 与正畸相关牙根吸收显著连锁,而 D18S64 则与 TNFRSF11A 等位基因(编码破骨细胞分化因子功能受体 RANK 的基因)存在连锁不平衡关系。因此,推测 RANK 基因或另一个与其紧邻的未知基因与正畸相关牙根吸收相关联。在活体内,成骨细胞及骨髓基质细胞表达破骨细胞分化因子

(ODF 或 RANKL)，与破骨细胞前体细胞或破骨细胞表面上的 RANK 结合后，促进破骨细胞的分化和激活，并抑制破骨细胞的凋亡。而 IL-1β 对 RANK 和 RANKL 的结合有促进作用，从而促进破骨细胞的分化与成熟，使在正畸力作用下受压迫的牙槽骨加速吸收，减小牙根所受的应力及牙根的疲劳反应，从而最终减少正畸力导致的牙根吸收。个体 RANK 基因的多态性则是直接通过 RANK 在破骨细胞表面的表达来介导调节破骨细胞的分化和活性，进而最终影响正畸相关的牙根吸收的多态性。当然，RANK 基因的多态性与正畸相关牙根吸收的多态性之间的关联关系还需要进一步研究加以阐明。

随后，AI-Qawasmi 等利用 8 种不同种系的近交系小鼠构建了正畸相关牙根吸收的实验动物模型来研究遗传因素对正畸相关牙根吸收的影响。结果表明，在完全相同控制的环境因素条件下，比如年龄、性别、体重、饲养环境、食物、正畸力大小和持续时间等，不同种系的近交系小鼠其牙根吸收程度有显著性差异。这一结果提示不同基因型的小鼠对正畸力的耐受不同，从而导致不同程度的牙根吸收，这也进一步证实了遗传因素的确对正畸相关的牙根吸收产生重要的影响。由于不同种系的近交系小鼠其染色体上每个等位基因座上的等位基因都为纯合子，这就为进一步的基因分析带来了极大的方便。同时由于小鼠与人类染色体的同线性现象，在小鼠模型上取得的研究结果也将对人体研究带来很大的帮助。

近年来，随着分子遗传学研究方法的日新月异，尤其是随着人类基因组绘图和单倍体型绘图计划的相继完成，我们相信，关于遗传因素与正畸相关牙根吸收的关系的研究，也即将取得新的进展和突破。

(二)内分泌激素、二磷酸盐类药物、细胞外基质蛋白等的作用

到目前为止，很多研究都提示多种内分泌激素，包括甲状腺素、雌激素、降钙素、肾上腺皮质激素，以及二磷酸盐、细胞外基质蛋白等都可能通过对骨吸收的调节来影响正畸牙移动的速度，从而间接对正畸相关牙根吸收产生影响。

有研究表明，L-甲状腺素能够减小正畸牙移动造成的牙根吸收，同时能够增加牙齿的移动量。但是 Rossi 等的研究也发现，在两组正畸相关牙根吸收存在显著性差异的患者之间，其 L-甲状腺素的含量并没有显著性差异。因此，关于 L-甲状腺素在减小正畸牙移动造成的牙根吸收方面的作用还有待进一步阐明。Haruyama 等的研究发现，体内雌激素水平的周期性变化，可以通过其对骨吸收的影响，从而引起正畸牙移动速度的雌激素周期-依赖性变化。雌激素缺乏将会导致正畸牙移动速度加快的趋势。降钙素则可以通过阻止破骨细胞前体分化为成熟的破骨细胞来降低体内破骨细胞的活性，从而延缓骨吸收的速度，降低牙齿移动的速度。在对肾上腺皮质激素的研究中发现，15mg/kg 的大剂量将会造成模拟正畸牙移动的大鼠牙根吸收增加，而 1mg/kg 的小剂量将减少大鼠的牙根吸收。

二磷酸盐，作为一种潜在的骨吸收抑制剂，被广泛用于治疗骨质疏松和其他骨代谢疾病。它可能通过直接或间接地加速破骨细胞的凋亡的方式来延缓骨吸收，从而影响牙齿移动的速度。在动物实验中，二磷酸盐表现出抑制牙根吸收的特性，而且这种抑制作用明显与其剂量有

关。但是也有研究认为二磷酸盐反而会增加牙根吸收的几率。此外,在对细胞外基质蛋白的研究中发现,骨唾液蛋白和骨桥蛋白在被吸收的乳牙牙根周围具有较强的特异性表达,而在正常恒牙牙根周围则一般性地表达。因此,有学者推测细胞外基质蛋白可能作为一种信号蛋白,选择性地吸引破牙骨质细胞聚集到被吸收乳牙根周围,继而引起乳牙根的吸收。但对于细胞外基质蛋白是否也参与了正畸牙移动造成的牙根吸收,则目前尚未见相关报道。

(三)年龄、性别对正畸相关牙根吸收的影响

到目前为止,接受正畸治疗的年龄与治疗中牙根吸收的相关性尚无定论。

大部分关于年龄与正畸相关牙根吸收的研究表明,个体的年龄与正畸相关牙根吸收无明显相关性。但也有 Sameshima 等的研究提示接受正畸治疗的成人下前牙牙根吸收程度明显大于儿童。有学者研究也发现年龄与治疗后平均根吸收值之间有正相关关系,表明患者年龄越大,正畸后牙根吸收现象越明显。

考虑到儿童正畸患者的牙根生长现象较成人旺盛,部分牙根甚至尚未完全形成,其在治疗中所表现的牙根吸收可能是牙根生长与牙根吸收共同作用的结果,而目前关于年龄的研究中并未考虑到儿童牙根生长因素的影响,因此,年龄究竟是否为正畸治疗相关牙根吸收的一个影响因素,尚待进一步的研究。

在关于性别对正畸相关牙根吸收的影响的研究中,各个学者因为研究的方法不同,所以得出的结论也各不相同。大部分的研究都认为性别与正畸相关牙根吸收无明显关系。但是Baumrind 等在研究中发现,在成人患者中(年龄大于 20 岁),男性患者比女性患者更容易发生正畸相关的牙根吸收。而 Kjar 等的研究结果却提示女孩比男孩更容易发生正畸相关的牙根吸收。

(四)临床矫治技术及方法对正畸相关牙根吸收的影响

关于各种不同矫治技术对牙根吸收是否有不同的影响,很多学者在过去的几十年中都做了大量的研究。但是到目前为止,还没有任何一个研究有切实的证据能证明某种矫治技术或者托槽系统比其他矫治技术或托槽系统能明显减少牙根的吸收。尽管如此,在临床工作中,我们仍然可以遵循一些参考或建议来尽可能地减少正畸导致的牙根吸收或避免不必要的担心。

从矫治力的大小来看,到目前为止,还没有一种矫治技术能够模拟产生自然的、生理性的矫治力来移动牙齿。虽然有研究表明无论是轻力还是重力(50～200g),牙根吸收的程度并无统计学差异,但是我们仍然建议在临床工作中尽量使用轻力。因为毕竟重力对牙周膜的损伤远大于轻力,而牙周膜的损伤或坏死也是可能造成牙根吸收的一个的重要原因。而且加力的间隔时间长一点似乎能有效减少正畸导致的牙根吸收,其机制可能与牙周膜细胞对牙根的修复有关。

拔牙是否会导致牙根吸收也是一个长期引起争论的话题。但是同样,迄今为止,没有任何研究能够充分证明拔牙病例比非拔牙病例更容易发生牙根吸收的现象。

固定矫治持续时间的长短与牙根吸收是否相关也是一个长期以来广受争议的问题,至今尚无明确的结论。但其是否为独立的危险因素尚有待论证,因为正畸治疗的疗程常常是其他因素的伴随结果,譬如,尖牙阻生的病例其疗程必然较长,拔牙病例较不拔牙病例疗程长,需要牙根移动距离大的患者较牙根移动距离小的患者疗程长。

一般来说,固定矫治从开始到结束,每隔6个月都应该常规拍摄根尖X线片,尤其是上切牙的根尖X线片,因为上切牙往往是全口牙列中最早出现牙根吸收的X线表现的。当根尖X线片上已经发现牙根吸收的表现后,应该立即暂停治疗2～3个月,期间可用不产生矫治力的被动弓丝结扎固定。2～3个月方可继续开始治疗,但仍然要小心跟踪评估牙根吸收的情况,及时调整治疗方案。特别是当发生严重的牙根吸收时,那么往往就需要再次评估治疗前制订的治疗计划或目标并作出适当的调整。例如可以考虑用修复的方式解决剩余的间隙,采用邻间片切的方式而避免再拔牙,甚至在一些极端病例中还可以考虑辅助采用正颌外科的手术来完成治疗。

治疗结束后,患者的所有资料都必须妥善保存,尤其是患者的X线片资料是必须要常规拍摄的。如果治疗后发现牙根吸收,也应该如实告知患者本人或家长,让患者定期复诊,监控牙根吸收是否进展或停止、修复。此外,如果患者的其他亲属也需要进行正畸治疗,那么这些X线片资料对于他们的牙根预后也有很重要的参考价值。

四、临床研究中牙根吸收的诊断与评价

长期以来,根尖片都被用做诊断根尖吸收的最佳方法,但是近年来也有一些学者对此提出了疑问。最显而易见的就是,无论是现有的常规根尖片,或者其他的二维的X线片,包括侧位片和全景片(全口牙位曲面体层X线片),都不能测量出颊、舌侧的根尖吸收,从而并不能准确反映牙根的真实吸收程度。Katona分析评价了现有的各种基于二维X线片基础上的、用于评价牙根吸收的方法,他应用复杂的几何图形和推导出的数学表达式来计算、分析了这些方法,最后得出了比较悲观的结论:现有的这些评价牙根吸收的几何数学算法并不能胜任它们最初想达到的目的,误差较大。这可能也是为什么现有的关于牙根吸收的临床研究结论差异较大,有时甚至完全相反的原因之一。

因此,今后关于正畸相关牙根吸收的临床研究方向,首先应该是尽快找到一种经济、安全、精确的三维定量测量方法,只有这样才能使研究方法更加科学、规范,才能得出更加可信,具有较高临床参考价值的研究结论。近年来锥形束CT(CBCT)在口腔临床逐渐得到广泛应用。相对于传统CT,CBCT具有放射剂量低、扫描时间短、空间分辨率高等特点,因此非常适用于对正畸相关牙根吸收的三维定量研究。国内外多个学者已经开始探索利用CBCT对正畸相关牙根吸收进行定量研究的精确性和敏感性。

第十一节 正畸治疗中的疼痛问题及处理

一、疼痛研究的进展

(一)疼痛的定义

疼痛是绝大多数疾病的共同症状,它不仅给患者带来了巨大的痛苦,而且对医师是一个严峻的挑战。国际疼痛研究协会对疼痛进行了新的定义:"疼痛是与实际或潜在的组织损伤相关联的不愉快的感觉和情绪体验,或用这类组织损伤的词汇来描述的自觉症状;对于无交流能力的个体,决不能否认其存在疼痛体验、需要进行适当缓解疼痛治疗的可能性"。新定义认为疼痛是一种心理状态,而不单纯是有害刺激引起的反应;疼痛是在受到伤害时的一种不愉快的感觉。疼痛就其生物学意义来说是一种警戒信号,表示机体已经发生组织损伤或预示即将遭受损伤,通过神经系统的调节引起一系列防御反应,保护机体避免伤害。

但是如果疼痛长期持续不止,便失去警戒信号的意义,反而对机体构成一种难以忍受的精神折磨,严重影响学习、工作、饮食和睡眠,降低生活质量,成为不可忽视的经济和社会问题。近年来,随着相关学科的不断发展,人们对疼痛的研究不断深入,已深入细胞水平和分子水平,虽然距离彻底根治疼痛的要求尚很遥远,但已渐露曙光。

(二)伤害性感受器

疼痛与其他感觉一样,是由一定的刺激(伤害性刺激)作用于外周感受器(伤害性感受器),经换能后转变成神经冲动(伤害性信息)循相应的感觉传入通路(伤害性传入通路)进入中枢神经系统,经脊髓、脑干、间脑中继后到大脑边缘系统和大脑皮质,通过各级中枢整合后产生疼痛感觉和疼痛反应。

由于疼痛具有十分明显的主观意识成分,并且每个人的意识又不可能完全相同,这就给研究疼痛的生理学机制造成了极大的困难。Shemngton 提出了伤害性刺激和伤害性感受器的概念使其具有一定的客观性。

这个概念逐步被许多专家和学者所接受,使用得也越来越频繁,其外延也扩大到伤害性神经元、伤害性信息以及伤害性感觉机制等。判定一个神经元是否为伤害性神经元,必须满足以下几个条件:是否对伤害性刺激和非伤害性刺激均有反应,是否对刺激强弱有识别编码能力,是否随着伤害性刺激强度的变化而改变其放电频率;而判定伤害性神经元是否为与疼痛传递相关的痛觉神经元,则必须满足以下几个条件:该神经元是否存在于与痛觉传递有关的神经解剖通路中;其兴奋性是否与痛觉强度的增减相平行;刺激与其相同性质的神经元群是否可以引起疼痛或与疼痛相关的行为。

伤害性感受器为外周游离的神经末梢,广泛分布于机体的皮肤、肌肉、关节和内脏组织,直接接受伤害性刺激或者间接为致痛物质所激活。这些伤害性感受器的胞体位于脊髓背根神经节(DRG)及三叉神经节(TG),是感觉传入的一级神经元,发出单个轴突在节内延伸一段长度后分为两支:一支为周围神经轴突,伸向外周组织,接收感觉信息;另一支为中枢轴突,将外周传入送至脊髓背角,完成初级感觉信息的传递。内脏伤害性刺激与体表的有所不同,主要包括感染、炎症、扩张、痉挛、缺血等。目前已经确定的伤害性感受器主要有以下三类:

1.与 C 纤维有关的机械-热伤害性感受器　这种感受器对高强度的机械、物理(冷)或化学刺激也发生反应,又称为多模式伤害性感受器,传导速度为小于 2m/s。

2.与 A 纤维有关的机械-热伤害性感受器　此种感受器又分为Ⅰ型和Ⅱ型。Ⅰ型的阈值高,传导速度为 30m/s;Ⅱ型的适应性快,传导速度为 15m/s。

3.非机械伤害性感受器　大多是位于关节部位,正常时对机械性刺激不敏感,有炎症时对机械性刺激发生反应。最近,一些学者还发现了一种在正常情况下是处于"静息"状态的 C 纤维,但在病理情况下对伤害性刺激发生反应,从而推测它可能参与介导病理性痛觉信息。

(三)伤害性感觉的外周和中枢传导通路

1.伤害性感觉的外周传入纤维　有两类:Aδ 纤维和 C 纤维。Aδ 纤维传导快痛,C 纤维传导慢痛。Aδ 纤维主要与机械痛有关,C 纤维主要与热痛有关,并且与痛觉过敏有关。近年来发现,Aβ 纤维也参与痛觉的传入,但是其传导速度及潜伏期并无明显改变。

伤害性信号的上行传导通路主要有以下几条:脊髓丘脑束、脊髓网状束、脊髓中脑束、脊髓臂旁杏仁体传导束、脊髓臂旁下丘脑束、脊髓下丘脑束、脊颈丘脑束、突触后背索丘脑投射通路。这些传导束大多起自脊髓后角,传导伤害性信息。大部分的上行性纤维终止于脑干网状结构。丘脑内有三组核群与痛觉有关:丘脑腹侧基底复合体、后核群和内侧核群。大脑皮质的第二体感区与痛觉有很大关系,并且可引起情绪反应等。

神经系统的下行性抑制系统(长反馈)主要有缝际脊髓系统(递质为 5-羟色胺)和背侧网脊系统(递质可能为 α-肾上腺素能的),在脊髓后角第Ⅱ板层尚有 CABA 抑制系统(短反馈),这些系统通过突触前或突触后抑制对痛觉传入进行调制。

总的来讲,由于丘脑以上部位结构复杂,许多部位都与疼痛有关,并且常常伴有情感、情绪等高级神经活动目前研究难度较大,这些结构参与疼痛传导及调制的方式和机制尚不清楚。

2.痛觉的上行传导通路

(1)脊-丘束:外周神经的细纤维由后根的外侧部进入脊髓,然后在背角换元,再发出纤维上行,在中央管前交叉到对侧的前外侧索内,沿脊髓丘脑侧束的外侧部上行,抵达丘脑的腹后外侧核(VPL),再投射到大脑皮质的中央后回上 2/3 处,具有精确的分析定位能力,这和刺痛(快痛)的形成有关。

脊-网-丘束:由背角细胞的轴突组成,交叉后沿脊髓丘脑侧束的内侧部上行,多数纤维终止在脑干的内侧网状结构、中脑被盖和中央灰质区等处,再经中间神经元的多级转换传递达到丘脑的髓板内核群以及下丘脑、边缘系统等结构,其中的短纤维是脊髓网状束,还有少量最长的纤维直达丘脑的内侧核群。该束传递的信息主要和内侧丘脑、下丘脑及边缘系统相联系,在功能上与灼痛(慢痛)时所伴随的强烈情绪反应和内脏活动密切相关。

(2)脊-颈束:该束的神经元细胞体位于脊髓背角Ⅳ、Ⅴ层,接受来自同侧肌、皮神经的传入,其轴突沿外侧索的背内侧部分上行,投射到脊髓第1～2颈节的外侧颈核内,再发出纤维通过对侧的内侧丘系投射到丘脑的VPL及内侧膝状体大细胞区的内侧部,再由此换元向大脑皮质投射(主要在第二躯体感觉区)。

(3)后索-内侧丘系:外周神经的A类粗纤维由后根的内侧部进入脊髓,经薄束和楔束上行,在脑干的下部与薄束核和楔束核发生突触联系,自此发出轴突组成内侧丘系,到达对侧丘脑的VPL,对来自躯体、四肢精细的触觉、运动觉、位置觉进行辨别。尽管此束不是痛觉的传导通路,但它可能参与痛觉的中枢整合过程。

(4)脊髓固有束:C类细纤维传导的伤害性冲动在脊髓背角换元后,沿脊髓灰质周围的固有束上行,既是多突触传递,又是反复双侧交叉,这与慢痛的情绪反应有关。

(5)头面部的痛觉通路:头面部痛觉主要由三叉神经传入纤维介导,一级神经元细胞体位于三叉神经半月神经节,其轴突终止于三叉神经感觉主核和三叉神经脊束核,由此换元发出纤维越过对侧,组成三叉丘系,投射到丘脑的腹后内侧核(VPM);发自感觉主核背内侧份的一小束不交叉纤维,投射到同侧的VPM。自VPM发出的纤维,经内囊枕部投射至大脑皮质的中央后回下1/3处。

(6)内脏痛觉通路:大部分腹、盆部器官的内脏痛主要由交感神经传导,从膀胱颈、前列腺、尿道、子宫来的痛觉冲动是经过副交感神经(盆神经)传到脊髓的,在脊髓背角换元,其轴突可在同侧或对侧脊髓前外侧索上行,达丘脑VPM,然后投射到大脑皮质。经面、舌咽、迷走神经传入的痛觉冲动,传到延髓孤束核,由孤束核发出上行纤维,可能在网状结构换元后向丘脑、丘脑下部投射。内脏痛觉传入纤维进入脊髓后也可由固有束上行,经多次中继,再经灰质后连合交叉到对侧网状结构,在网状结构换元后上行到丘脑髓板内核群和丘脑下部,然后投射到大脑皮质和边缘皮质。

3.痛觉高级中枢　丘脑与大脑皮质是痛觉高级中枢。除嗅觉冲动外,任何感觉传入信号都必须经过丘脑的整合到达大脑皮质才能进入意识领域。内侧丘脑核团,主要包括髓板内核、丘脑中央下核、腹内侧核和背内侧核,主要参与介导伤害性感受和痛觉的情绪.激动成分;外侧丘脑核团,包括腹后核群、丘脑网状核和未定带,主要参与痛觉鉴别方面。大脑皮质作为人类感觉整合的最高级中枢,接受各种感觉传入信息进行加工,最终上升到意识。近几年,随着正电子发射断层扫描、单光子发射断层扫描和功能磁共振技术的发展及应用,已可以直观地观察疼痛发生发展过程中不同脑区的变化,对皮质在疼痛中的作用也有更多的认识。

(四)痛觉调制

1.伤害性信息在外周的传递　很久以来,人们一直认为伤害性感受器的结构比较简单,只是将伤害性感觉传入中枢神经系统内。但是,现代研究表明:这种在进化过程中较为原始的伤害性神经元的结构非常复杂,它们可以感受多种可造成组织伤害的外来刺激,而又将组织伤害与可能引起的炎症过程结合起来,并有多种化学物质由受伤害的细胞和感觉神经末梢释放出来,参与疼痛信号的传递。

2.伤害性信息在脊髓内的转换 Woolf 在 1994 年根据其多年的研究结果提出了脊髓后角的功能假说,即状态依赖性感觉信息处理假说。认为脊髓后角在不同状态下有四种不同的信息处理模式:①在正常生理状态下:低强度的触压刺激仅能兴奋 Aβ 机械感受器,这种信息传入脊髓仅产生非伤害性感觉(触压觉);高强度机械、热或化学刺激兴奋 Aδ 和 C 伤害性感受器,传入后产生伤害性感觉(痛觉)。②在镇痛状态下:高强度的机械、热或化学刺激引起的兴奋在脊髓水平受到激活状态下的下行痛抑制系统或节段性抑制系统以及抗伤害药物的抑制而产生镇痛。③在组织损伤、炎症等病理状态下:此时脊髓后角感觉信息处理程序发生了质的变化和"错位"。由于上述原因导致外周伤害性感受器的敏感性增强(外周敏感化),首先发生痛觉过敏(原发性)。然后,由外周敏感化产生的兴奋性冲动经 Aδ 和 C 纤维传入脊髓后角,使中枢痛觉信息传递的神经元的兴奋性增高,产生中枢性痛觉过敏,称为"中枢敏感"。④在周围神经损伤的状态下:此种情况与前三种不同,由于周围神经损伤而导致去传入,又存在以下两种情况:第一,周围神经损伤导致细胞死亡,跨神经节溃变,使原有脊髓后角的神经突出丢失;第二,周围神经损伤导致脊神经节内初级神经元生长相关蛋白(GAP)表达增加,促使 DRG 神经元中枢突再生能力增强。这两种结果均导致新的非正常的突触形成,最终脊髓后角末神经元回路发生重建。这个假说的形成,使人们在认识和思考与痛觉相关的问题时有了更广阔的思路,也为疼痛治疗开辟了另一条道路。

(五)痛觉调制的机制

伤害性刺激引起外周组织释放和生成多种化学和细胞因子,参与激活和调制伤害性感受器,创伤和炎症反应产生的这些介质直接激活伤害性感受器,使高阈值痛觉感受器转化为低阈值痛觉感受器,产生痛觉致敏。

1.经典神经递质

(1)乙酰胆碱(ACh):是最早发现的神经递质,随着一系列新的致痛物质的出现,其"重要性"正逐渐减小。

(2)去甲肾上腺素(NA):中枢的 NA 神经元主要是集中分布在延脑和脑桥,其投射纤维上可达全脑,下可与脊髓胶质细胞发生联系,支配范围很广。脑内 NA 神经元的功能不在于传达特异性信息,而是创造一种有利于中枢内某些神经活动的背景。其上行投射能拮抗吗啡的镇痛作用,而下行通路则有镇痛作用。

(3)多巴胺(DA)主要是存在于纹状体内,以尾核和壳核的含量最高。中枢 DA 递质主要包括黑质-纹状体、结节-漏斗和中脑边缘系统三个部分。它可使脑电出现低幅度快波,表现为兴奋。在促进兴奋的同时,有拮抗镇痛作用。并且与吗啡具有协同作用。

(4)5-羟色胺(5-HT):是由色氨酸经色氨酸羟化酶和 5-羟色氨酸脱羧酶作用生成,又称血清紧张素,脑内由中缝大核群产生,在中枢起镇痛作用,是下行性抑制系统的重要递质,可直接到达脊髓后角,抑制伤害性感受信息的传入,为内源性镇痛系统的重要组成部分。5-HT 由组织损伤引起血小板和肥大细胞释放,可直接开放背根神经节(DRG)初级感觉神经元的离子通道,并激活腺苷环化酶(AC)联结的 G 蛋白耦联的 5-HT 受体,减少胞内环腺苷酸(cAMP)的水平,引起辣椒素敏感的 DRG 细胞去极化,使迷走神经去极化。

(5)前列腺素(PGs):前列腺素是一类重要的炎症因子,由环氧化物酶-1(COX)或 COX-2 分解花生四烯酸而成,可以直接激活伤害性感受器引起疼痛,也可以通过提高细胞内 cAMP 水平激活 PKA 途径、磷酸化河豚毒素不敏感型(TTX-R)钠通道和辣椒素受体(VR1),降低通道的激活电压,从而提高初级传入神经元末梢细胞膜的兴奋性,降低伤害性感受器的感受阈值。另外,PGs 还可以增加感觉神经末梢对缓激肽和其他炎症介质的敏感性。

(6)缓激肽(BK):BK 作为一种重要的炎症介质,可引起疼痛和痛觉过敏,它直接作用于初级伤害性感受神经元的受体,也可激活神经纤维周围的非神经细胞的受体,从而引起其他介质的释放,间接地作用于感觉神经。

2.氨基酸类 包括兴奋性和抑制性氨基酸两类,兴奋性氨基酸主要包括谷氨酸和天门冬氨酸,对疼痛起易化作用,并与痛觉过敏有关;抑制性氨基酸包括甘氨酸和 γ-氨基丁酸,对疼痛进行调制。

(1)谷氨酸:在中枢神经内含量最高的一种氨基酸,大脑皮质、尾核、小脑和海马中含量最多,脊髓中较低,但又特异分布,脊神经后根含量高于前根,在周围神经纤维中含量也很高,作用快而短。谷氨酸作为一种兴奋性神经递质,在组织损伤后,由受损的组织细胞、肥大细胞以及初级传入神经末梢释放到组织间隙,然后作用于感觉神经末梢细胞膜上的谷氨酸受体分解磷脂酰肌醇二磷酸(PIP_2)为三磷酸肌醇(IP_3)和二酰甘油(DAG),DAG 脂酶分解 DAG 为花生四烯酸,后者在环氧化物酶的作用下生成前列腺素,进而降低伤害性感受器的感受阈值,促进外周敏感化的形成。

(2)天门冬氨酸(NMDA):其分布遍及中枢神经系统,以脊髓灰质内含量最高,兴奋 NMDA 受体,增加中枢敏感性,与继发性痛觉过敏关系密切,可能是多突触反射中间神经元的兴奋性递质。药物阻断 NMDA 受体能阻止炎症或损伤所诱发的痛觉过敏发生,并可减少已经形成痛觉过敏的神经元放电。

(3)甘氨酸:似乎存在于体内所有的组织内,但目前认为脊髓和脑干的甘氨酸具有神经递质功能,脊髓前角含量最高,而后根和前根中含量极小,可能是脊髓中间神经元的抑制性递质,产生突触后抑制,对脑神经元无作用,在脊髓中与 CABA 共存。

(4)γ-氨基丁酸(GABA):是中枢神经元主要的抑制性氨基酸,脑内含量极高,微电泳注射到中枢各部位均可产生明显的抑制效应。脊髓后角浅层存在有富含 GABA 的中间神经元,它们以突触前或突触后的形式抑制疼痛信息的传入,当其功能降低时,反可增强针刺镇痛效应。

3.肽类神经递质

(1)阿片肽:是最重要的内源性痛觉调节递质。目前已发现十几种内源性阿片肽,其中 P-内啡肽镇痛作用最强,是吗啡的 18～33 倍,而甲硫脑啡肽的作用极弱。中枢神经系统中阿片受体的分布与脑内电刺激引起的镇痛有效区相一致,其疼痛与镇痛的通路也一致。其镇痛效应可能与 μ、δ、κ 受体兴奋有关,但对其镇痛部位及传导途径尚未完全了解。

(2)P 物质(SP)：是第 1 个被发现的神经肽,属速激肽(TK)族,含 11 个氨基酸,分子量为1348Da。广泛分布于中枢神经系统、周围神经系统和某些组织中。在中枢,脊髓后角黑质、下丘脑、海马、嗅球等部位都富含 SP;在外周,主要存在于 C 纤维终末和小型 DRG 细胞内,参与疼痛和痛觉过敏的产生,是初级传入神经的递质。在脑室内有明显的镇痛作用,鞘内注射 SP增加疼痛行为反应,大量研究表明,SP 是参与伤害性信息向脊髓背角神经元传递的主要神经递质之一,目前人们正在深入研究 SP 和 SP 受体之间的关系,已知 SP 受体与 SP 的分布不完全相符,也许用 SP 受体更能标志出神经元的属性,从而更加细致地探讨 SP 的疼痛调节功能。

(3)降钙素基因相关肽(CGRP)：广泛分布于中枢及周围神经系统。在脊髓后角多于前角,脊髓后角浅层分布最多,但深层也存在 CGRP 免疫反应物,是初级感觉传入神经元的主要递质,主要存在于 C 纤维上,感觉粗纤维内也存在,并参与机械性痛觉过敏的形成。在外周由DRG 合成,在脊髓水平介导痛觉,慢性疼痛时 DRG 内含量增多,外周释放后可扩张血管,增加血管通透性,血浆蛋白渗出,形成神经性炎症,并可促进 SP 释放,可明显增强已存在的炎症反应;在脑室内注射可产生镇痛效应,对心血管系统具有较强的作用,对血运皮瓣存活有重要意义。

(4)胆囊收缩素(CCK)：是目前已知脑内含量最高的神经肽,分布在除小脑以外的全部中枢神经系统中。它的存在形式众多,以 CCK-8 最为重要。CCK 可通过兴奋 CCKA 受体与内源性阿片系统协同抑制伤害性信息传入,而通过 CCKB 受体抑制内源性阿片的镇痛作用,从而双相调节阿片活动和伤害性信息的传入。

(5)血管活性肠肽(VIP)：是一种 28 肽,广泛存在于神经系统内,其中以大脑皮质含量最高,在神经末梢的含量也很高。它的细胞体主要是位于新皮质层,弓状核中也存在 VIP 的神经元胞体。其总体效应是降低或减弱高位中枢对疼痛信息的感知。

(6)神经生长因子(NGF)：是一族神经细胞存活、生长、发育和分化所必需的因子,对成熟神经元的功能有重要调节作用,也是神经元受到损伤或产生病变时保护其存活和促进其再生的必需因子。最近研究表明,某些 NGF 在痛觉调制,特别是病理性痛的形成过程中占有重要的地位,目前已经成为临床镇痛药物开发和研制对象。

4.其他 随着近年来科学技术的发展,不断有研究发现了一些具有神经递质作用的物质,并且很快成为研究的热点。

(1)辣椒素受体：这个受体是一种非选择性阳离子通道,位于 C 纤维表面,主要分布在小直径的感觉神经元末梢,敏感的刺激主要是辣椒素、中等程度的热刺激和细胞外的氢离子,现在的研究认为 VR1 参与了伤害性热刺激在传入神经末梢的换能过程,在热痛觉过敏中发挥着重要作用,也是目前伤害性信号转导中研究比较清楚的一个离子通道,是分析"痛觉过敏"和"触诱发痛"的分子机制的一个理想的模型。

(2)一氧化氮(NO)：是一种自由基性质的气体,具有一个额外的电子,化学性质活泼。在体内参与多种组织和器官的调节活动,是一种重要的信息物质。研究表明,NO 在外周、脊髓和脊髓上三个不同水平参与痛觉调制,它与 SP、CGRP、NMDA、cGMP、PGE_2、PKA 等物质的关系密切,是近年来研究最多的物质。

(3)嘌呤类物质腺苷和 ATP:参与外周和中枢的神经传递过程,属于神经递质类物质。目前已经确定的嘌呤受体有三种:P1、P2 和 P3。P1 主要介导腺苷作用,又可分为 A1 和 A2;P2主要介导腺苷作用;P3 同时介导腺苷和 ATP 作用。研究证明,腺苷在痛觉调制中的作用与作用部位有关,在外周可刺激伤害性感受器,有致痛作用;而在中枢则抑制伤害性神经元的活动,有镇痛作用。另外,其作用的性质还与剂量相关。

ATP 与 ATP 门控的离子通道受体 3(P2X3 受体):充血的微血管内皮细胞、受到伤害性刺激的感觉神经传入纤维、交感和副交感神经末梢以及受损的组织细胞均可释放 ATP,一方面通过感觉神经末梢的 P2X 受体引起伤害性信号的产生,导致疼痛;另一方面通过代谢型P2Y1 受体激活 PKC 信号转导途径磷酸化 VR1,使受体通道的开放阈值降低,同时增强 VR1激活时的除极化电流,进而引起外周过敏。P2X3 属于 ATP 敏感的配体门控离子通道家族,主要分布在脊髓后角、背根神经节细胞、初级传入神经末梢的部位,突触前的 P2X3 受体可能调节谷氨酸从伤害性感受器的释放,从而影响痛觉的脊髓传递。

(4)组胺(HA):由损伤部位的肥大细胞合成和释放,可通过初级感觉神经元的轴突分支产生的"轴突反射",触发神经源性炎症。HA 可引起平滑肌收缩,扩张毛细血管,参与炎症反应。脑内含量极高,有三种受体:H1、H2 和 H3。在一些与痛觉调制关系密切的神经组织内,如中脑中央灰质和脊髓后角都有组胺能纤维和组胺受体的分布。研究表明,小量组胺具有镇痛作用,而大剂量则具有致痛作用,其作用可能是由 H_2 受体所介导。

(5)H^+ 离子和酸敏感性离子通道(ASIC):在 ASIC 主要表达在小直径初级传入神经末梢,它的适宜刺激是细胞外氢离子和机械刺激,在痛信号的产生和外周敏感化中起重要作用。质子门控的酸感离子通道(ASIC)与酸感和伤害及味觉都有关,由酸引起的疼痛被认为是由感觉神经元的质子($H^{+/-}$)门控阳离子通道所介导的。ASIC 的生物学和药理学特点与感觉神经元的 $H^{+/-}$ 门控阳离子通道所匹配,在感觉神经元以及大脑里表达,似乎是最简单的一种配基门控通道。

(6)对河豚毒耐受的钠离子(TTX-R 钠)通道:TTX-R 钠通道主要分布在小直径无髓鞘对辣椒素敏感的神经元中,它并不能将伤害性刺激转变成电信号,但在维持感觉神经末梢细胞膜的兴奋性方面起重要的作用。炎症或组织损伤时,感觉神经元细胞膜上的 TTX-R 钠通道蛋白 SNS 磷酸化后使通道活化阈值降低、去极化速度提高,钠离子内流增加,结果导致伤害性感受器细胞膜的兴奋性增强,易于形成痛觉过敏。克隆成功的 TTX-R 钠通道的 α 亚单位(α-SNS,也称 PN3)被认为是感觉神经元特异通道,它仅存在于外周神经系统,在小直径 DRG 神经元有高选择性表达,辣椒素选择性损毁小 DRG 神经元后 SNS 转录也丧失,因此,α-SNS 在伤害性信息传递中起重要作用,SNS 通道阻断剂可能有望成为新型外周镇痛药。新近大量的生物物理学和电生理学方法研究证明神经损伤后,钠通道异常增加,钠电导增加,兴奋性升高,发放动作电位频率异常加快,导致痛敏感和慢性疼痛。有关各种疼痛模型钠通道的变化正在研究之中。

(六)疼痛学说

1.闸门控制学说(20世纪60年代)　受 Noordenbos 感觉交叉理论的影响,Melzack 和 Wall 于 1965 年提出闸门控制学说(或称为门控理论)。闸门控制学说认为节段性调制的神经网络由初级传入 A 和 C 纤维、背角投射神经元(T 细胞)和胶质区抑制性中间神经元(SG 细胞)组成,SG 神经元起着关键的闸门作用。A 和 C 传入均能激活 T 细胞,而对 SG 细胞的作用相反,Aβ 传入兴奋 SG 细胞,Aδ 和 C 传入抑制 SG 细胞。因此,损伤引起 Aδ 和 C 纤维活动使闸门打开,使痛觉传入畅通。当诸如轻揉皮肤等刺激兴奋 Aβ 传入时,SG 细胞兴奋,闸门关闭,抑制 T 细胞活动,减少或阻碍伤害性信息向中枢传递,使疼痛得到缓解。30 年来,该学说得到了大量的实验和临床资料的支持,极大地推动了疼痛生理、药理和疼痛治疗学的研究和发展,理疗学中著名的 TENS、SCS 疗法、McGill 疼痛问卷(MPQ)就是根据闸门控制理论推出的。值得指出的是闸门学说的实验基础是基于生理状态下脊髓痛觉信息传递机制的研究结果,对病理性"痛觉过敏""触诱发痛"和自发痛(包括幻肢痛)的解释仍面临挑战,但无论如何,这个学说在推动痛觉研究中意义重大。

2.内源性痛觉调制系统(20世纪70年代)　在民间用阿片止痛已有很长的历史,直到 1973 年才在实验中证明了阿片受体的存在,紧接着于 1975 年便发现脑内存在有内源性阿片肽作为阿片受体的内源性配体,称为亮氨酸脑啡肽和甲硫氨酸脑啡肽,接着相继发现了不少阿片肽,归纳起来有脑啡肽、内啡肽和强啡肽三大类。在此基础上,20 世纪 70 年代提出了"内源性痛觉调制系统"的概念,包括脑内具有镇痛作用的结构和相关的化学物质所形成的神经网络,但研究最多、了解较为清楚的是下行抑制系统。在下行抑制系统中,处于关键地位的是中脑中央导水管周围灰质(PAG),实验证明,凡是激活高级中枢所产生的镇痛效应,大都要通过 PAG 才得以实现。当然,内源性痛觉调制系统不是单一的,脑内有许多结构,包括脑干的中缝背核、蓝斑,下丘脑的室旁核、视上核和弓状核,边缘系统的海马、隔区和杏仁等都具有镇痛作用。中枢神经系统中,除了阿片肽以外,还有 5-HT、NE、ACh 和加压素等,它们都是内源性痛觉调制的基础。

3.可塑性改变或者中枢敏感化——痛觉调制的分子机制(20世纪80年代至今)　分子生物学的大发展对疼痛医学产生了极大的推动作用,寻找疼痛靶分子的努力取得一定程度的成功,但尚未充分发挥其优势和效能,如果能够选择性阻断一些受体和离子通道,有可能发挥镇痛作用。

随着疼痛机制研究的深入,使我们不但对疼痛本身有了进一步的认识,而且在此基础上研制出了更多的药物来对抗疼痛,采用了更为有效的方法以减少和消除疼痛;然而,由于中枢及外周神经系统的结构复杂、与疼痛相关的递质繁多、某些疼痛的中枢性及外周性机制尚不清楚,疼痛一旦传入后,传统方法给药往往难以达到理想的治疗效果,而大量用药的不良反应又不容忽视,因此,采用减少或阻断疼痛的传入的手段以尽量达到理想的无痛状态似乎更为切实可靠。

总之,疼痛是由体内外伤害性刺激引起的一种复杂的心理生物学过程,半个世纪以来对于疼痛机制的研究有了长足的发展,但是由于其形成和维持的参与因素极其复杂,目前仍然不是很清楚,因而还需要进一步的研究,为减轻患者痛苦、提高患者生活质量继续努力。

二、正畸治疗中的疼痛

疼痛、功能障碍是正畸治疗中常见问题之一,尤其以分牙、第一次放置正畸装置后为甚。严重者影响到情绪、睡眠、进食及说话,以致使某些进行正畸治疗的患者难以忍受而放弃治疗或导致一些患者因害怕疼痛等不适而不敢接受治疗,使错殆畸形进一步加重,影响患者口腔功能和颜面美观。调查显示:有 1/10 的患者终止治疗的原因是治疗早期的疼痛,使医患都感遗憾,正畸治疗中疼痛问题一直是研究热点。

(一)正畸治疗中的疼痛发生概率和种类

通过临床的回顾性研究可以发现正畸治疗中患者抱怨疼痛所占百分率基本是 90％以上,在临床的询问中医师普遍感觉几乎 100％的患者有疼痛感。调查发现正畸治疗中疼痛反应除了分牙及放置弓丝引起外,一般还包括以下几种:①RME(快速上颌扩弓)是主要用于青少年的一种治疗,疼痛反应基本接近 100％;②活动及固定功能性矫治器治疗时由于使肌肉处于紧张状态,50％患者常常抱怨疼痛发生在咀嚼肌系统;③颏兜由于力量朝向后上压迫关节,可以引起关节盘移位导致疼痛,16％以上患者有此现象。

另外,由于矫治器引起的软组织的伤害同样也会引起疼痛,而矫治器的刺激经常引起溃疡同样也会引起疼痛。

(二)正畸疼痛的主观体验

疼痛体验不仅被情绪和认知因素所影响,同时也受到环境因素的影响包括文化、种族、性别和年龄等的影响。

1.心理情绪因素　患者的担心恐惧和焦虑,根据不同人群和不同调查方法,有 3％～20％的青少年在看牙医时有恐惧和焦虑。Litt 认为焦虑和疼痛也许不能识别,推测焦虑能使疼痛阈值降低从而增加疼痛感。疼痛的概念和描述有很强的主观性,在治疗阶段,疼痛的报告和心理健康相关,可能是患者企图将焦虑或失望的感受转化为确实的生理问题。由于青春期儿童处于关键的心理发育期,他们较易于对治疗产生不适的心理影响。心理因素是影响正畸疼痛强度的重要因素。一些研究表明,疼痛似乎与不同弓丝所产生力值的大小无直接关系,而与患者的个人关注、心理状态有关,临床上常有一种现象,即患者易受医师的心理暗示,疼痛的发生及程度与心理敏感因素有关。一样的治疗,当暗示患者疼痛可能很重时,患者特别敏感,甚至有时难以忍受,需靠药物来缓解,当暗示患者可能仅轻微不适时,患者的反应大多与医师的暗示一致。因此,在治疗中给予患者良好的心理暗示,有助于减轻疼痛的程度和缩短持续的时间。另外,患者个人对正畸功效和矫治结果的预期及估价,会影响正畸疼痛或不适程度的主诉。Sullivan 等发现在口腔科治疗中,有灾难感的、口腔科焦虑分高的患者的疼痛评分比无灾难感的、口腔科焦虑分低的患者高。Bergius 等对 55 例 12～18 岁因牙列拥挤而行正畸治疗的患者问卷调查后认为,寻求矫治的动机,不影响疼痛评价;疼痛是普遍存在的,服用镇痛药的患者平分等级较高。另外,在治疗阶段,疼痛的报告和心理健康相关,这可能是由于患者企图将焦虑或失望的感受转化为确实的生理问题。患者过去的经验如自身或亲友的矫治经历、心理评价阶段的情绪状态和医师在治疗过程中的语言暗示、态度等均可能影响疼痛的报告。

2.文化因素　不同文化程度的人对待自己所患错殆畸形的认识不同,接受治疗的态度不同所致,这主要是由于不同文化对表达疼痛的方式要求不同。

3.性别因素　传统认为女性对疼痛更加敏感,而一些研究却发现女性更加能忍耐疼痛,而还有研究发现两者无区别。但传统意义上男性总是被要求"有泪不轻弹"。而在正畸疼痛与性别的关系的调查中发现表明,正畸疼痛严重程度与性别无显著性差异。大多数患者疼痛感在2天后降低,但部分患者疼痛期较长,主要是女性。

4.年龄因素　研究发现随着年龄的增长,疼痛的阈值也逐渐增加,但此问题还在争论之中。Jones发现,成年组患者放置首根弓丝后牙周疼痛比青少年组重。调查结果普遍显示,患者年龄越大,对疼痛的敏感程度也就越高,所以成人接受正畸治疗时正畸疼痛的预防和心理准备显得更重要。有研究显示年龄与疼痛明显相关,年龄越大疼痛越明显、持续时间越长,Brown等则研究表明,青少年组(14～17岁)的疼痛程度明显高于儿童组(11～13)和成年组。疼痛的差别与个体疼痛阈值的差异有关。

5.正畸力的大小　Jones、Brown等发现牙齿拥挤程度(反映正畸力大小)与正畸疼痛程度之间没有显著关系,并认为正畸力的大小不是引起牙周疼痛的重要因素。另外,许多学者的研究也证实了不同弓丝类型、不同性能弓丝的使用与正畸疼痛没有显著关系。Reitan认为疼痛是由于牙周韧带(PDL)受到压力的结果。透明样化区域在牙周出现可以支持这点,故为了减少疼痛,他建议轻力的应用,但也有学者认为疼痛与力值无直接联系,在尖牙和磨牙区轻力组(100～150g)和重力组(400～500g)的实验证实了这点。通常临床观察推测牙齿拥挤的严重程度与起始弓丝表达的力量有关,拥挤度越大,弓丝完全放入后表达的力量越大,则疼痛越显著。但Jones等研究发现疼痛与力值和拥挤程度无联系,在去除矫治器时患者也经常感到疼痛,研究表明这主要由于去除托槽的力的方向导致,患者对压入力的承受明显好于近远中、唇舌向及伸出方向的力。

(三)正畸牙移动中疼痛规律

kaneko发现89.7%的患者在正畸治疗中出现疼痛症状,10.3%仅表现为不适感,大多数患者在戴上矫治器当天就感到疼痛,3.4%的患者在放置弓丝后立即有牙周疼痛,少数在2～3天才出现症状。疼痛一般持续5天,其中在加力2～3天后疼痛程度最为严重。

有国内研究发现放入弓丝后,牙周疼痛平均发生时间为4～5小时,在24～48小时间疼痛达到最高峰,尤其在晚上或夜间疼痛感受更加明显,48小时后疼痛程度逐渐减轻,1周左右疼痛症状消失。这与西方学者的观点基本一致,说明西方人与东方人种在正畸疼痛的基本性方面并无差别。另外,Jones等人调查发现其疼痛程度要甚于拔牙后疼痛,疼痛程度变化大小时间排列为21点＞17点＞9点＞13点。疼痛程度最严重大都发生于上午9点,这与夜间疼痛并不相矛盾的,主要由于晚上及夜间注意力比较集中,自我感受疼痛更甚之故。关于不同治疗阶段与疼痛的关系,还发现放置第 1、2 根弓丝后出现的牙周疼痛程度没有明显不同,但放置第 2 根弓丝后疼痛持续时间较短。Brown 等比较了分牙及放置第 1、2、3 根弓丝后第 2 天的疼痛程度,结果表明成年组在四种情况下疼痛程度较为一致,而青少年组、儿童组放置第 1 根弓丝的疼痛程度较其他三种情况严重。许多调查者认为个体之间正畸疼痛程度和持续时间存在明显差异,其中约 89% 患者出现疼痛,10% 的患者仅表现为不适感,这主要与患者心理、情绪、注意力、遗传等诸多因素有关。Fernandes 研究 128 患者(年龄 9~16 岁)发现在常规放入起始弓丝 4 小时后即出现疼痛,24 小时持续升高,7 天后降低,极少患者疼痛持续 4 周,初戴 Begg 细丝矫治器放置首根弓丝后疼痛高峰期为 24~48 小时,9 天后疼痛逐渐消失。

(四)正畸疼痛的评估

由于疼痛是一种复杂的知觉现象和主观体验,故只有通过间接的方法评估,所以,尽管有很多的方法评价疼痛,由于疼痛的主观性质,几乎不可能精确评估某人的疼痛。仅出于研究需要,还是采用了一些方法:正畸治疗中最常用的疼痛评估方法主要有:①视觉模拟尺度(VAS),即在 100mm 长的横线刻度上,左侧"0"表示无疼痛,右侧 100mm 表示疼痛十分严重记为 10,从左至右表示疼痛逐渐加重,每位患者根据自己的疼痛程度在记录表格上进行选点记录;②口头评定量表(VRS);③数值评定量表(NRS)等。

也有学者将患者不适分为疼痛、进食障碍、说话障碍三种,严重程度均分为四级,分别以 0~3 分表示。

1.疼痛 一级:未感疼痛(0 分);二级:轻微疼痛,不影响情绪或睡眠(1 分);三级:中等持续疼痛,影响情绪或睡眠(2 分);四级:持续剧烈疼痛,无法入睡(3 分)。

2.进食障碍 一级:无进食障碍(0 分);二级:轻度不适,影响正常进食(1 分);三级:中度不适,不能正常进食(2 分);四级:严重不适,需改换饮食(3 分)。

3.说话障碍 一级:无说话障碍(0 分);二级:轻微不适,但影响不大(1 分);三级:中度不适,说话障碍(2 分);四级:严重不适,说话困难(3 分)。

疼痛、说话障碍以小时为单位计算正畸治疗时间,进食障碍每天统计 3 次。请患者根据自身不适程度在相应时间下填表,填表时以 0、1、2、3 分代表症状的严重程度等级。但是此种分级方法更加受患者主观感觉影响。

(五)正畸疼痛的传导

正畸治疗中疼痛与牙髓、牙周组织改变密切相关,牙齿及牙周组织具有丰富的神经支配,其感觉神经纤维来源于三叉神经节,可分为有髓鞘的 A 类纤维和无髓鞘的 C 类纤维。A 类纤维根据其直径又分为 Aβ 纤维和 Aδ 纤维,牙周的痛觉感受器主要为 Aδ 纤维和 C 纤维的游离神经末梢,其中 Aδ 纤维的阈值较低,疼痛特点为尖锐性刺痛,C 纤维阈值较高,但疼痛强度强烈,较 Aδ 纤维的疼痛更难以忍受。而 Aβ 纤维为机械感受器神经纤维,其功能目前尚无定论,一般认为它可能介导痛前感觉和本体感觉,但它们也参与了伤害性感受,并对其作出反应。伤害性感受是中枢神经系统对伤害性感受器刺激而引起的传入信息的加工反应。其过程为：伤害性刺激引起初级传入末梢去极化，使感受器兴奋。感受器兴奋产生的冲动经由背根神经节或三叉神经节中的中小型神经元感受并传入中枢，引起伤害性感受和疼痛。痛觉作为一个报警系统，使机体对所受到的伤害性刺激作出逃避或防御反应。

在正畸力作用下，矫治力刺激兴奋牙齿的外周伤害性感受器，使初级感觉神经元（主要指背根神经节神经元和三叉神经节神经元，也包括伤害性感受神经元，是痛觉通路的起点）末端产生兴奋性传导，在中枢端释放神经递质，冲动经过 Aβ 纤维及 C 纤维传递到三叉神经节的胞体，再通过三叉神经干向中枢神经系统传递进入脑桥，并向颈部脊髓的上方延伸，轴突终止于颈髓上段的颈神经节、三叉神经感觉主核、三叉神经脊束核尾侧亚核的 I 、II 层，在此换元后将伤害性信息进一步传播到中脑内的第二级神经元。第二神经元向上进入大脑，从脑部开始，第三、第四神经元间通过突触，将冲动传递至大脑皮质，这时患者才真正意识到疼痛症状。其中背根神经节（DRG）和三叉神经节（TG）初级感觉神经元是疼痛的起始部位。

（六）正畸牙移动中的生理学变化

大多数正畸患者在矫治初期都会有不同程度的不适，在某种程度上正畸治疗牙移动时为什么会出现疼痛，以及是哪些主观和客观的因素影响疼痛的知觉还不是很清楚。Furstman 等总结认为在牙移动时疼痛是由于压力、局部缺血、炎症、水肿合并而导致。牙周韧带有丰富的神经，压力感受器主要位于牙根 2/3 处。压力的增加提示根尖的炎症和轻度的牙髓炎这些通常在正畸加力后不久出现。公认的口腔正畸生物学理论认为，正畸疼痛的来源是由于牙周膜内产生一个缺血区，缺血区经历无菌性坏死（透明性变），不能承受压力，形成根尖炎症而造成，归因于应用正畸力后不久出现的牙髓炎。目前还发现有许多神经肽分布在牙周组织中，其中最有代表性的是降钙素基因相关肽和 P 物质等，这种具有生物活性的神经肽，作为神经递质和调节因子直接或间接参与牙齿移动时牙周组织的改建，并在炎症过程和痛觉传导中发挥作用。牙周膜在力的作用下，其内肥大细胞合成并释放了与炎症有关的化学介质和酶，如肝素、组胺、5-羟色胺、乙酰胆碱、缓激肽、前列腺素等，它们相互作用引起局部血管扩张，毛细血管渗透压升高，牙周膜内感受器的敏感性升高。以上反应则导致疼痛阈值降低，牙周感受器对理化刺激的敏感性增高。前列腺素（PGE）在牙齿移动及引起正畸疼痛过程中起到重要作用。除了本身是疼痛刺激源及可促进疼痛刺激的传导，引发自发和继发性牙周疼痛外，其还可协同及增强组胺、缓激肽、5-羟色胺、乙酰胆碱、P 物质（SP）的致痛及毒性作用。一般认为正畸牙移动的疼痛归结于牙周组织的反应，最近的研究证据显示牙髓的因素也同样起作用。正畸治疗初期，牙髓中的 P 物质（SP）可能是导致牙齿轻微疼痛，不适症状的原因之一。P 物质可使牙髓内局部血管扩张，通透性增强，髓腔内压上升，以致牙髓内微循环障碍，最终导致牙髓感觉神经 C 纤维的兴奋性增强，兴奋阈值降低。SP 还可以介导产生内源性致痛物质，间接引起神经 C 纤维的兴奋阈值降低。另外发现白细胞介素-1 在正畸疼痛开始 1 小时时疼痛度与 PGE 水平一致，1 天后与白细胞介素-1 有关。总之，正畸中疼痛发生与哪些物质有关依然是一个有待深入研究的领域。

（七）关于正畸疼痛相关实验性研究的一些进展

寻找正畸疼痛发生及变化的规律，探讨如何有效地减轻或防止正畸治疗过程中的疼痛，一直是正畸学中令人关注的热点。纵观以往研究，口颌面炎性疼痛虽源于不同类型的炎性损伤刺激，却有着共同的神经传导通路、调控位点及疼痛发生本质（即源于炎性反应），主要经由三叉神经节—延髓通路调节。受限于动物疼痛模型的建立和（或）动物疼痛行为评估模型的缺失，相关基础研究较少且无法进一步的深入。对此，国内赖文莉、杨秩等率先通过模拟正畸牙移动损伤建立了大鼠疼痛模型，并探索了疼痛行为评估指标。

实验结果显示：大鼠"指向性颜面整饰行为""声波变化""面部动作变化"等能够作为评估实验性牙移动疼痛的有效指标，具有较好的可重复性和可信度。为正畸疼痛机制的研究提供了有效的行为学工具，从而为正畸疼痛研究方向的深入奠定了基础。同时，实验结果认为外周 P2X3、NMDA 受体及新型的内源性阿片肽——孤啡肽在牙移动疼痛的发生发展与维持中扮演了重要的角色，可以作为正畸疼痛控制的外周靶标。孤啡肽在中枢与牙移动伤害表达及传递密切相关。大鼠实验性牙移动可激活孤啡肽系统，但孤啡肽表达增加缓慢，所以孤啡肽可能与慢性疼痛或者说伴随牙移动过程牙长期的疼痛敏感性增加有关。而未加力侧的孤啡肽免疫阳性反应也呈现相似的规律，表明三叉神经纤维对中枢的投射可能在 Vc 处有交叉至对侧。

国内赖文莉等研究认为在神经系统中，疼痛相关物质共存且"交互对话"，形成复杂的信号调控网络，阐明该信号网络是疼痛研究的难点，也是未来发展主方向之一，然而口颌面疼痛研究在此领域尚较少。

三、正畸疼痛的预防和控制

1. 适当的正畸力　尽管许多学者研究结果认为正畸力的大小与正畸早期牙齿拥挤度和不同弓丝类型应用无直接联系。但还是一致认为应当是把力的大小控制在符合牙齿生理移动的要求范围之内，如果正畸力过大，诱发牙周创伤，牙周炎症程度加重，可造成正畸牙周疼痛加重，因此适当的正畸力，特别是控制在引起牙齿生理移动的正畸力范围之内，对减轻牙周疼痛可能是至关重要的。另外，在正畸治疗过程中，预防创伤的发生也是预防正畸疼痛的措施之一。

2. 抗感染药物的止痛作用　Simmons 等建议对于可能造成明显刺激性疼痛的操作，如未分牙时戴带环，拆除固定矫治器，放置首根弓丝或舌弓时，以及对疼痛特别敏感的患者使用抗感染止痛药物，一般在操作前和操作后 24 小时内用，可以有效减少疼痛。此时常用的抗感染止痛药物如布洛芬；镇痛药如扑热息痛（对乙酰氨基酚）、阿司匹林、消炎痛栓（吲哚美辛栓）等，其中以布洛芬效果最好。正畸治疗中应用抗感染药物仅降低局部前列腺素水平，抑制 5-羟色胺和其他有害物质，不会影响骨吸收和牙齿移动速度。

3. 物理治疗　有学者曾应用 GaSnal 半导体激光进行局部照射，观察了 39 名患者正畸疼痛的情况，结果证明弱激光对控制正畸治疗伴发的疼痛是有效的；另外针灸在中国应用超过三千年,合谷穴位的针灸被证明可以有效治疗正畸牙移动的疼痛。但需经过针灸的专业训练。还有经皮电刺激神经疗法等。

4.正畸疼痛的心理干预对策 患者的疼痛耐受程度、心情紧张程度是影响患者正畸治疗前口腔科焦虑水平和状态特质焦虑水平最重要的两个因素;对治疗疼痛和发音障碍的担心也影响治疗前焦虑水平。治疗前的恐惧程度是影响疼痛主诉强度很重要的因素,所以应针对这些可能加重正畸疼痛强度的心理因素进行干预,加强口腔科知识的宣传教育,提高医疗质量,改善就医条件,减轻甚至消除口腔科焦虑症状。下面是几种简单、易于临床应用的心理辅助疗法:①语言治疗:积极的语言暗示,告知患者矫治程序、可能出现的不适等,可能会减轻疼痛。良好的医患关系、告知患者治疗目标、方法及他们的个人作用、短期的矫治效果,会潜在的增加患者的依从性。②情绪治疗:心理研究表明,情绪镇定者比情绪紧张者痛阈提高 26%。③认知行为治疗:包括认知法、行为法以及这两种方法的结合。常用的认知法就是让患者改变对治疗的负面认识。疼痛行为受许多心理环境影响,周围人的过分关注,会使患者把疼痛行为当做逃避不满环境、摆脱困境或达到某种欲望的手段。总的治疗原则是消除与疼痛相联系的有关因素,强化其正常行为,分散其注意力,鼓励参加活动等。④音乐治疗:音乐用于治疗时可提高痛阈。⑤环境治疗:良好的生活环境,有利于减轻病痛。人在气味宜人的环境中,可缓解紧张、焦虑等,并可使情绪变好。⑥安慰剂治疗:安慰剂的作用主要依靠心理效应。

正畸治疗中疼痛的研究还处于初级阶段,可以借鉴其他相关医学的研究,如何避免治疗中疼痛是我们的努力方向,然而疼痛是一种身体的警示信号,使组织能及时避让伤害,在正畸治疗中过度的疼痛可能来自一些其他的伤害:如急性牙髓炎牙周炎等,故完全采用预防性止痛方法可能会使我们忽略了一些重要的伤害信号,从而造成不必要的疏漏,故在临床中一定要掌握好尺度。

参考文献

1.邵毅,赵学英,刘毅.眼科疾病的治疗与研究.北京:中国科学技术出版社,2016.

2.孙虹,张罗.耳鼻咽喉头颈外科学.北京:人民卫生出版社,2018.

3.阮岩.中医耳鼻喉科学(第2版).北京:人民卫生出版社,2016.

4.刘蓬.中医耳鼻咽喉科学.北京:中国中医药出版社,2016.

5.孙河.眼科疾病辨治思路与方法.北京:科学出版社,2018.

6.王桂初.精编眼科疾病诊疗学.吉林:吉林科学技术出版社,2019.

7.刘政.临床眼科疾病诊疗学.北京:世界图书出版社,2013.

8.田道法,李云英.中西医结合耳鼻咽喉科学.北京:中国中医药出版社,2016.

9.张志愿.口腔科学(第9版).北京:人民卫生出版社,2018.

10.傅民魁,林久祥.口腔正畸学(第2版).北京:北京大学医学出版社,2014.

11.陈扬熙.口腔正畸学——基础、技术与临床.北京:人民卫生出版社,2012.

12.王美青.口腔解剖生理学.北京:人民卫生出版社,2012.

13.赵铱民.口腔修复学.北京:人民卫生出版社,2012.

14.田杰.口腔正畸现代无托槽隐形矫治技术.北京:人民卫生出版社,2014.

15.陈谦明.口腔黏膜病学.北京:人民卫生出版社,2012.

16.赵云凤.口腔修复技术学.北京:世界图书出版社,2013.

17.韩科,彭东.口腔修复工艺学.北京:北京大学医学出版社,2013.

18.朱智敏.口腔修复临床实用新技术.北京:人民卫生出版社,2014.

19.姚江武,麻健丰.口腔修复学.北京:人民卫生出版社,2015.

20.李新春.口腔修复学(第2版).北京:科学出版社,2019.

21.顾长明,杨家瑞.口腔内科学.北京:人民卫生出版社,2015.

22.凌均棨.口腔内科学高级教程.北京:中华医学电子音像出版社,2016.

23.周曾同.口腔内科学.北京:世界图书出版社,2012.

24.刘宝林.口腔种植学.北京:人民卫生出版社,2011.

25.宫苹,袁泉.口腔种植科诊疗与操作常规.北京:人民卫生出版社,2018.

26.孙健.口腔种植外科与修复护理规范技术.北京:人民卫生出版社,2018.